Smile 64

Smile **64**

90％女人都會忽略的
恐怖疾病

擺脫壞菌感染、再造免疫力的
人體平衡飲食法

THE BODY ECOLOGY DIET

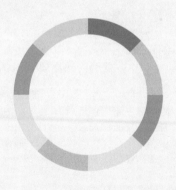

唐娜・蓋茲（Donna Gates）/琳達・夏茲（Linda Schatz）一著

謝明珊一譯

Tune into Hay House broadcasting at: www.hayhouseradio.com

健康smile 64

90％女人都會忽略的恐怖疾病
擺脫壞菌感染、再造免疫力的人體平衡飲食法

原書書名　THE BODY ECOLOGY DIET

作　　者　唐娜‧蓋茲（Donna Gates）/ 琳達‧夏茲（Linda Schatz）
翻　　譯　謝明珊
封面設計　林淑慧
主　　編　劉信宏
總 編 輯　林許文二

出　　版　柿子文化事業有限公司
地　　址　11677 臺北市羅斯福路五段 158 號 2 樓
業務專線　（02）89314903#15
讀者專線　（02）89314903#9
傳　　真　（02）29319207
郵撥帳號　19822651 柿子文化事業有限公司
投稿信箱　editor@persimmonbooks.com.tw
服務信箱　service@persimmonbooks.com.tw

業務行政　鄭淑娟、陳顯中

初版一刷　2019 年 7 月
定　　價　新臺幣 399 元
I S B N　978-986-97680-2-3

國家圖書館出版品預行編目 (CIP) 資料

90% 女人都會忽略的恐怖疾病：擺脫壞菌感染、再造免疫力的人
體平衡飲食法
　/唐娜.蓋茲(Donna Gates), 琳達.夏茲(Linda Schatz)著；謝明珊譯.
-- 一版 . -- 臺北市：柿子文化，2019.07
　　面；　公分 . -- (健康 smile；64)
譯自：The Body Ecology Diet : recovering your health and rebuilding
your immunity
ISBN 978-986-97680-2-3(平裝)

1. 念珠菌感染疾病 2. 健康飲食

415.282　　　　　　　　　　　　　　　　　　　　　　108007468

好評不斷

「十分感謝柿子文化出版了這本大作，讓我回憶起當年北醫藥學系畢業後，在當業務販賣抗生素時，經常遇到的尷尬事，消費者經常抱怨說吃了我的藥，會拉肚子、脹氣、便祕等，當時一時不知如何回應。如果以前懂得本書所描寫分析的腸道菌叢生態的平衡改變及其副作用，就能應答如流了。

投入閱讀養生，擔任出版社的義工後，翻閱及推薦了中、英、日不少本著作，家裡的書架上也有百多本與本書主題相近的書，但那些書大多只有單一主題而已。這本的原文書名叫做《The Body Ecology Diet》，中文版書名為《90% 女人都會忽略的恐怖疾病》，主題和內容廣度夠，幾乎涵蓋了我書架上討論這系列必須要知道的內容，所以我認為這本書不只是一本單純的健康養生書而已，它應該被定義為『體內環保』的教科書，或者稱為『辭典』。

閱讀過本書後，馬上調整今年下半年的教學課程，把《90% 女人都會忽略的恐怖疾病》列為重點課程，相信我的粉絲學員個個一定會眉開眼笑，感謝柿子文化給我這個萬能開心鎖。」

——王康裕，吉胃福適創辦人、中華大學健促藥物諮詢顧問

「我們常常稱讚人都用『你是特別的』、『你是獨一無二的』，是的，在中醫本來就是 case by case，任何便祕、任何頭痛，都不是一顆瀉藥或頭痛藥，就可以療治百萬人。本書作者要表達的也是如此，唯有規律舒心的生活，良善的心情，新鮮當季適合自己的食物，配合腸胃、肝膽、心肺、頭腦的吸收，才能達到有感。

古書有一句話『陰平陽祕』，陰陽是永遠互相平衡、互相制約、互相控制、互相協調的，絕不可只有陰或只有陽，兩者缺一不可。這很像書中作者要傳達的訊息，無論食物、細菌、微生物，都是體內體外互相依存、互相靈

活利用的好東西，這也就是人體很特別的生化循環。

本書用深入淺出、現代語彙，帶出了科普新理論，是一本與眾不同的客製化養生書。」

——鄒瑋倫，京華中醫聯合診所主治醫師

「幾年前，我和唐娜·蓋茲一起參加了為期一週的研討會。這是一次開眼界的經歷，因為她分享了簡單卻有力的原則，並以此獲得與保持一個超級健康的身體。研討會上最重要的事情之一，就是唐娜為我們提供了早餐和午餐，我們因此能夠品嚐和體驗發酵食品的美味。每個人都很喜歡她的烹飪方式，並很高興地將她的食譜和益生菌帶回家。從那以後，我便一直是個追隨者，早上八點即開始享受充滿活力的健康。」

——露易絲·賀（Louise L. Hay），紐約時報暢銷書《創造生命的奇蹟》作者

「《90% 女人都會忽略的恐怖疾病》重視吃下肚的食物，它所傳授的飲食法讓我開始掌控自己的健康，順應身體真正的需求，現在無論在家或出外旅遊，我再也少不了發酵蔬菜和椰子克菲爾了。」

——潔西卡·貝兒（Jessica Biel），演員

「唐娜·蓋茲讓我開始思考新的和驚人的替代方案，以及療癒的可能性。我從來未曾理解食物對治療身體的能量，但是這本書不僅提供了教育，而且食譜的菜餚也很美味！誰想得到健康的食物可以這麼好呢 ?!」

——蒂雅·莫里（Tia Mowry），演員

「讓我們面對現實吧，當你看到唐娜時，你就知道她體現了本書中的原則類型。我真的要敦促你們所有人，要得到這本書，這是一本必須閱讀的書，也是必須要有的指導，才能真正帶領我們進入一個非常漫長、積極、充滿活力的生活。」

——喬治·拉穆柔（George Lamoureux），中醫和針灸碩士，醫學氣功從業者

「《90% 女人都會忽略的恐怖疾病》中的每一頁提供了健康原則和營養建議，可幫助你恢復活力，讓你根據最新且具突破性的自然健康技術實現年輕化。這本鼓舞人心的書，確實能夠幫助你恢復健康，改善你的生活體驗，並為你提供活過一百歲的工具，同時每天都是『最美好的一天』！」

——大衛·沃爾夫（David Wolfe），

LongevityNOW 計畫的創始人；《超級食品：食品和醫藥的未來》作者

「唐娜·蓋茲一直處於營養和健康的最前沿，她是應用營養豐富的生活食品，發揚抗衰老潛力的一個充滿活力例子。我敦促任何對長壽和充滿活力的生活感興趣的人，都來遵循《90% 女人都會忽略的恐怖疾病》中的原則。」

——喬丹·魯賓（Jordan Rubin），生活花園的創始人；

紐約時報暢銷書《自造者的飲食》作者

「我喜歡這本書！我們的國民健康已發展成為一種緊急情況，而唐娜·蓋茲提供了解決方案。作為嬰兒潮一代，我們開創了這一切，現在我們在新的抗衰老方法上已處於領先地位。本書以科學和臨床為基礎，為我們的護理和健康長壽提供了一個友好且全面的指導手冊，請閱讀它並保持年輕。」

——海拉·卡斯（Hyla Cass），醫學博士，《八週充滿活力的健康生活》作者

「很棒的書！唐娜·蓋茲非常了不起，但她卻過於謙虛了。如果你是一個厭倦了聽到『同樣一套』的嬰兒潮一代，並且想要你的精神和身體有活力，這本書很適合你！唐娜會教你如何非常『年輕』，而且是到很晚年時才會死……」

——雅各布·特特爾巴姆（Jacob Teitelbaum），醫學博士，

暢銷書《從疲憊到神奇》、《大敗糖成癮的完整指南》、《無痛 1-2-3》作者

「讀這本書！唐娜·蓋茲揭示了一種可能改變你生活的新設計。每一頁都值得深思，從我們攝取的產品影響，到它們對我們的健康、長壽和體質的

影響。這是一個全面、循序漸進、安全、自然的健康與維持青春道路，值得你全神貫注！」

——理察·斯塔米爾（Richard Stamile），醫學博士，骨科手術和老年醫學專家

「我見過唐娜·蓋茲和她的人體平衡飲食計畫大大改善了所有年齡層的健康狀況，從患有自閉症的兒童，到老年人的健康老化，他們堅持使用該計畫幾個月。她以植物為基礎的有機食品飲食，重點在發酵食品，是建立健康腸道的理想選擇，這是最佳健康和福祉的基礎。」

——倫納德·史密斯（Leonard Smith），醫學博士，
著名的胃腸道、血管和普通外科醫生，以及營養和天然補充領域的專家

「直到現在……總算有一本書，能完整介紹如何恢復和強化免疫力，我所照顧的念珠菌症（candidiasis）患者、免疫疾病患者和食物過敏患者都『不容錯過』。」

——凱斯·賽納特醫學博士（Keith W. Sehnert），
著有《自我照顧讓生活更美好》、《壓力和舒壓》、《破解抗生素迷思》

「如何透過飲食改善身體健康，一直是個令人難解的主題，《90% 女人都會忽略的恐怖疾病》總算為大家解開了謎團。唐娜·蓋茲這本書集合了最新的科學思想，以及經過驗證的傳統醫療概念和常識。」

——麥可·施密特自然醫學博士（Michael A. Schmidt），
著有《趕走疲勞》、《破解抗生素迷思》

「唐娜·蓋茲融合了古老智慧和現代科學，設計出當今地球上最強大的飲食計畫。《90% 女人都會忽略的恐怖疾病》堪稱完整的系統生活法，有意識的把對飲食的熱愛帶到家裡，這不是為了減肥，而是要改善健康。」

——達倫·衛斯曼博士（Darren R. Weissman），著有《解構前世密碼》

「網路科技提供我們大量的資訊，卻也讓追尋答案的人迷失、困惑又難以招架。我許多病人在尋求身心疾病的解方時，也是如此。唐娜・蓋茲所寫的《90% 女人都會忽略的恐怖疾病》，簡單統整了實用健康資訊，只要讀了這本書，讀者就等於讀了無數相關書籍。《90% 女人都會忽略的恐怖疾病》也提供專業飲食計畫，引領讀者邁向更健康的生活。唐娜的洞見將是許多迷失者的明燈。」

——太輔・喬（Taisuke Jo），國際應用肌動學合格專科醫師

注意！

本書整合許多來源和觀點的資訊，包括現代醫學、古代中醫和自然療法（naturopathy），以及作者個人的研究、觀察和經驗，本書的結論，堪稱是眾多作者的思想結晶。

作者撰寫和出版《90% 女人都會忽略的恐怖疾病》，是為了把資訊資源和教育指南，提供給專業人士和一般人，但不應該取代醫師的建議，因此大家務必跟重視食療、有治療過念珠菌感染症候群等免疫疾病的醫師合作。

雖然我們認同《90% 女人都會忽略的恐怖疾病》以及相關建議，但讀者應該依照手邊的資訊，為自己做決定，畢竟只有你自己，才能主導自己的生活和健康！

目　錄
CONTENTS

序言

誰適合閱讀這本書？

1. 有免疫力低下的症狀，想提升免疫力的人。
2. 全人照護（holistic health-care）的從業人員，手邊若正好有念珠菌症（candidiasis）和其他免疫不全症（immune system deficiency）的病患，人體平衡飲食可望改善病患的病情，讓每一次的治療更有效果。
3. 開抗生素、避孕藥、放射治療、化學治療、皮質醇（cortisone）和類固醇等給病患服用的醫師，人體平衡飲食可避免患者在治療期間增生有害的酵母菌（yeast），有助於恢復體內生態，預防生病。

誰非看這本書不可？

1. 懷疑或確定自己有念珠菌症、慢性疲勞症候群（CFS，chronic fatigue syndrome）、癌症、愛滋病等免疫不全症的人。
2. 懷疑或確定自己有食物過敏，或者經常消化不良的人。
3. 經常皮膚起疹子、便祕或有經前症候群（PMS）的人。
4. 深受頭痛和肌肉關節疼痛所苦的人。
5. 永遠看起來都很疲累、緊張或憂慮，或者有點健忘的人。
6. 對香菸、香水等化學氣味敏感的人。
7. 有服用避孕藥的人。
8. 身體有一些無論怎麼做都無法緩解的症狀，並且因此感到困擾和沮喪的人。

9. 有濫用藥物的經驗，如大量使用抗生素或非法毒品的人。

10. 想常保孩子和所愛的人健康。

11. 想避免種下惡因，以免多年後爆發癌症、愛滋病、心臟病等重大病症的人。

念珠菌症及其和癌症、慢性疲勞等免疫疾病的關係

歡迎來到人體平衡飲食的世界！

這套飲食法已經過證實可以改善健康，治癒念珠菌症的症狀，也就是防止念珠菌增生。你應該明白，一旦念珠菌在體內增生，免疫系統就會崩潰，甚至無法盡它的本分，幫我們擊退人類免疫缺乏病毒（HIV）、疱疹或造反細胞群（癌症）等入侵者。念珠菌症意味著免疫系統遭到圍剿，除非透過飲食、休息、運動和決心，把念珠菌症控制下來，否則無法治好免疫受損。所以，我們提升免疫力的第一步，就是要好好認識念珠菌。雖然這本書是專為念珠菌症患者而寫，但其他免疫受損患者也會獲益良多。

人體平衡飲食將成為你後半輩子的指導方針，提供你一套基礎工具，來恢復和維持身體該有的平衡與活力。這是在「順應」自然之流，而非違抗它，你的免疫力也將會增強。因此，人體平衡飲食提出的明確指導方針和原則，可讓你的生活能更加安心。

難道你就永遠不能吃披薩、漢堡或甜點嗎？倒也未必！人體平衡飲食作為嚴格執行的治療法時，專治危及性命的體內嚴重失衡，只要有意志力，實行三個月至一年（端視你失衡的程度），你就會變好。等到身體變得夠好，就可以再吃那些食物了（但仍不要過量）。

當你努力治好念珠菌症，重新找回健康，你對於身體的需求會更敏感，懂得什麼對身體有效和無效，也會開始重視健康的飲食。你更會依照自己的生活方式，來調整人體平衡飲食療法，開發自己的食譜，設計自己最愛的食物組合，甚至愛上自創的特殊甜點。

一開始，人體平衡飲食會限制你吃的食物，但隨著你越來越健康，就可以嘗試更多種類的健康食物，就算偶爾破戒，也不會像現在如此有害。如果有部分症狀復發，你隨時可以重返最根本的人體平衡飲食，重新恢復體內生態的平衡。

閱讀和精通「人體平衡飲食」的訣竅

這本書隱含大量的資訊！你期待為自己的健康問題找到解答，但開始實行人體平衡飲食之前，你會有很多必須知道和必須做的事情。不過別擔心，只要你開始嘗試人體平衡飲食的食物，一切都會水到渠成。

你閱讀這本書時，不妨標註你覺得重要的觀點和行動，等到讀完整本書，開始實行人體平衡飲食時，再回過頭重讀，用「不同」的顏色標註，因為你會有不同的觀點。

你可能會發現有部分資訊在不同章節裡重複出現，這是因為我們認為它非常重要，必須一而再、再而三的強調，現在就讓我們先自我介紹，咱們開始吧！

唐娜的故事

　　長久的學習、實驗、祈禱與相信，讓我成為現在的自己：一個健康又樂觀的女性，想跟大家分享所學。不過，為了達到這個目標，我可是經歷不少曲折，最後才治好念珠菌症，這個病，消耗了我不少活力和健康。

　　我天生體質敏感，不僅對牛奶過敏，肺也一直有問題，老是感冒。我青少年時皮膚突然惡化，於是開始服用抗生素，以致膚色暗黃，缺乏活力，有時候還會不明所以的「昏昏沉沉」。服用抗生素之後，反而導致我食物過敏和消化不良，但要是不每天服用抗生素，我的皮膚就不會好轉。去看皮膚科時，跟醫師抱怨抗生素害我胃灼熱和消化不良，但醫師要我別擔心，他說抗生素就算服用好幾年也沒問題。

　　我太在乎外表了，一直服用抗生素到三十幾歲。之後我大概知道是哪裡出了問題，加上我的體質敏感，所以猜得出來跟我吃的食物有關，從此，便開始努力尋求解答。

　　我試過大自然長壽飲食法（macrobiotics）、自然法則養生法（natural hygiene）、生機飲食和大劑量維生素療法（magavitamin），也跟這些領域幾位頂尖的老師學習過。我所做的努力，多少有改善身體的狀況，但就是不夠完全，搞到最後我沮喪極了，乾脆「放手」求助，就在那個時候，我遇見了威廉‧克魯克（William Crook）博士。

　　克魯克博士是治療念珠菌症的先驅，他的著作拯救了無數人。我也從他身上學習，但就連他，也無法給我最終的解答。經過六年無盡的追尋，我運用自己所學中最重要的幾個真理，自行研發出人體平衡飲食，不僅超越了上述的流派，更真正地可以讓人永遠保持體內生態的平衡。我還創立了營養公司，名為「生態飲食有限公司」（Body Ecology, Inc.），我現在終於明白了，我們是如何偏離造物者所設定的健康狀態，以及該如何重返最初的原點。

　　任何人只要照著人體平衡飲食去做，都會有明顯的改善，我迫不及待想跟大家分享，也相信這本書會改變你的人生，如果你的免疫力差到會引發念珠菌症，而且為了治好它花了你不少金錢、時間和心力，那我跟你保證，人體平衡飲食會提供你最終的解答。

唐娜・蓋茲

喬治亞州亞特蘭大

琳達的故事

　　人體平衡飲食幫助我脫離了這輩子最可怕的夢魘。我遇見唐娜時,差不多已經花了四年時間,努力搞清楚我為何長時間深受陰道炎、頭痛、食物過敏、泌尿道問題和胃腸不適所苦。我看過很多醫師,試過傳統和非傳統的藥物和療法,花費大筆金錢,但仍無法擺脫這些症狀。我不吃糖、不飲酒、不吃乳製品,服用大量維生素和礦物質補充劑,也貫徹體內排毒,卻仍徒勞無功。我還定期運動,學習放鬆技巧。

　　我跟身邊其他病人比起來,算是最健康的了,但我的症狀依然存在,直到我採用了人體平衡飲食法。後來我跟唐娜學習食物搭配原則。對我來說,那是加速復原的關鍵。

　　我很受不了做一些徒勞無功的事情,所以只要發現某個方法管用,我就會加倍努力落實。我試著貫徹唐娜教我的每件事,她建議我煮蔬菜湯,所以,就算我經常煮得不太好吃,我還是照吃不誤;她提倡早餐喝蔬菜湯,我都乖乖照做。

　　很開心可以跟大家宣告,我的症狀大多消失了,其餘的也在控制之中。我寫這段文字時,身體保持在最佳狀態,目前正持續把各種食物重新導入飲食中,我已經有好幾年沒有這樣跟身體和睦相處了。

　　人體平衡飲食「真的」有用,起初我很難改變自己對菜單和三餐的想法,但不久就習慣成自然。這本書是唐娜多年累積的知識與實踐,她所說的每句話都很重要,很中肯。我和她致力於改善大家的健康,所以你們千萬要仔細讀這本書,照著書中的建議和指導去做,祝各位健康!

琳達・夏茲

維吉尼亞州亞歷山大

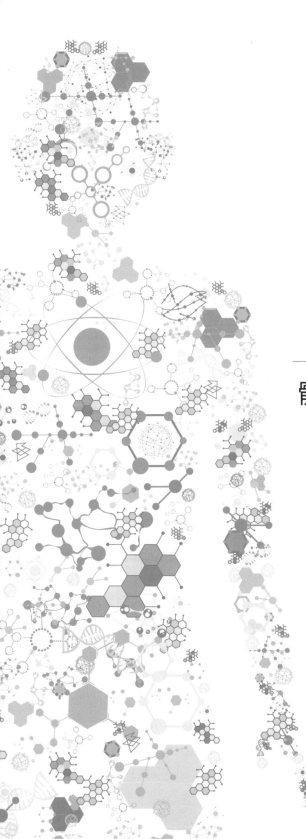

第 1 單元

體內版《寂靜的春天》

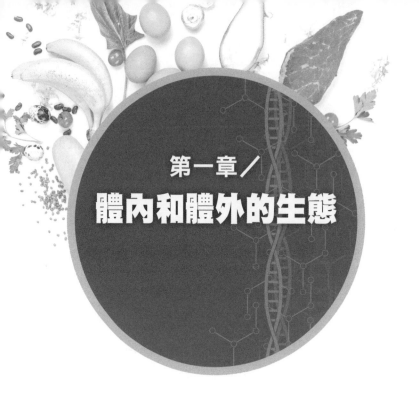

第一章／
體內和體外的生態

多年前，《寂靜的春天》作者瑞秋・卡森（Rachel Carson）出言警告，我們在農作物上噴灑化學物質，久而久之會破壞地球生態平衡。她反對使用農藥，深怕農藥滲入食物和水之後，會影響我們和下一代的健康。

但其實，我們同樣也在破壞體內生態的平衡。精密的體內生態有微生物棲息著，而這些微生物是我們常保青春、健康和強壯的關鍵。友善的微生物稱為乳酸菌，位於人體消化道內，可強化免疫系統，協助人體防禦「不友善的」細菌以及致病的病原體。

事實上，友善和不友善的微生物，同時都在體內並存著，只不過健康的時候，好菌遠遠多於壞菌，暫時維持著體內生態和諧，但許多因素都可能降低免疫力，干擾體內平衡，例如，添加到食物和環境的化學物質、速食、生活壓力、藥物濫用，尤其是抗生素和荷爾蒙。當我們體力虛弱時，壞菌就會快速增長，進而引發頭痛、噁心、皮膚起疹子、食物過敏等症狀，甚至其他更嚴重的疾患。

這本書是要恢復大家的體內健康，強化免疫系統，建立良好的飲食生活習慣，之後年年充滿活力。書中將介紹給大家後半生受用無窮的基本工具，好幫助大家達到新的生活平衡，無論身體健康與否，都會獲益良多。

我們是時候該修復地球生態和體內生態了。重新找回健康和免疫力，就是在修復體內生態，也就更有機會可達成人生目標，如修復地球生態。

抗生素的兩個面向

大約四十年前，抗生素（「抗生」）成為治病的「神奇子彈」，它們被譽為奇蹟藥物，就連感冒和青春痘等小病，醫師也開抗生素給病患服用，但抗生素不只會殺死致病的細菌，也會殺死益菌，進而干擾體內生態，致使壞菌佔據體內。

其中最常見的壞菌是念珠菌，屬於酵母型或真菌型（fungus）的病原菌，通常存在於人體內或體表，至於消化道和女性陰道，也會有少量的念珠菌跟好菌共存。高糖、產酸或缺乏礦物質的飲食，都會助長念珠菌。念珠菌很投機，常會趁虛而入，只要飲食不正確，服用抗生素，或者因服用避孕藥而改變體內化學組成，就會成為讓念珠菌佔上風的溫床。

念珠菌最容易侵襲陰道和腸道，而且很快就會蔓延到血液，開始在每個器官建立菌落，引發所謂的全身性感染。高危險族群[1]就算只使用抗生素短短兩天，也會加速念珠菌增生。念珠菌菌落增生後，就會產生有毒廢物循環全身，毒害並弱化免疫力和內分泌系統。

念珠菌症的症狀

念珠菌增生，一般稱為念珠菌症或念珠菌感染症候群（CRC，Candida Related Complex），一直跟許多症狀有關，包括食物過敏、消化不良、經前

---

1 念珠菌感染症常見高危險族群包括免疫不全、臟器器官移植（solidorgan transplant）及癌症接受化療後身體虛弱的病人。

症候群、皮膚起疹子、慢性便祕、反覆頭痛、慢性陰道炎、化學物質和環境過敏性反應、健忘、心智不清（mental fuzziness）、性慾減退等。念珠菌感染症候群會跟其他疾病一起發作，例如慢性疲勞、癌症、愛滋病、EB 病毒、支氣管炎、肺炎和免疫不全症。

專家估計，每三個美國人就有一個罹患念珠菌症（臺灣地區的婦女約80% 都曾罹患念珠菌症），尤其好發於年輕族群，但大多數人都沒想到是念珠菌在作怪。

為了逆轉念珠菌增生的情勢，必須**修復體內環境，以免念珠菌稱霸**。這**有賴兩個行動：一是把血液導向鹼性且富含礦物質，進而殺光壞菌和投機的寄生生物；二是讓好菌收復失土，恢復正常消化**。為了重建免疫系統，這兩項行動缺一不可，除非改善體內環境，促進好菌生長，否則無助於好菌收復失土。

同理可證，假如外部環境要復育瀕臨絕種動物，如美洲鶴或加州兀鷲，通常會先以人工圈養部分僅存的生物，再野放到原棲地，但如果之前導致瀕臨絕種的環境沒有改變（如食物不足或築巢地點受污染等），那麼動物還是無法生存或繁殖。

修復體內生態所面臨的阻礙

初次使用抗生素時，幾乎可以殺光所有引發感染的菌株，但細菌終究會改變基因組成，開始產生抗藥性，一旦隨著有抗藥性的細菌開枝散葉，勢力逐漸壯大，就會有驚人的環境適應力，這時候就很難消滅了。但其實，只要改變體內環境，這些細菌就無法生存，人體平衡飲食正是會改善體內細菌的棲息地，以免壞菌稱霸。

人體濫用抗生素，就如同環境濫用農藥，以致害蟲對許多農藥產生抗藥性，農藥廠商只好不斷調整配方。然而，農藥通常也會殺死無害的生物，例如其他昆蟲、鳥類和動植物，這就相當於抗生素破壞了體內的好菌一樣。

重視益生菌

友善的細菌（又稱益生菌，「益生」），包括乳桿菌（胚芽乳酸桿菌〔Lactobacillus plantarum〕和雙叉乳酸桿菌〔Lactobacillus bifidus〕）以及有益的酵母菌（克菲爾酵母菌〔Saccharomyces kefir〕和克菲爾串珠酵母菌〔Tourla kefir〕），對許多身體功能來說均不可或缺，可以幫助白血球對抗疾病，控制腸道裡面的腐臭細菌，提供造血所需的重要營養，幫助消化，保護腸黏膜，防止腹瀉和便祕，促進排便。益生菌也會製造重要的維生素 B，也是維生素 B_{12} 最主要的來源。

有很多健康食品店會販售整瓶的益生菌，通常是放在冰箱裡保存，以免效果打折。

另外，除非有絕對的必要，否則不要隨便服用抗生素。如果你必須服用抗生素，那就要嚴格照著「人體平衡飲食」去做，等「抗生」素療法結束後，就必須馬上展開「益生」菌療法。接下來，我們會詳細介紹這些好菌。

如何開始？

大多數人出生時都很健康，體內外環境都完美無缺。至於嬰兒體內的好菌來自哪裡，專家莫衷一是，但可以確定的是，母乳會促進好菌生長。只要持續餵母乳，好菌就會在嬰兒的消化道以及女嬰的陰道落地生根，大約三個月後，體內生態就會安頓下來，經過這段時間，嬰兒就會擁有跟母親一樣多的乳酸菌（好菌）。

隨著小孩體內生態的持續發展，好菌先是吸收母乳天然的糖分，再來就是從食物吸收，尤其是在複合碳水化合物中攝取糖分。這些糖分（加上可溶性纖維）都是友善微生物叢賴以製造短鏈脂肪酸的原料，人體再善加利用脂肪酸的各種鹽分（或稱為酯〔easter〕），如吸收醋酸鹽（acetate）和乳酸（lactate）作為燃料；丙酸鹽（propionate）則會前往肝臟，協助調節膽固醇

代謝；丁酸鹽（butyrate）有助於調節體內能量、膽固醇代謝和荷爾蒙分泌，也可以調節細胞凋亡（計畫性的細胞死亡），以免生成大腸息肉和癌症。

如何改變生態？

　　大自然創造了兩股互相抗衡的力量：一是持續的改變，稱為演替（succession），二是不斷努力的恢復穩定，亦即動態平衡（homeostasis）。而我們體內或體外，都有這兩股力量。

　　舉例來說，想像夏天一場暴風雨，劃過一道閃電，引發了森林大火，雖然雨水撲滅了這場大火，但大多數生物都已不復存在，不過接著會啟動自然演替。隔年，空地可能會長出一些草，一些蝴蝶和昆蟲也可能回來；再過一年，小動物又在草地上跑跑跳跳；下一個夏天，灌木和幼苗從地底冒出來；最後，這個地方又變成森林，維持動植物之間獨特的平衡。改變發生了，但久而久之，又會逐漸回歸平衡。

　　人類也一樣，當人類進入青春期，而後長大成人，消化道的化學組成會改變，體內生態也會演替。在嬰兒時期，部分好菌菌株佔上風，但當我們長大後，其他菌株也會增加，但自始至終，身體總會設法回歸動態平衡，亦即體內的生態平衡。

　　破壞生態平衡的物質，如開進森林中的推土機，或是長期服用抗生素，都可能導致新物種入侵，進而改變環境，建立新的生態。如果發生在人體內，就有可能淪為疾病的溫床。

人體平衡飲食的好處

　　人體平衡飲食有助於恢復體內環境，一輩子維持真正的健康。
　　人體平衡飲食可以幫助你：

1. 強化器官、消化道和免疫系統。
2. 餓死有害的酵母菌（念珠菌）。
3. 清理體內瀕死酵母菌（念珠菌）所排出的廢物。
4. 平衡體內的化學組成。
5. 重新建立和餵養體內生態。

　　有了人體平衡飲食的幫助，你會感覺身心都變得更好。你可能有一段時間（或幾年）經歷了我們所提到的部分或全部症狀，但人體平衡飲食及其原則，將提供你苦苦追尋的解答。

　　現在來看看人體平衡飲食的原則吧！

第二章/
人體平衡飲食
關鍵的療癒原則

　　人體平衡飲食綜合了七大飲食療癒原則，全人照護也是以這些原則為基礎，其中有幾個原則歷史悠久，如中國的陰陽概念（收縮／擴張），其餘則較為近代，如食物搭配理論。

　　人體平衡飲食就像拼圖一樣，把這些原則整合起來，作為大家後半輩子保健飲食的框架，不僅淺顯易懂，亦可相輔相成。本書會教你如何把這些原則融入日常生活，只要妥善執行，你就會發現惱人的症狀逐漸消失，整體健康有所提升。

原則一：擴張／收縮

　　第一類食物，例如鹽、肉類和家禽，會讓身體收縮，壓力也會導致身體的收縮或緊繃。身體太緊繃，就無法正常運作，以致循環放緩，排便也會陷入停滯（便祕）。

　　第二類食物，例如糖、酒和咖啡，會讓身體擴張、敞開和放鬆。如果吃太多令身體收縮的食物，如鹽和鹹的肉類，身體自然會渴望可以讓它擴張的

食物，藉以恢復平衡。舉例來說，我們看電影吃完爆米花，通常會再跟小攤販買杯甜飲。

第三類食物並不會讓身體過度收縮和擴張，反而會幫助身體達到自然平衡。這些食物正是人體平衡飲食的基石。值得開心的是，這些食物不僅美味，還唾手可得。

為了恢復最健康的狀態以及理想的體內生態，我們的目標就是要吃可以互相平衡和互補的食物，這樣身體就不會過度收縮或擴張。後續的人體平衡飲食會再教大家怎麼吃。

原則二：酸鹼性

酸雨污染了森林、湖泊和河川，以致大量動植物瀕臨絕種。同樣的，飲食不當導致體質變酸，也會改變體內的化學組成，破壞酸鹼平衡，進而傷害體內生態的有益生物。

當身體太酸而產生毒性，就可能生病，因此學會恢復體內化學平衡，就等於掌握了成功療癒的祕訣，所以恢復酸鹼（pH）平衡是很重要的。體液最理想的酸鹼值正是微鹼性，人體平衡飲食推薦大家吃可以把體質變鹼性的食物，當酸鹼值正常了，身體就會正常運作，好菌也會蓬勃生長。

原則三：獨特性

當我們尋找恢復健康的方法時，請別忘了，每個人都是不同的，並沒有一體適用的方法。對別人有效的補給品或食物，不一定適合自己。我們都有各自的需求和期待，可能會因應季節、居住地、手邊的食物或當下身體的狀態而改變。

此外，現在營養資訊氾濫，但大多數說得含糊不清或互相矛盾。我們

都知道要好好照顧自己，在拚命嘗試各種最新的補給品，或紅極一時的飲食法，或是回歸眾所皆知的常規時，獨特性原則剛好可以幫大家解惑。一些最知名的飲食法，如高蛋白飲食、生機飲食、大自然長壽飲食和素食等等，都有各自的優缺點，但如果你有念珠菌症等免疫疾病，我們會教你如何調整這些飲食法。

從獨特性原則來看，你會開始相信人體平衡飲食真的可以讓人恢復健康，它不僅靈活有彈性，也是身體照護的絕佳指導方針。

原則四：排毒

這是以自然的方式，讓身體排出不要的毒素和外來物質。老化的血液細胞和組織會持續壞死，而新的細胞和組織會取而代之，排毒的目的，正是要把這些細胞殘骸排出體外。

比方有一粒沙塵飛進眼睛，你會開始流淚，就是為了要排出沙塵；病毒入侵身體，你會發冷或發燒，正是免疫系統在驅逐病毒。人體平衡飲食鼓勵大家多排毒，因為這絕對會增進大家的健康和免疫力。

原則五：食物搭配

這套飲食理論已經過驗證，並鼓勵大家每一餐吃相容的食物，因為可以幫助消化和增進整體健康。如果你吃的食物不相容，消化系統便會收到矛盾的訊息，不知道該分泌何種消化液和消化酶。而如果讓食物待在消化道太久，就會開始發酵，產生的糖分會餵養念珠菌和寄生蟲，進一步破壞消化道和免疫系統。

食物腐化會產生毒性，污染我們體內的生態，這聽起來很可怕，但一點也不誇大。當腐臭的食物在消化道的管壁堆積，會形成只有病毒、癌細胞和

寄生蟲可以忍受的環境，就好像老鼠等食腐動物，喜歡棲身於城外的垃圾掩埋場和工業廢棄物處理場一樣。

食物若搭配得宜，可有效消除腸氣和腹脹，還可減重，這也是建立乾淨有效率體內環境的不二法門。你只需要試著把握三大基本原則，而我們也會提供大量的範例和菜單供你參考。

原則六：八十／二十

如果有念珠菌症和其他免疫疾病，你吃的食物都要好好吸收和排泄，但前提是要有健康的消化道。

只可惜現在大多數的人因為飲食過量，或者食物搭配不當，不斷傷害他們的消化道，為消化系統帶來沉重的負擔。八十／二十原則便是要我們適量飲食，減輕消化道的負擔。

原則一：只吃八分飽，預留兩分的消化空間。

原則二：每一餐有八成的食物屬於蔬菜和海菜[2]，其餘兩成才是蛋白質、穀物和澱粉類蔬菜。

只要遵照八十／二十原則和食物搭配原則，你以後離開餐桌時，再也不會吃太飽或腹脹了。

原則七：按部就班

無論是體內或體外，大自然一切都是按部就班，井然有序，我們無從逃脫這種過程，要是不理解或不遵守這項原則，身體絕對不可能好起來。

2　第十二章有列出海菜。

你可能已經花了很多金錢、心力和時間想讓自己變好，但仍然為自己的健康感到挫折、困惑和擔憂。然而，你必須知道，獲得健康的首要之務有：

- 在腸道中建立健康的體內生態。
- 滋養腎上腺和甲狀腺，讓自己更有活力。
- 治好感染，尤其是危險的真菌感染。
- 排毒。

你可以選擇療癒的進度，但仍須以自然步調為基礎，按部就班。等你讀完這本書，你會明白如何用自己的步調改善健康。

發酵食物：其他健康理論所忽略的重要環節

我們最聰明的科學家還在尋找可以增進健康的食物，但人體平衡飲食早就知道它們在哪裡，還知道如何製作。**真正健康飲食的明日之星就是發酵食物！**而我們可以發酵蔬菜、椰子水、羊奶和牛奶，還有青椰子的果肉。

只能說，其他飲食法落後人體平衡飲食好幾年，當別人還在尋找答案，我們已經為你提供了完整的飲食計畫，你根本無需外求。

血型：健康的特殊關鍵

加拿大自然醫學醫師詹姆斯·戴德蒙（James D'Adamo）和他兒子彼得（Peter D'Adamo），共同設計並測試一套血型飲食運動法，指出不同血型的人該吃什麼食物，該做什麼運動。他們的理論尊重每個人的獨特性，卻忽略了人體平衡飲食所強調的健康體內生態。

你不妨參照我們的指導方針，再試著整合個人血型的特點和人體平衡飲食法。

第三章／
使用人體平衡飲食法和這本書的祕訣

- 人體平衡飲食會教大家健康飲食的「原理」和「作法」。但請先把整本書看完；當你開始掌握基本原則，就會有決心貫徹人體平衡飲食法，然後照著做，不要被它無數的建議嚇到。這對你來說可能是困難的開始，或許你沒嘗試過這種飲食和烹調方式，那就盡力去做吧，但你辛苦的回報，就是恢復健康和活力，日子一久，實行起來就容易多了。人體平衡飲食提供不少絕佳的工具，可用來幫助你達成健康的目標，不過你不能齊頭並進，而是要按部就班。

- 試試看我們建議的食譜，大多只需要一些簡單的食材，也不用太多的準備時間，卻很營養美味喔！

- 這個飲食法有效！甚至幾天內就會有顯著的效果，尤其是症狀很嚴重的人，從你開始打擊疾病的那一刻起，你的努力就會獲得最大的回報。而首要之務，就是不吃各種形式的糖。

- 人體平衡飲食已幫助了無數人克服痛苦的病症。但是每個人都不同，所以療癒的速度也不同，你必須相信人體平衡飲食的建議（這一點很重要），認識你的身體，然後覺察它的回應。

- 跟別人組成人體平衡飲食的支持團體，你們可以互相交換食譜，解決

彼此的疑難雜症，聆聽對方的擔憂。團體支持是很重要的，尤其是在治療的初期。

● 人體平衡飲食沒有納入的食物，有朝一日還是可以回歸到你的飲食中，例如水果、豆類和更多的穀類，不過要耐心等待。

基本要求

1. 讀完這本書。
2. 用你喜歡的食材設計菜單，然後採購這些食材。
3. 採用我們食譜所列出的食材，一次煮足夠的份量，就可以吃幾頓正餐或點心。
4. 如果還不清楚基本原則，這本書不妨多讀幾遍。
5. 沒達成目標就不要輕言放棄。

第四章／
一切如何開始

　　白色念珠菌（candida albicans）這種酵母菌已存在數千年之久，但直到現代，才在人體內坐大，損害我們的免疫力。

沉默的侵略者：念珠菌或真菌

　　白色念珠菌是體內其中一種酵母菌或真菌，正常情況下，「好菌」會制衡這些病原菌，健全的免疫系統也會掌控全局。然而，如果因為壓力和／或攝取糖分、抗生素或骯髒的空氣和水，破壞了體內生態平衡（或是以其他方式損害健康），念珠菌就會失去控制，導致各式各樣的症狀發生。

　　加州大學（University of California）知名免疫學者亞蘭‧列文（Alan Levin）預估，每三個美國人就有一個人深受念珠菌所苦。念珠菌是單細胞生物，可以無性生殖，依賴人體的副產物生長，如壞死組織以及食物的糖分。除非斷絕它的食物來源，否則它很快就會稱霸整個身體系統，如消化道，導致輕度至重度的不適。若演變成急性念珠菌症，更經常導致癌症和愛滋病的爆發，以致死亡。

如何知道自己有念珠菌症？

一生中難免會有發燒、腸胃不適、耳朵不適、頭痛、長皮疹、疼痛和痛苦等身體症狀。正常情況下，大多數症狀很快就痊癒，也不會經常復發。但如果你經常復發，並帶著這些症狀去看醫師，卻無法獲得明確的解釋或治療，你可能就是罹患了與念珠菌相關的病症。

研究人員在實驗室的試驗，是透過化驗血液和糞便，來診斷念珠菌相關病症，但直至目前為止，主要的診斷方式仍為記錄病史，監控病人對治療的反應。

圖表一的問卷和評分表有助於判定，你的健康問題是否跟念珠菌有關。這是威廉・克魯克博士所設計的，他是診斷和治療念珠菌症的先驅，這份問卷可以很準確的判斷自己是否有念珠菌症。

若想確定自己有沒有念珠菌症，最好給自己十天的時間，試試看人體平衡飲食，再觀察你的症狀有沒有開始消失。

會惡性循環的念珠菌

念珠菌增生是一種可怕的惡性循環。我們的飲食充斥著糖分，而糖分會成為念珠菌的糧食。至於女性，無論懷孕或服用避孕藥，都會改變體內的荷爾蒙，助長念珠菌增生。我們的食物常有抗生素，醫師也會開抗生素給我們服用，而抗生素不只會殺死壞菌，也會殺死棲息在身體組織中的好菌，形成讓念珠菌失控增生的環境。

一個正常健全的免疫系統，可以有效控制念珠菌，但是當念珠菌開始增生，就會釋放毒性，損害免疫系統，這時候免疫力會差到無法抵禦病菌，以致病菌增生，迅速入侵人體的組織和器官，導致感染，若服用抗生素來抑制感染，反而會啟動惡性循環。

部分當今最重要的醫療研究，有一部分談到免疫系統和免疫反應不良的

圖表一
念珠菌問卷和評分表 *

這份問卷列出病史中可能導致常見白色念珠菌增生的因子（A 部分），以及念珠菌相關病症常見的症狀（B、C 部分）。

如果 A 部分問題符合你的病史，就在評分區打圈，最後統計總分，填在 A 部分最後的總分格子中，再繼續完成 B 和 C 部分，依照指示累計分數。

A 部分：病史

		得分
1.	你曾經因為青春痘，連續一個月（或更長時間）服用四環黴素（tetracycline）（例如 Sumycin、Panmycin、Vibramycin、Minocin 等商標藥物）或其他抗生素嗎？	50
2.	你曾經因為呼吸道、泌尿道或其他感染，連續二個月（或更長時間）長期服用，或者一年內四次以上短期服用其他「廣效」抗生素（broad-spectrum antibiotic）嗎？	50
3.	你曾經服用廣效抗生素藥物嗎？甚至長達一段時間？	6
4.	你曾經持續罹患攝護腺炎、陰道炎等影響生殖器官的疾病嗎？	25
5.	你懷孕過二次以上嗎？	5
	你懷孕過一次嗎？	3
6.	你曾經服用避孕藥超過二年嗎？	15
	六個月至二年嗎？	8
7.	你曾經食用或吸入培尼皮質醇（prednisone）、迪皮質醇（decadron）等皮質醇類藥物二週以上嗎？ **	15
	二週以下？	6
8.	你會不會接觸香水、殺蟲劑、衣物芳香劑等化學物質，進而引發中度至重度的症狀？	20
	輕度症狀？	5
9.	你的症狀在潮濕、悶熱或發霉的地方會不會惡化？	20
10.	你曾經罹患香港腳、癬菌病、股癬等皮膚或指甲的慢性真菌感染？這類感染是重度或持續復發？	20
	是輕度或中度？	10

11. 你會很想吃糖嗎？	10
12. 你會很想吃麵包嗎？	10
13. 你會很想喝酒類飲料嗎？	10
14. 你會討厭香菸的煙嗎？	10

A 部分的總分

* 填完這張問卷並計算總分，應該能夠幫助你和醫師，評估你的健康問題有多少是白色念珠菌在作怪，但這不能提供作為非黑即白的答案，所以必須做全面性的病史和身體檢查不可。此外，實驗室研究、X 光檢查和其他檢驗也可以納入。

** 內含皮質醇和／或其他類固醇的鼻噴劑或支氣管噴劑，都可能助長念珠菌在呼吸道增生。

B 部分：主要症狀

若有症狀，就在積分欄填入適合的數字：

若症狀為偶爾發生或輕度⋯⋯⋯⋯⋯⋯⋯⋯⋯⋯⋯⋯⋯⋯⋯⋯⋯⋯3 分
若症狀為經常發生且／或中重度⋯⋯⋯⋯⋯⋯⋯⋯⋯⋯⋯⋯⋯6 分
若症狀為重度且／或導致失能⋯⋯⋯⋯⋯⋯⋯⋯⋯⋯⋯⋯⋯⋯9 分

統計這個部分的總分，填在 B 部分最下方的格子裡。

	得分
1. 疲倦或想睡	
2. 感覺「疲憊不堪」	
3. 健忘	
4. 感覺「昏昏沉沉」或「虛幻」	
5. 無法做決定	
6. 感覺麻木、灼熱或刺痛	
7. 失眠	
8. 肌肉痠痛	
9. 肌肉無力或麻痺	
10. 關節疼痛和／或腫脹	

11. 腹痛	
12. 便祕	
13. 腹瀉	
14. 腹脹、打嗝或腸氣	
15. 惱人的陰道灼熱感、搔癢或有分泌物	
16. 攝護腺炎	
17. 陽痿	
18. 喪失性慾或性感覺	
19. 子宮內膜異位或不孕	
20. 經痛和／或其他月經失調症	
21. 經前症候群	
22. 焦慮或想哭	
23. 手腳冰冷或打寒顫	
24. 飢餓時會發抖或焦躁不安	

B 部分的總分

C 部分：其他症狀 *

若有症狀，就在積分欄填入適合的數字：
若症狀為偶爾發生或輕度⋯⋯⋯⋯⋯⋯⋯⋯⋯⋯⋯⋯⋯⋯⋯3 分
若症狀為經常發生且／或中重度⋯⋯⋯⋯⋯⋯⋯⋯⋯⋯⋯6 分
若症狀為重度且／或導致失能⋯⋯⋯⋯⋯⋯⋯⋯⋯⋯⋯⋯9 分
統計這個部分的總分，填在 C 部分最下方的格子裡。

	得分
1. 昏昏欲睡	
2. 急躁不安或肢體振顫	
3. 動作不協調	
4. 無法專注	
5. 經常情緒波動	
6. 頭痛	

7. 暈眩／喪失平衡	
8. 上耳壓高，感覺頭部腫脹	
9. 容易瘀傷	
10. 慢性皮疹或搔癢	
11. 乾癬或持續爆發蕁麻疹	
12. 消化不良或胃食道逆流	
13. 食物過敏或不耐症	
14. 糞便帶有黏液	
15. 肛門搔癢	
16. 口腔或喉嚨乾燥	
17. 口腔長皰疹	
18. 口臭	
19. 洗不掉腳部、頭髮或身體的氣味	
20. 鼻塞或鼻涕倒流	
21. 鼻子搔癢	
22. 喉嚨痛	
23. 喉炎／失聲	
24. 咳嗽或支氣管炎持續復發	
25. 胸痛或胸悶	
26. 喘鳴或呼吸急促	
27. 頻尿、急尿或尿失禁	
28. 排尿有灼熱感	
29. 眼前有斑點或視力不穩定	
30. 眼睛灼熱或溢淚	
31. 耳朵反覆感染或有耳液	
32. 耳朵疼痛或耳聾	
C 部分的總分	
B 部分的總分	
A 部分的總分	
最終的總分（A 部分、B 部分和 C 部分加總）	

* 念珠菌相關病症病患通常好發上述症狀，但就算沒有罹患念珠菌相關病症，也常有這些症狀。

最終的總分將協助你和醫師判定，你的健康問題是否跟念珠菌有關。女性的積分可能會比較高，畢竟這份問卷有七個項目是針對女性，只有二個項目針對男性。

如果女性積分超過 180，男性超過 140，幾乎可以確定是有念珠菌相關的健康問題。

如果女性積分超過 120，男性超過 90，很可能有念珠菌相關的健康問題。

如果女性積分超過 60，男性超過 40，可能有念珠菌相關的健康問題。

如果女性積分低於 60，男性低於 40，不太可能是念珠菌造成的健康問題。

這份問卷是威廉・克魯克博士設計的，由女性健康聯盟（www.yeastconnection.com）發表，本書徵求同意後使用。威廉・克魯克博士著有《酵母菌關聯和婦女健康》。

疾病，例如愛滋病、EB 病毒（皰疹病毒的一種）、癌症等重症。念珠菌症是指重度系統性病原菌增生，可能是低惡性、慢性、急性，甚至是致命性，其症狀可能掩蓋、遮蔽或伴隨其他疾病，如愛滋病和癌症。如果你的免疫系統忙著對付念珠菌症，就沒有力氣打擊其他重要疾病，所幸人體平衡飲食可以自動矯正念珠菌症。

飲食最為關鍵

最重要的是，為了身體健康，就要吃得健康，並能夠順暢排毒，而不是單靠吃藥或攝取維生素。如果不餵身體真正的食物，吸收不可或缺的蛋白質、脂肪、維生素和礦物質，身體就不夠強壯，無法自己作主。只要照著人體平衡飲食去做，你會自然而然、輕而一舉的獲得力量、健康和幸福——而且從我們收到的意見看來，你應該會很驚訝，自己竟然很喜歡人體平衡飲食美味的食物。

現在仍有人認為念珠菌症只是「噱頭」或假病，但這種誤解已經開始消失。每當病人的症狀和疾病老是復發，找傳統醫療體系所訓練的醫師和專家都治不好，通常就會轉而訴諸心理治療，可是一旦病人展開控制念珠菌的飲食法和生活方式，就會有極佳的反應，症狀也開始消失了。就算克魯克博士的念珠菌問卷並未斷定你有念珠菌症，但只要開始實行人體平衡飲食，我們仍舊保證你的健康會改善，惱人的症狀也會開始消失。

念珠菌在哪裡增生？

念珠菌在腸道生長。根據阿金中心（Atkins Center）的抗體研究，有超過 80% 的克隆氏症（crohn's disease）和大腸炎，跟念珠菌或真菌感染有關。

免疫力低落，念珠菌就很容易佔據腸道、陰道、鼻竇和舌頭表面，也

可能深入各種器官。一旦大批念珠菌鋪天蓋地而來，即有可能包圍脊髓和神經，經常還會聚集在大腦底部，也可能集中在心臟和肝臟，或影響生殖器官，甚至造成子宮內膜異位症。

如果念珠菌在血液中生長，便會引發全身性感染。真菌（酵母菌）會靠你身體的營養（礦物質、蛋白質和脂肪）來生長壯大，進而導致你營養不良，尤其是缺乏礦物質（鐵、硒、鋅等）。少了礦物質，你的血液就會保持酸性。

為你製造能量的兩大器官，正是腎上腺和甲狀腺，它們都需要持續穩定的供應礦物質。當礦物質太少，你會缺乏活力，而當我們精疲力竭時，會想攝取碳水化合物，暫時補充能量，還會從人體各個部位（尤其是骨骼和牙齒）吸納礦物質，來維持血液的平衡。當體質持續酸化，念珠菌感染會更形惡化，甚至變成急性。病毒感染和癌症也會在酸性體質中增長和蔓延。

念珠菌會讓身體充斥有毒的副產物，如乙醛（acetaldehyde）、膠黴毒素（gliotoxin）和甘露聚糖（mannan）。乙醛是導致宿醉症狀的化合物，這種重度毒性會毒害人體組織，也不容易排出，會累積在大腦、脊髓和肌肉中（別忘了你的心臟和腸子也是肌肉），這樣你就應該明白了，為什麼會有腦霧、肌肉無力和疼痛的症狀發生。膠黴毒素會產生自由基，對於免疫力的傷害很大，也會破壞專門對抗感染的白血球，這也難怪念珠菌症患者會經常受感染，以及如此難以遏止念珠菌的感染。甘露聚糖也有嚴重的免疫抑制效果。

人體平衡飲食的目標不是要完全消滅體內的念珠菌，這是不可能的事情，況且念珠菌存在體內也可能無害。然而，隨著身體恢復健康，健全的免疫系統就會反敗為勝。

接下來，我們要逐步來探討人體平衡飲食的健康療癒基本原則。

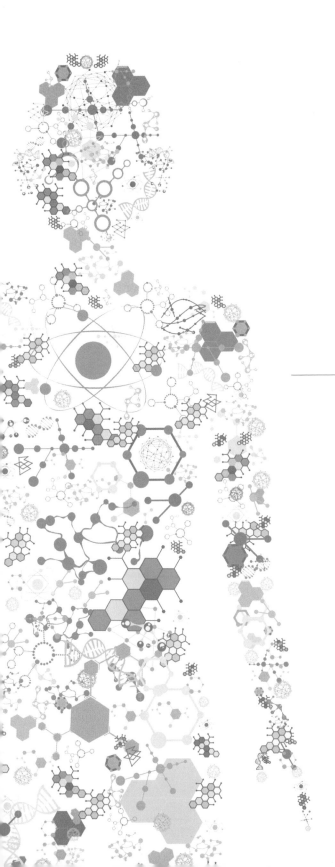

第 2 單元

人體平衡飲食的
基本原則

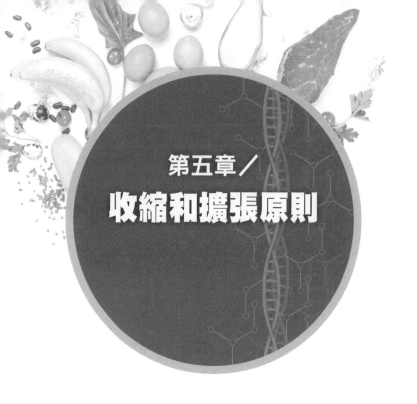

第五章／
收縮和擴張原則

五千多年來，東方哲人以特殊的陰陽法則來解釋宇宙的運行。療癒也正如生活各個層面的運行，就連看似不可思議的病症，例如癌症、慢性疲勞和念珠菌症，也可以從這個簡單正確的宇宙通則找到解答。

掌控天地陰陽通常難如登天，恐怕要耗盡一生來鑽研。但簡單來說，人體平衡飲食只擷取陰陽法則中，最能夠套用於食物和療癒的部分，此稱為「收縮／擴張原則」。

這是觀察自然現象所獲的心得，雖然要掌握箇中奧妙似乎有點複雜，但是放輕鬆就好，這個原則早已融入人體平衡飲食法，我們特別在第五章介紹它，是想讓你對於背後的原理有個基本的概念。

古代哲人和療癒師發現，大自然有兩股相對的力量，不斷在尋求平衡。相對的力量不僅僅相互對抗，也是一體的兩面。舉例來說，男性和女性看似相對，但其實是位於性取向光譜的兩個極端。「陽性」和「陰性」互相對照來看，更容易理解；左右互對，也便於理解兩者；而「上」的概念，也有助於解釋「下」。

這些力量看似相對或對抗，但其實是互補，如左右互補，因為有左右的概念，我們才能夠航行和探險，且大多數人也同意男女是互補的。

當我們結合任一組互補的對立面，就會達到理想狀態或平衡，如熱的加冷的，就會變成溫的。

擴張／收縮原則有助於理解能量或氣（體內的生命力）。收縮的能量（或氣）屬於蓄積的能量，擴張的能量則是釋放的能量。收縮的能量封閉而緊繃，擴張的能量開放、鬆弛而主動。擴張的能量就像火一樣，收縮的能量就像水一樣，均是柔軟、包容而持續。收縮的力量有柔軟、黑暗、臣服和直覺的性質；擴張則象徵著力量和光明，是強烈、有力而威猛的能量。

這裡要強調一下，當你觀察體內的能量時，如果觀察到的僅是擴張或收縮的氣，都不是理想的能量狀態。最佳狀態是兩者的平衡或中點——這時候會有位於中心點的平靜，能感受到真正的身強體壯。

因此，生病的時候，要不是極端的收縮（封閉而緊繃的能量），就是極端的擴張（躁動、緊張、令人不安的強烈能量）。念珠菌本身是快速增長和擴張的真菌，最容易在體內不純淨、黑暗、潮濕而收縮的地帶滋長。

為了治好念珠菌症，我們必須阻止這種侵略性的真菌生長，拒絕提供它所需的食物，同時也改變免疫系統不平衡而虛弱的狀態。這就是為什麼必須吃合適的食物，因為食物也可以依照收縮／擴張的原則來進行分類。

擴張／收縮原則如何影響我們吃的食物

有些食物會讓身體收縮，例如鹽。鹽會導致細胞液收縮，因此攝取過多鹽分，可能會造成脫水或體液嚴重流失。當我們吃鹽時，尤其是攝取過多的鹽分，就會越來越口渴。你去電影院看電影時可能有過這種經驗，通常吃了過鹹的爆米花，就會開始感到口渴。

內含鹽分的食物，例如肉類[3]和起司，也有收縮效果，因此牛肉、豬肉、

3　動物的血是鹹的。

羊肉、家禽、雞蛋和魚等，皆屬於收縮食物。我們吃這些食物，會感到緊繃或封閉。當你的飲食以這些食物為主時，恐怕會有便祕的狀況發生。

有些食物會讓身體擴張，例如糖。血液快速吸收糖分，進而產生能量。如果你發現身體太收縮，就會開始想吃讓身體擴張的食物（有糖的食物），來幫助身體放鬆。

所以有糖的食物，如水果、大多數乳製品、加糖的糕點和糖果等，皆屬於擴張食物。

人體平衡飲食有些食物本來就是平衡的，你會想要多吃，但繼續往下讀之前，請先研究下一頁的收縮／擴張食物表。

除了糖，別忘了酒類、咖啡和藥物也都有擴張效果。一旦攝取過量，身體就會過度擴張，你會覺得「心不在焉」、迷迷糊糊和注意力不集中。

健康的身體總是想回歸平衡，如果攝取太多擴張的食物，就會想吃收縮的食物，反之亦然。舉例來說，攝取太多鹽或肉類，就會想吃甜食平衡一下。然而，這種飲食方式彷彿讓身體乘坐著不舒服的翹翹板，所以最好還是吃位於擴張／收縮光譜正中央的食物，當你吃的食物偏向某一方，同一餐也要吃跟它抗衡的食物來平衡飲食。

別忘了，念珠菌症是在體內擴張和快速增長的病症，所以我們要吃合適的食物來恢復體內平衡：先吃有點偏向收縮的食物，再搭配偏向光譜正中央的食物來增強免疫力。舉例來說，一開始要吃比平常更多的蛋（收縮食物），但務必要跟蔬菜（平衡食物）一起吃，等到健康改善了，再多吃點圖表中央區（陰影區）的食物。

海鹽的藥用價值

鹽是最收縮的食物，但它的角色一直備受誤解。我們大多數人所吃的食鹽都過度精緻，缺乏人體所需的礦物質，也對人體有害，但優質的海鹽可是生命的必需品，也有食療價值。

圖表二
擴張 / 收縮光譜

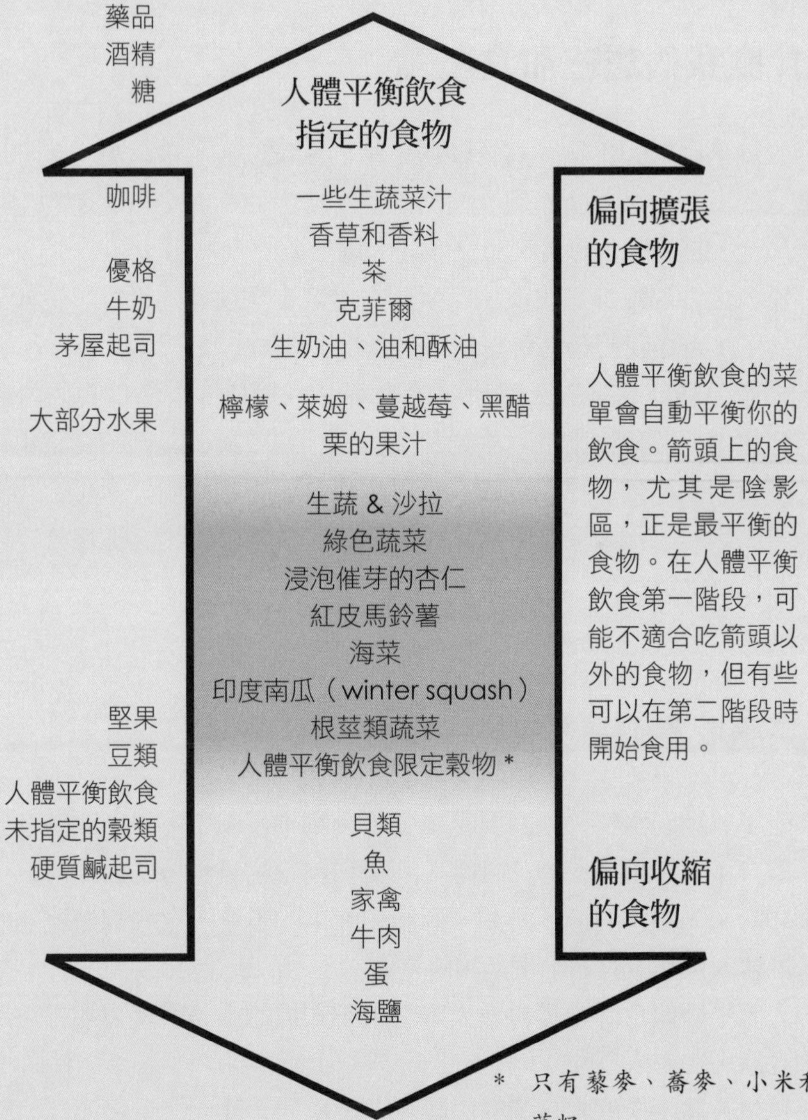

藥品
酒精
糖

人體平衡飲食
指定的食物

咖啡

一些生蔬菜汁
香草和香料
茶

偏向擴張
的食物

優格
牛奶
茅屋起司

克菲爾
生奶油、油和酥油

大部分水果

檸檬、萊姆、蔓越莓、黑醋
栗的果汁

人體平衡飲食的菜
單會自動平衡你的
飲食。箭頭上的食
物，尤其是陰影
區，正是最平衡的
食物。在人體平衡
飲食第一階段，可
能不適合吃箭頭以
外的食物，但有些
可以在第二階段時
開始食用。

生蔬 & 沙拉
綠色蔬菜
浸泡催芽的杏仁
紅皮馬鈴薯
海菜
印度南瓜（winter squash）
根莖類蔬菜
人體平衡飲食限定穀物 *

堅果
豆類
人體平衡飲食
未指定的穀類
硬質鹹起司

貝類
魚
家禽
牛肉
蛋
海鹽

偏向收縮
的食物

* 只有藜麥、蕎麥、小米和
莧籽

　　舉例來說，人體平衡飲食會使用奶油和椰子油，鹽就可以平衡兩者的擴張性質。

為什麼我們想吃甜食？

　　人就是收縮的生物（屬於動物王國），所以天生嗜吃甜食，亦即可讓身體擴張的口味，來平衡我們收縮的體質。新生兒（微小而收縮的生物）瘋狂吸吮母乳，正是因為母乳又甜又多汁，屬於擴充食物。

　　壓力也會導致身體收縮，而生活在這個步調快速的世界，我們通常壓力都太大了，難怪我們經常會想吃擴張食物，例如糖果、酒精。

　　人體平衡飲食多以天然甜味的香草──甜菊，來滿足我們對甜食的需求，洋蔥、胡蘿蔔和南瓜等甜味蔬菜也有相同效果，我們的食譜也會大量使用，不僅營養滿分，也不會讓人想再吃甜食。不吃精製碳水化合物，你就可以減重、延緩老化、減少生病。如果你的小孩愛吃糖，令你愧疚不已，這本書將為你提供解答。

再談該吃些什麼

　　吃了收縮的食物，絕對要吃擴張的食物平衡一下，進而改善健康。人體平衡飲食不含水果（此外，咖啡、酒精和糖等物質也會妨礙療癒），只保留蔬菜和海菜、優質的油、奶油、酥油和簡單的香草，這些都是絕佳的療癒食物，內含大自然所有的維生素和礦物質。

　　人體平衡飲食的食譜會教大家從來不知道的蔬菜料理方式，可用來療癒你的身體。

　　魚是人體平衡飲食首選的肉類，在收縮的食物中，魚最接近擴張／收縮光譜的完美平衡區（或中央陰影區）。冷水魚類，例如鮪魚、鮭魚和比目魚

是最健康的食物；但是要避免暖水魚類，如深海橘鱸，因為捕獲的時候會使
用防腐劑。

最後的叮嚀

圖表二擴張／收縮光譜陰影區所列出的食物，可提供你身體最多的療癒
能量，請盡量把它們當成主食，當你吃陰影區以外的食物時，務必吃另一類
的食物加以平衡。

這不表示你永遠不可以吃箭頭區以外的食物，等到你治好念珠菌症，
恢復免疫系統的健康，就可以慢慢開始吃其他有益健康的食物，例如豆類、
穀類、堅果和水果，但在你身體擺脫念珠菌症的途中，請務必只吃建議的食
物，你辛苦的回報，將是無比的健康和幸福。

第六章／
酸鹼原則

　　我們正常的體溫是攝氏三十七度，但還有其他指標也可以判定身體的狀態是否正常，或者體內是否平衡。血液中所含的糖、氧氣和二氧化碳都要維持穩定，血液等體液的 pH 值（酸鹼平衡）應為 7.4，偏向微鹼性。

　　想要恢復健康，就要學會把血液維持在微鹼性。身體過度偏酸的不平衡狀態，會淪為念珠菌、病毒、反叛細胞（癌症）和其他各種寄生蟲的溫床，酸性體質也會導致慢性疲勞、關節炎和過敏等病症。

　　美式料理典型的食物，大多會讓體質變酸性，難怪這些重症會日益流行。吃產酸飲食造成酸性體質，而身體為了恢復平衡，只好取用體內所儲存的鹼性礦物質：鈉、鈣、鉀、錳。因此，若繼續吃高度產酸的食物，就會消耗體內更多鹼性礦物質，長期下來，礦物質不足的症狀會更加嚴重。

顯而易見的解決辦法

　　為了改變酸性體質，就要吃產鹼食物，況且有念珠菌症在身，本來就只能吃產鹼食物，一來不會助長念珠菌或寄生蟲，二來還可以重建免疫系統。

有十種產鹼食物可滿足這些條件。

你可以吃的產鹼食物

- 大多數蔬菜
- 海菜（參見第十二章）
- 小米、藜麥和莧籽（健康食品店皆有販售，參見第十二章）
- 優質的海鹽
- 香草和香草茶（有機栽培）
- 種子（芝麻除外）
- 礦泉水（氣泡水和純水）
- 檸檬、萊姆、漿果；酸的無糖石榴汁、蔓越莓汁和黑醋栗汁
- 生蘋果醋
- 發酵蔬菜和益生菌萃取液（probiotic liquid）（參見第十四章）
- 奶克菲爾。前提是，你可以吃乳製品（參見第十五章）
- 浸泡催芽的杏仁 [4]

不列入人體平衡飲食的產鹼食物

其他水果。水果是產鹼食物，通常很有益處，但如果有免疫系統疾病，水果的糖分太高，反而會成為念珠菌和其他寄生蟲的食物。

▌產酸食物就不好嗎？

不是的，反而有部分產酸食物是非吃不可的，因為它們有高度營養價值，也可以維持酸鹼平衡。每一餐產酸和產鹼食物的比例應該是：

每一餐中應有大約 20% 屬於產酸食物，80% 屬於產鹼食物。

4　杏仁是鹼性的，但棕色的外殼內含有酵素抑制物質，通常難以消化，還好浸泡催芽之後，就可以去除這種物質。杏仁油的油脂太高，不適合肝充血病患食用（參見第二十一章）。杏仁以外的堅果皆為產酸食物，在體內生態尚未恢復和消化功能尚未改善之前，最好避免食用。

至於如何達到八十／二十平衡，更多資訊請參見第十章和圖表七。

你可以吃的產酸食物

- 肉類，例如牛肉、家禽、蛋、魚和貝類
- 蕎麥
- 有機未精製的油
- 甜菊：濃縮液或白色粉末

你不應該吃的產酸食物

高度產酸食物不會列入人體平衡飲食，例如糖、糖果、碳酸飲料、麵粉製品、豆類、大豆產品、豆腐、堅果（杏仁除外）、堅果醬、白酒、啤酒、糖精、代糖、酒類和市售精製醋等。

加工食品內含防腐劑和化學物質，一律屬於產酸食物，請避免食用。

■ 符合酸鹼原則的飲食範例

範例一

- （20%）嫩炒蛋（1 個全蛋 +2 個蛋黃）
- （80%）搭配炒羽衣甘藍和洋蔥，以及發酵蔬菜
  綠茶（想喝甜的就添加甜菊）
  110 克青椰子克菲爾

範例二

- （20%）一種人體平衡飲食限定穀物
- （80%）搭配炒洋蔥、胡蘿蔔和豌豆
  發酵蔬菜
  110 克青椰子克菲爾
  綠花椰濃湯
  綠蔬沙拉淋上沙拉醬（採用非精製油）

範例三

- （20%）烤鮭魚

● （80%）搭配四季豆和洋蔥

　　韭菜和夏南瓜（yellow squash）炒過，搭配奧勒岡葉和發酵蔬菜

我可以吃純產鹼餐嗎？

　　當然可以。純產鹼餐有療癒和平衡的效果，特別適合剛開始實行人體平衡飲食的頭三天，可以讓身體快速恢復貼近正常的狀態。

　　我們也建議身體排毒時，只吃產鹼食物（參見第八章）。

▌純產鹼餐的範例

　　胡蘿蔔白花椰龍蒿湯、發酵蔬菜、什錦炒鮮蔬（洋蔥、大蒜、胡蘿蔔、櫛瓜和夏南瓜），以及淋上人體平衡飲食沙拉醬的沙拉。

▌有沒有任何食物屬於中性 pH 值？

　　有的，生奶油和酥油都是中性。

還有什麼原因會造成酸性體質？

血液／體液酸性的原因：

● 便祕。

● 缺乏礦物質（鈣、錳、鉀、鈉等）。

● 肝功能和／或腎功能不佳。

● 從肉類攝取過多蛋白質（參見第十章）。

● 食物搭配不當（很快就有更多的介紹）。

- 飲食過量。體內生態失衡的人，幾乎都有飲食過量的問題，他們似乎無法滿足自己的食慾，尤其是對糖、麵包、乳製品和水果欲罷不能，部分原因是出在念珠菌欲求不滿，再來就是缺乏正常的體內生態來幫助食物正常消化，因此有營養不良的問題，有些人的狀況十分嚴重，這時候身體會拚命的暗示，請餵養它真正的食物。

- 服用藥物（包括醫療用和娛樂用）。這會刺激器官，釋放更多荷爾蒙，並且提高血糖濃度。服藥跟吃糖一樣有害，身體會需要大量的礦物質來恢復平衡。

- 運動。這會讓血液變酸，但只要搭配深沉而快速的呼吸，身體就會排出二氧化碳，讓血液偏向鹼性。

- 壓力。

- 負面情緒，例如憤怒、怨恨、罪惡和恐懼。

- 壓力造成的疲憊。

血液過酸會傷害呼吸系統，以致呼吸次數降低，吸入的氧氣減少，細胞可用的氧氣便隨之減少，人就會更加疲憊，這也難怪疲累不堪是念珠菌症、慢性疲勞、愛滋病和癌症常見的症狀。所以我們強烈建議，要做深呼吸和從事有氧運動，讓更多氧氣進入體內。

如果你發現自己健忘、昏昏沉沉或經常一團混亂，可能是因為血液的酸性導致頭腦不清楚，唯有鹼性的身體，才會讓思慮清晰和行動確實。

如果細胞待在酸性的環境太久，就會為了適應環境而突變或轉為惡性。體內長期維持酸性，便會淪為癌症和自體免疫疾病（例如愛滋病）的溫床，而這些病患大多也有念珠菌症。

你是否覺得要精通酸鹼的科學，讓自己的身體變好呢？沒錯，這需要閱讀、研究和練習，但人體平衡飲食已經內化了酸鹼原則（參見下頁圖表三），當你熟悉人體平衡飲食的所有元素，認識各式各樣可以吃的食物，很快就會把這個原則融入菜單規劃之中。

圖表三
酸／鹼食物

人體平衡飲食裡的食物	你可以吃的產酸食物：
	肉類（例如牛肉、家禽、蛋、魚和貝類） 蕎麥 有機非精製的油 甜菊（屬於香草）
	你可以吃的產鹼食物：
	大多數蔬菜 海菜 小米、藜麥和莧籽 海鹽 香草和香草茶 種子（芝麻除外） 礦泉水（純水或氣泡水） 檸檬、萊姆、無糖的蔓越莓汁和黑醋栗汁 發酵食物 　生蘋果醋 　發酵蔬菜 　克菲爾（參見第十五章） 浸泡催芽的杏仁
	中性食物：
	奶油和酥油
人體平衡飲食裡沒有的食物	產酸食物：
	糖、糖果、碳酸飲料 麵粉製品 豆類、大豆製品和豆腐 堅果和堅果醬 白酒、啤酒和酒類 糖精、代糖、怡口糖（equal） 市面的精製醋
	產鹼食物：
	水果（上述的水果除外）

第七章／
獨特性原則

人有很多共通點，但其實我們的需求不同，我們的夢想不同，我們的狀況隨時都在變。健康也是如此，我們的身體持續改變著，隨著季節、氣溫、居住地、年齡和心情而不同，因此要考量所有影響日常生活的變數，然後各自以不同的因應方式來維持健康。

我們所居住的世界資訊爆炸，經常要從大量的資訊做出選擇。這種自由很美好，但通常會伴隨著困惑，不清楚對於我們的狀況來說，什麼才是「正確」的道路、真理或最佳解決方案。

當你苦苦追尋對你有效的方法時，可能會感到困惑，而這一章就是要為你解惑。

我們會介紹幾個最熱門的飲食法，你可能有讀過它們的資料，甚至嘗試過一段時間。我們會向大家證明，人體平衡飲食的原則和食物，集結了每個飲食法的優勢，更能夠幫助你恢復健康，你會從中做出明智的選擇並採取行動，也會從此相信，當你需要改變時，隨時可以改變路徑，找到最適合你的方法。

所以，當你嘗試新的飲食法時，必須觀察身體的反應，冷靜評估這條新路徑是否真的能引領你回歸平衡。

知名飲食法所忽略的重要環節

下面所探討的每個飲食法，只說出了一部分身體療癒的「真理」，卻一概忽略健康的關鍵，亦即人體平衡飲食所強調的體內生態，以及恢復體內生態平衡的必要性。血型飲食法建議我們依照自己的血型來飲食和運動，最貼近對個人的獨特性原則，只可惜如同其他飲食法，對於念珠菌症和免疫不全症缺乏了解，但依然值得我們在後面第二十五章時，用一整章來介紹血液飲食法的優點。

█ 高蛋白飲食

目前最熱門的另類飲食法，大概是高蛋白／低碳水化合物飲食，由羅伯特·阿金（Robert Atkins）所提出，如今衍生出很多版本。不少人採用這個飲食法後，減輕不少體重，感到神清氣爽。

我們大多攝取過量的碳水化合物，以致血糖和荷爾蒙劇烈波動，還會囤積脂肪，導致血液變酸，甚至餵養體內的念珠菌，所以必須跟碳水化合物說不。這種飲食法也有做到食物搭配原則，所以有助於瘦身、消除腹脹，和變得更健康（參見第九章）。

腸道內必須有好菌和有益的酵母菌，把蛋白質有毒的副產物轉化成有用的氨基酸，要不是有這個機制，腸道會變得又臭又髒，進而污染全身，若經年累月，每天大吃兩三次動物性蛋白質，久而久之就會給肝臟、腎臟、心臟和腸道帶來沉重的負擔。

人體平衡飲食可以吃最適合自己血型的動物性蛋白質，建議在中午十一點至下午二點時攝取蛋白質，可以的話，強烈建議服用消化酵素（參見第十二章），把蛋白質的比例大約維持在 20%，另外搭配蔬菜和海菜食用，務必跟發酵食物一起吃，因為蛋白質有賴發酵食物的好菌來幫助消化。

我們也建議從素食中攝取蛋白質，例如海藻、泡過的種子和杏仁，或者等到人體平衡飲食後期，也可以開始吃發酵黃豆（味噌）和奶克菲爾（前提

是你可以消化酪蛋白）。當你的消化功能變好了，就可以吃浸泡催芽的豆類（生吃或煮熟），並搭配蔬菜（生食、熟食或發酵）食用。

高蛋白飲食缺乏足夠的纖維。人體平衡飲食有一部分的纖維，是來自類似種子的高蛋白穀物，這是人體平衡飲食重要的一環，有助於恢復體內的健康生態。

▍生機飲食

這套飲食法是安·威格摩爾（Ann Wigmore）多年前提出的，可以快速排毒，強調淨化肝臟和大腸，對於癌症病患很有幫助，藉由快速排毒來救他們一命。如果正在跟活躍的病毒搏鬥，例如末期愛滋病或皰疹，生食是必要的，但是當病毒感染潛伏時，你必須採取更強力的飲食法。

大多數人的血液都有病毒，念珠菌病症患者當然也有。健全的免疫系統會讓病毒潛伏，處於控制之下，但你讀過第六章後應該就明白，身體如果太過酸性，病毒會把握機會壯大，你就會爆發病毒感染。當病毒感染演變到如此劇烈，勢必會有低度的體內「發燒」，所以要吃生食為身體「冷卻」。

因此，只要在適當的時間吃正確的食物，並且用心觀察身體的反應，就可以控制所有的病毒症狀。在病毒比較活躍時，就要以生食冷卻和淨化身體。等到病毒不太活躍時，再以「暖化」（煮熟）的食物搭配部分生食和發酵食物，來滋養與強化你的身體。

理論上，生機飲食最適合炎熱的天氣或溫暖氣候地區。如果你有做一點研究，你就會發現，生機飲食運動的主要倡導者，都在佛羅里達州、亞利桑那州、加州或波多黎各等地設有中心。

實行生機飲食的人大多忽略有機非精製脂肪和油脂的重要性，但這些卻是對人體十分重要的食物。生機飲食也經常違反食物搭配原則，食用太多水果，以及用水果和堅果所製作的甜點。另一方面，生機飲食還是有不錯的食譜，例如以種子、堅果和蔬菜製作的抹醬和脫水「脆餅」，只是不要過量攝取。堅果富含精胺酸（arginine），這種氨基酸會導致病毒發作。堅果的草酸

（oxalates）含量也很高，這類食物並不適合腸道菌群失衡的患者食用。如果你吃了，頓時覺得缺乏活力，就可以得知這些食物對你無益。

如果你決定試試看人體平衡飲食版本的生機飲食，千萬要避免水果、小麥草、回春水、Braggs 氨基酸醬油，以免這些食物讓你的念珠菌病症惡化。

▌大自然長壽飲食法

我（唐娜）很感謝自己學習過大自然長壽飲食法。接受這種飲食法的訓練時，即發現這種日本飲食法有不少療效，並包含各種美味又有療效的食物，例如根莖類蔬菜的白蘿蔔和牛蒡。大自然長壽餐一定會有深綠色葉菜，並且採用增強免疫力的絕佳食物，如椎茸（shiitake mushroom）和味噌湯。

只可惜，大自然長壽飲食法可以吃的食物，大多會助長念珠菌增生，各種穀物都不忌口，實行此飲食法的人以吃糙米為主，穀物佔每一餐的比例太高，通常高達 70%。第十章會談到八十／二十原則，你會學到每一餐絕大部分都該吃蔬菜，其餘才是類似穀物的種子或蛋白質。

再者，要是大自然長壽飲食法可以平衡熟食和發酵生蔬的比例，會是更有益健康的飲食法，發酵生蔬可是人體平衡飲食的台柱。雖然大自然長壽飲食法接受部分動物性蛋白質，但實行者通常是從豆腐、天貝和味噌湯攝取蛋白質，而這些食物在人體平衡飲食法第一治療階段是不建議食用的，況且對於 B 型人來說，豆製品也不是絕佳的蛋白質來源。

大自然長壽飲食法是相當嚴格的飲食方式，吃起來缺乏樂趣，由於不許使用香草和香料，因此口味平淡，也錯失這些調味料的療效，加上大量用鹽，也容易導致身體僵硬，別忘了，在擴張／收縮的光譜裡，鹽是最令身體收縮的食物。

▌素食法

如果你沒有貫徹純素飲食，願意吃一些雞蛋，人體平衡飲食會很容易實

行。等到你的消化能力變好，羊奶或牛奶製成的克菲爾也是很好的素食蛋白質來源（但並非全素）。

發酵黃豆食物，例如納豆、天貝和味噌，也能夠提供素食蛋白質。發酵的螺旋藻（spirulina）等藻類，也可以為素食者補充營養。

療癒一定要多攝取蛋白質，好消息是，人體平衡飲食可以吃的穀類，其實是種子，本身就富含蛋白質。人體平衡飲食也可以吃堅果（浸泡催芽的杏仁）和種子（南瓜籽、亞麻仁籽和葵花籽），更後期一點，還可以吃浸泡催芽的豆類，但務必煮熟再吃，深綠色葉菜中也含有蛋白質。

人體有賴礦物質來吸收蛋白質，但如果腸道缺乏友善微生物叢來「抓住」礦物質，礦物質就會留不住。微生物叢通常會佔據小腸，為了你努力製造富含礦物質的血液，而念珠菌和真菌也會消耗你體內的蛋白質和礦物質，所以少了富饒的體內生態，你就很可能缺乏這些重要營養。

即使你茹素多年，實行人體平衡飲食之後，不妨考慮暫時吃些新鮮魚類。吃魚有療效，可以為身體打好基礎，增強體力，只要服用消化酵素和多吃發酵食物，就可以幫助你輕鬆消化魚肉。

你是自己身體的創造者

一年的天氣由熱轉冷，再由冷轉熱，身體狀態一直在改變，營養需求也會不同，所以食物選擇也要跟著調整。

你可以自由的在生食（當你想冷卻和排毒，或者讓肝臟休息時）以及蒸物、燉物、炙燒料理和烘焙食物（當你需要好消化的溫暖食物）之間切換。冬天比較寒冷的月份，你可以多吃熟食，外加多一點有機非精製油和海鹽。夏天比較炎熱的月份，少吃一點海鹽和這些有療效的油脂，並添加適當比率的肉類（最適合你血型的肉類），以便為身體打好基礎和增強體力（這是大家每天都需要的）。你也可以從海菜中獲得必要的礦物質，每一餐還會攝取最珍貴的發酵食物，來建立完美的體內生態。

　　你還在好奇為什麼有這麼多看似矛盾的選擇嗎？因為我們就像雪花一樣，每個人都是獨一無二。

　　我們要有各種方案，來照顧持續改變的身體，但問題是，你必須先認識自己，尋求當下最適合自己的方案。我們隨時可以回到自己身上，尋求內在指引，最適合的行動路徑就會顯現，而健康與快樂所需要的條件將會俱足。

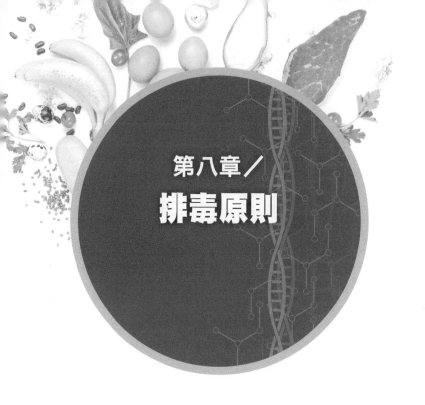

第八章／
排毒原則

　　人體平衡飲食七大原則之中，排毒原則應該是最重要的，卻也是一開始最容易被誤解、最不被信任的。我們所居住的地球其實不斷經歷著淨化和更新，所有生物，包括人類在內，都是依照很奇妙的淨化定律生存著。

　　當身體失衡太嚴重，威脅到生命時，排毒就可以讓身體恢復平衡，只可惜大多數人都不理解，也不感激這種根本的體內救命法。

　　其實，就算你忘記人體平衡飲食其他六個原則，但只要開始掌握排毒原則，你仍然會越來越好。

　　排毒是身體自然排出廢物或毒素的方式，每天都會以各種形式進行著。眼淚、尿液、黏液和汗水，都是我們很常見的身體排毒，但身體還有其他正常管道可以排除有害物質，例如發燒、感冒和出疹，只是我們一直被教導，這些症狀不好，應該要壓制下來。

　　這麼想真的是大錯特錯！

　　身體本來就會靠自己自然而然的排除毒素和廢物，吃藥只會讓毒素更深入體內，進一步傷害重要器官，以致受到傷害的器官沒力氣排出毒素並對抗疾病；最後，它們乾脆放棄戰鬥，就這樣向疾病舉白旗投降。

　　看一看圖表四，上圖顯示一波又一波的高峰和低谷，高峰是改善期，

圖表四
排毒的高低起伏

照著人體平衡飲食的原則去做

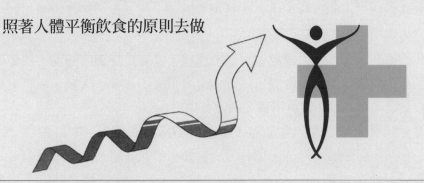

沒有照著人體平衡飲食的原則去做

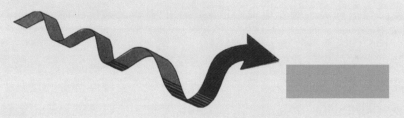

週期 *

排毒週期
（排出毒素期間）

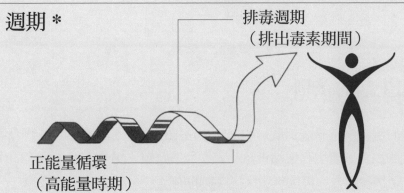

正能量循環
（高能量時期）

* 無論有沒有實行人體平衡飲食，都會經歷這個週期，但照著人體平衡飲食
  的原則去做，就會邁向持續好轉的健康趨勢。

身體正在重建，我們神清氣爽，容光煥發。低谷是排毒期，我們會疼痛、疲倦、發燒或生病。上圖重建／排毒週期有起有落，但整體趨勢是持續好轉，身體會越來越健康，也不停止排毒。中圖的整體趨勢或方向都是走下坡，身體並無法對抗真正的疾病，這是因為經常服藥，也不採用最佳療癒工具，例如適當的食物、水、休息和運動。

我們終其一生，健康難免會有高低起伏，低谷是排毒的時期，我們應該心存感恩，完成排毒後，身體自然就會排出有害的毒素，長期下來將更有活力、更健康。可以說，**沒有排毒，就沒有療癒。**

當你照著人體平衡飲食去做，排出身體累積的毒素，勢必會經歷高低起伏的狀況，但數個月過去，你會發現整體趨勢在好轉。症狀可能會暫時發作，有時候不禁會懷疑自己，是不是比實行人體平衡飲食之前更「病重」了，但一切只是暫時的，通常是因為念珠菌壞死的緣故。沒錯，念珠菌活著時會分泌有毒物質，壞死也會製造毒素，把這些毒素排出體外，你會感覺自己強健多了。

此外，當你吃下比較健康的食物，免疫系統會更健全，將有更多的念珠菌會開始死亡。然而，當太多毒素湧入血液中，若身體排毒的速度不夠快，症狀就會開始惡化（參見第十八章大腸排毒）。所以，就算知道很難，仍要接納排毒，因為排毒表示你會變得更好。

排毒和生病的差別

排毒的現象會持續按部就班的進行，這是把雜質逐出體外的自然力量，一旦我們的飲食、環境和情緒低落，就會製造雜質。另一方面，生病即代表身體喪失了排毒能力，再也無法保持自身的純淨。

排毒的過程很簡單：當排毒器官（肺臟、肝臟、腎臟、大腸）被雜質和毒素大軍壓境時，這些毒素會寄居於細胞、組織或肌肉（通常是我們有遺傳缺陷的地方）中，而為了維持完整性，身體會安排排毒，透過發燒、感冒、

流感、皮疹、青春痘等「疾病」，以擾亂的方式迫使毒素排出。若排毒過程被藥物給壓制（如抗生素或感冒藥），毒素就會深入體內，長期下來，主要器官會慢慢放棄生存，然後漸漸的，所有器官會一起放棄，身體就會更加虛弱或生病。

排毒時症狀會惡化，但其實只是暫時的

前三個月是最重要的排毒時期，尤其是實行人體平衡飲食的頭幾天或頭幾個禮拜。這是很棒的療癒期，我們前面提到，你正在提供身體高品質、搭配得宜、有益健康又容易消化的食物，所以身體會呈現各種療癒的跡象——只是在你看來或感覺起來，彷彿是在惡化。

排毒看似在干擾整個系統，可以用整理客廳來做個比方，當你開始打掃客廳時，你會抹去灰塵、吸塵和清潔窗戶，灰塵和污垢會開始亂飛，你會移動家具，丟些垃圾……如果你打掃到一半突然有人來訪，你的客廳看起來會是一團糟，但當你打掃完畢，絕對會比以前好多了。

因此，當你的身體開始排毒時，可能會喉嚨痛、長疹子、頭痛、有流感症狀、疼痛、憂鬱、想睡、加倍疲勞、長皮疹、陰道搔癢和陰道有分泌物等等。這些都顯示著身體正在排出累積的毒素，此稱為「赫氏消亡反應」（Herxheimer die-off reaction，一般亦稱為「好轉反應」）。

當念珠菌死亡，從正常身體管道排出時，就會釋放毒素，進而引發這些症狀。念珠菌傷亡得越慘重，你會感覺越不舒服，這時候更要嚴格照著人體平衡飲食去做，為自己爭取復原的最大機會，當你發現還是跟以前一樣「生病」，確實很很容易讓人洩氣，但千萬要相信，等到療癒期結束，你絕對會感覺更強壯、更健康。

如果想縮短和降低不適，不妨在家自行灌腸，或者去找大腸水療師幫忙（參見第十八章）。等到排毒結束，你會擺脫困擾多年的症狀，變得更為健康強壯。

排毒的時程

每個人都不同，端視毒素在體內存留多久，有多麼根深柢固。有些人要花三個月至一年來消除症狀，至於念珠菌嚴重失衡患者，通常要花更久的時間，可能長達三年。大多數人實行人體平衡飲食短短兩週，就會感覺好多了，可能連你都想不到，自己會選擇繼續邁向擴充版的人體平衡飲食（參見第二十二章），開始吃你能夠消化的新食物。如此自我克制，終會得到回報，明顯反映在你後半生的生活品質上：因為有強壯健康的身心，就能感受到滿滿的喜悅，也有充足的活力做自己想做的事情。

如何在排毒期間堅持人體平衡飲食？

- 吃純產鹼餐，尤其是在實行人體平衡飲食的頭三天。
- 吃熱食，如蔬菜湯。
- 不要飲食過量，否則消化會佔用你排毒的能量。現代人早已遺忘了一個古老的療法，便是在排毒的跡象首度出現時淨化大腸。
- 如果你想吃甜食，那就以香草甜菊來滿足食慾，添加在茶裡面，或者參考我們的甜菊食譜。
- 多休息，對自己好一點，讓身體好起來。
- 找密集做過第一次排毒的人聊聊，讓你有動力堅持下去。
- 有耐心。排毒要循序漸進，就像黑暗逐漸轉為光明，不要操之過急。

排毒和療癒的情感面

大量研究證實，我們的想法和感受會影響身體，在心理神經免疫學中，甚至認為會影響免疫系統健康。**無論是視覺呈現、確認或祈禱，皆可以強化**

我們內在的免疫系統，加強排毒和療癒。當我們試圖療癒身體，心裡卻依然憤怒、有壓力或罪惡感時，療程就會拉長，難度也會升高，但只要我們排除內心負面的雜念和情緒，取而代之的便是喜悅、愛和信任，身體淨化療癒就會更容易，更加圓滿。

身體在排毒時，你可能會不由自主的愛哭、焦慮或生氣（春天和秋天是兩大適合排毒的季節），動不動就開始對別人進行言語或肢體暴力，或是為了一些小事哭泣，這都是在抒發壓抑已久的情緒毒素，這些毒素跟身體的毒素密不可分——你只要記住，有這些感受都是正常的，不妨在安全的環境下釋放出來。

別忘了，大自然也是持續以暴風雨、颶風、潮汐、洪水、冰雪來清理環境。想想春天暴雨過後的後續效應：難道你不覺得空氣似乎很新鮮、很乾淨、很純潔嗎？

療癒提醒

每天一次或數次，花幾分鐘停下來想想你正在做什麼，給自己幾個深呼吸，感謝你生命中和周圍發生的美好，畢竟尋求無憂和平靜，也是維持健康和活力的必要條件。

女性的特殊天賦

每個月的經期，讓女性有特殊的機會可以排毒，不只子宮內膜會剝落流血，全身也會進入排毒模式，所以要把握這次機會，善待自己。多休息；規劃靜態的活動；吃溫熱和產鹼的食物。

這種定期的排毒正是女性向來比男性長壽的原因之一，因為男性並沒有這種經常排毒的機會。

懷孕和生子也讓女性有排毒的機會。女性生產時，有大量毒素（在體內累積的時間有些甚至超過孕期九個月）會隨著嬰兒和胞衣（afterbirth）排出

體外，所以婦女產後會更加健康，如果還加碼實行人體平衡飲食，健康狀態
會更好：皮膚的色澤如瓷一般細緻，慢性陰道炎也會一掃而空。只可惜很多
珍貴的營養素也會離開母體，這時候要採取高營養的益生飲食，來補充流失
的營養。

你可以選擇自己想要的排毒速度

人體平衡飲食之所以有效，是因為支持了身體去做該做的事——排毒。
排毒就是療癒。雖然你不能阻止排毒，也不想停止排毒，但你可能想知道，
如何控制排毒的速度。

當你開始打擊免疫系統疾病，其實只要嚴格照著人體平衡飲食去做，只
吃可以吃的食物，遵守食物搭配原則，念珠菌就會立刻開始死亡，身體進而
透過正常管道（排到血液，再透過尿液、排便、呼吸和流汗排出，女性還會
透過陰道）把死去的念珠菌排出。

記住了，起初念珠菌死去的速度，可能超乎身體能夠應付的範圍，你可
能會有各種症狀，例如疲勞、昏昏沉沉、身體沉重、憂鬱、憤怒、流感和感
冒。雖然這些症狀遲早會消失（通常要三至十天），但是以灌腸法或大腸水
療法來淨化大腸，可以縮短排毒的時間，減輕不適（參見第十八章），這個
階段還不用購買健康食品店所販售的酵母菌控制產品或「酵母菌平衡配方」，
除非你準備好接受更深度的排毒，否則一開始會殺死太多念珠菌，造成身體
的負擔。這些產品對於之後的深度療癒大有幫助，但現階段只要把錢花在最
優質的食物和大腸水療即可。

不要害怕排毒，反之，要期待它，甚至歡迎它。如果你發現排毒的程度
讓你招架不住，那就比照感冒辦理，乖乖淨化大腸、休息、保暖和多喝水，
如熱開水加點檸檬汁，或喝溫茶。

你希望排毒多快結束呢？假設你在爬一座高山，你想要的一切都在山
頂，你會想要多快攻頂呢？治療這些症狀，就像爬一座高山，你必須善用特

殊的工具，以便事半功倍，一步一步的前進，至於腳程要多快，只有你自己可以決定。

邁向新科學

　　數千年前，中國治療師就知道壓制身體的自然療癒機制會有危險，他們的任務就是要強化氣（生命的能量）。東方醫學採用天然草藥來活化（而非壓制）器官排毒的能量，讓器官做它們該做的事。如今，現代西方科學一直在阻止、終止或干擾排毒的「排出」機制。醫學研究者應該來個一百八十度大轉彎，想辦法支持我們的排毒器官，而非壓制和扼殺它們的生命力。

　　如果可以把身體維持在出生時的純淨（富含酵素和氧氣，有不少好菌棲息著，富有蛋白質、礦物質和必需脂肪酸），我們就可能存活數百年。我們必須建立「新醫療科學」，回歸自然，向自然學習，而非無知又傲慢的對抗自然療癒機制。

　　「醫食同源」是一句中國古諺，人體平衡飲食所納入的食物，不僅能夠治療免疫系統疾病，還能夠變成美味有營養的飲食計畫。

　　吃最健康的食物也還是要排毒，排毒是大自然最聰明的計畫，讓我們能維持健康，享受長壽而快樂的人生。一旦我們違背自然，就會不快樂、失調或生病。

　　醫療社群必須開始結合自然療法和現代科學技術，強調健康、預防和全營養，而非持續支持藥物研發來傷害免疫系統，所幸目前許多前線醫療人員已經開始改變了。

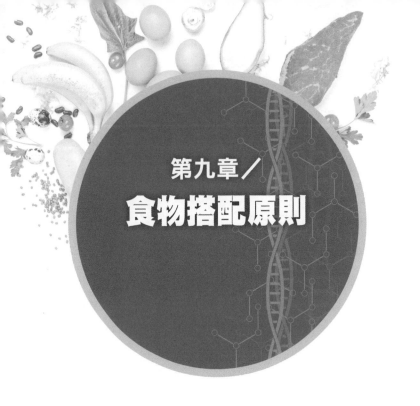

第九章／
食物搭配原則

　　食物搭配，就是什麼跟什麼一起吃，這可是人體平衡飲食很重要的特點，也是人體平衡飲食之所以有效，而其他抗念珠菌症飲食無效的原因。

　　即使你不再吃餵養念珠菌的食物，但是只要食物搭配不當，念珠菌在體內增生的症狀也不會消失。這有兩個原因：

- 不相容的食物一起吃下肚（參見本章最後的圖表五），恐造成消化不良，以致食物發酵，產生酒精和糖。念珠菌吸收糖分會快速增生，在體內製造更多毒素。
- 念珠菌症患者的消化道過度敏感，若食物搭配不當，會進一步壓迫消化道，降低消化道的運作效率。

　　遵守食物搭配原則，就可以避免食物在消化系統發酵。**唯有過勞的消化道恢復正常運作，療癒才會真正開始**。健康的消化道便是身體更新、恢復體內平衡生態的第一步。

▌食物搭配的益處

- 你會更健康，腸脹減少，也不會再有腸氣和胃咕嚕叫的症狀。

- 你以後選擇食物，就會有一套引導系統，這個方法會幫助你決定該吃什麼，並且改善你的健康。
- 你不會過重，還有可能減重，因為相容的食物更好吸收，方便身體代謝，以免囤積脂肪。
- 你會更有活力。

基本定律

食物搭配可以歸納成下列三個基本定律。

■ 定律一：水果單獨食用，而且要趁空腹吃

水果會助長念珠菌在體內增生，當你開始實行人體平衡飲食，只可以吃很酸的水果，例如檸檬、萊姆和漿果，也可以喝不加糖的石榴汁、蔓越莓汁、黑醋栗汁，這些都是酸味或「酸的 [5]」水果，糖分低就不會導致念珠菌增生，以此反觀其他水果，都太甜了。

水果很快就會通過消化系統，在胃部停留的時間通常不超過三十分鐘，接著進入小腸繼續消化，但如果跟其他食物一起吃（如蛋白質或澱粉），就要花三至五小時，或者更久的時間消化。水果延遲消化就會開始發酵，身體便無法好好吸收水果的營養，更重要的是，這會形成念珠菌增生的絕佳環境，因為水果發酵所產生的糖分，會成為念珠菌的食物。

雖然水果最好單獨食用，但只要搭配合適的食物，酸味水果仍可跟蛋白質脂肪食物一起吃，如奶克菲爾、優格、堅果或種子。比方草莓汁、藍莓汁或石榴汁，都可以跟優格或奶克菲爾一起吃，或是搭配少量浸泡催芽的葵花籽食用。

5　不要跟酸鹼原則搞混，酸味水果清單參見 202 頁。

等到健康情形改善了，就可以吃更多種類的水果，但仍須是酸味的水果，如葡萄柚和奇異果，這些也是低糖的水果，因為夠酸，因此通常不會導致念珠菌症狀。反正大家記住了，比較甜的水果，便是含有太多糖分。

只有在早晨睡醒時才算是真正的空腹，這是吃藍莓等水果的最佳時間。早晨吃甜的水果會傷害腎上腺，所以千萬不要犯一個常見的錯誤，那就是念珠菌感染還沒完全康復，身體生態還沒復原，就急著吃更多種類的食物，尤其是甜味的食物。

如果沒有身體生態失衡的問題，酸味的水果可能是你理想的早餐，因為內含大量的水分，而身體休眠一整晚都沒有喝水，正好很需要補充水分。因為身體脫水的緣故，我們強烈建議起床後，吃酸味水果之前，先喝幾杯水。在第二杯水中加點檸檬汁，可是自古以來刺激大腸蠕動的方法。

「益生汁」結合酸味果汁（如黑醋栗汁）和益生飲（青椰子克菲爾），便可以增加消化道的好菌。不加糖的黑醋栗汁也有刺激食慾和緩解腸胃不適的效果，建議貧血患者飲用，而且也富含維生素 C，是絕佳的抗氧化劑，也可以滋養腎上腺。我們都很愛黑醋栗汁，因為只要幾克，就可以給人滿滿的活力。

這項定律有一個例外，那就是檸檬和動物性蛋白質可以一起吃，比如在烤鮭魚上擠一點檸檬汁，就可以幫助消化，平衡擴張和收縮。

▌定律二：蛋白質只可以跟非澱粉類蔬菜和／或海菜一起吃

當你食用動物性蛋白食物，例如蛋、肉、家禽和魚，胃會製造鹽酸（hydrochloric acid）和胃蛋白酶（pepsin）來消化蛋白質。雖然蛋白質是從胃開始消化，但蛋白質抵達小腸時仍會持續分解，被身體吸收。同一餐吃的碳水化合物和脂肪，到了小腸才開始消化，小腸所分泌的消化酶屬於鹼性，如果你吃雞肉等蛋白質，也一起吃了馬鈴薯或米飯等澱粉食物，就會帶給消化道太多負擔，導致消化不良，食物進而在體內發酵，反而為念珠菌製造食物和可趁之機。

非澱粉類蔬菜和海菜最適合跟蛋白質一起吃，不需要強鹼和強酸就可以好好消化，所以蛋白質和非澱粉類蔬菜一起吃，消化情況最佳。

建議吃的非澱粉類蔬菜

蘆筍／竹筍／甜菜葉／白菜／綠花椰菜／球芽甘藍／菾蓬菜

牛蒡／高麗菜／胡蘿蔔／白花椰菜／根芹菜（celeriac）

西洋芹／芹菜根／蝦夷蔥／甘藍葉菜／小黃瓜／蕪菁

白蘿蔔／蒲公英葉／娃娃菜／菊苣／大茴香／大蒜／水芥菜

四季豆／豆薯／羽衣甘藍／大頭菜／紅心藜（lamb's quarter）

韭蔥／萵苣／芥菜／秋葵／洋蔥／歐芹／蘿蔔嬰／櫛瓜

紅甜椒／蔥／紅蔥頭／菠菜／芽菜（綠豆芽除外）

非澱粉蔬菜幾乎可以跟所有食物一起吃，如油、奶油、酥油、肉類、蛋、穀物、澱粉類蔬菜（如栗子南瓜和馬鈴薯）、檸檬、萊姆、葵花籽、藏茴香籽（caraway）、亞麻籽和南瓜籽皆宜。

菜單組合：

- 魚肉搭配炒蔬菜或蒸蔬菜。
- 雞肉搭配綠蔬和全蔬菜湯，例如花椰菜濃湯佐蒔蘿。
- 大盤蔬菜沙拉搭配蛋白質（冷鮭魚或白煮蛋切片）和沙拉醬（無油，或使用有機非精製油）。
- 洋蔥、紅甜椒和櫛瓜做成的歐姆蛋，或者海菜歐姆蛋，再搭配蒸蘆筍和大蒜食用。

■ 定律三：穀物、類穀物種子和澱粉類蔬菜，一定要跟非澱粉類蔬菜和／或海菜一起吃

在人體平衡飲食的第一階段，可以食用的類穀物種子，有莧籽、藜麥、蕎麥和小米。澱粉類蔬菜有栗子南瓜和胡桃南瓜、皇帝豆、豌豆、玉米（新

鮮的）、荸薺、朝鮮薊、菊芋（jerusalem artichoke）、紅皮馬鈴薯[6]。

把這些食物跟非澱粉類蔬菜或海菜結合，就是美味又飽足的餐點。

菜單組合：

- 焗烤小米、蒸綠蔬、奶油炒夏南瓜和韭蔥。
- 蕎麥／藜麥／小米所製作的可樂餅，淋上人體平衡飲食的肉汁醬，搭配蒸綠蔬和胡蘿蔔白花椰菜湯。
- 蒔蘿馬鈴薯沙拉、水芹菜湯、綠蔬沙拉搭配人體平衡飲食的沙拉醬。
- 栗子南瓜填入咖哩藜麥餡，白花椰菜佐調味奶油，羊栖菜佐洋蔥和胡蘿蔔。

脂肪和籽油

人體平衡飲食可以吃很多美味的脂肪和油類，但我們只建議鮮榨有機未精製油類（亞麻籽、月見草、琉璃苣籽、南瓜籽、核桃）。初榨橄欖油也很棒，可盡量食用。另外，你會喜歡吃的油，有非精製的有機椰子油、奶油[7]和酥油。

大量的脂肪千萬不要跟蛋白質混著吃。食用大量脂肪，尤其是精製脂肪，恐怕會延緩分泌消化蛋白質所需的鹽酸，例如用美乃滋加上鮪魚或雞肉做成大受歡迎的「鮪魚沙拉」，便是不好的例子，更糟糕的是做成三明治。因此製作沙拉醬時，必須採用上述的油品，或者在製作鮪魚沙拉、蛋沙拉或雞肉沙拉時，使用無油沙拉醬（參見食譜）。

烹調祕訣：

如果你煮菜需要一點油，以免食物沾鍋，我們會建議用椰子油、橄欖油、奶油或酥油，你也可以試試看高湯或水。

6　紅皮馬鈴薯比其他馬鈴薯含更少的糖，所以不會成為念珠菌的食物。

7　生奶油是首選，想自己做生發酵奶油，請參見 107 頁。

千萬不要吃經氫化的油脂，如人造奶油。氫化會改變油的性質，讓油變
得有毒。

蛋白脂肪

酪梨、橄欖、起司、種子和堅果（栗子和花生除外，兩者均屬於澱粉）
都歸類在「蛋白脂肪」，很適合跟非澱粉類蔬菜和綠蔬、海菜、酸的水果一
起吃。

在人體平衡飲食第一階段，不可以吃起司，但如果身體消化得了，就
可以吃堅果和種子，只是要記得，食用前至少要浸泡八小時，這樣比較好消
化，再不然就是浸泡後進行低溫脫水，或是壓泥做成堅果醬。如果你的體質
適合就可以吃酪梨，橄欖最好避免，因為橄欖通常有黴菌，而酪梨是貨真價
實的水果，只適合跟非澱粉類蔬菜、海菜、酸的水果一起吃。

乳製品

乳製品也屬於蛋白脂肪，大多數乳製品都含糖（乳糖），乳糖會成為念
珠菌的食物，所以在人體平衡飲食的第一階段要避免食用。

乳製品也含有酪蛋白，這是乳製品主要的蛋白質（母乳除外，母乳所含
的乳清蛋白比酪蛋白多）。剛開始你飲用乳製品可能會有腸漏（leaky gut）
的狀況，以致酪蛋白滲入血液中，引發類似過敏的症狀，症狀可能很明顯，
也可能很輕微。

自製發酵的牛奶克菲爾（參見第十五章），不僅乳糖含量較少，酪蛋白
也預先消化過。

當然，每個人都是獨一無二的個體，有些人要等到人體平衡飲食的第二
階段，乳製品才會成為他的營養食物，既然如此，就別急著吃乳製品，一切

就等到腸壁復原，以及體內生態恢復之後再吃，更有一些人永遠都要避免吃乳製品。

吃乳製品的時候，不妨也吃酸的水果[8]、種子、堅果和非澱粉類蔬菜（尤其是生食葉菜類），例如用檸檬汁、酪梨、夏威夷海鹽和新鮮香草來製作牛奶克菲爾沙拉醬，淋在綠蔬上，也可以撒一些浸泡催芽的南瓜籽。

乾燥的豆類、豌豆和大豆

這些都不是人體平衡飲食第一階段該吃的食物，一開始千萬不要吃，這些成分多是澱粉，含有一些蛋白質，可想而知有多麼難以消化，有多麼容易產生腸氣。

最好等到你的消化道更強壯了，才可以開始吃，最保險的作法，是跟非澱粉類綠蔬和海菜一起吃。舉例來說，試著把印第安花豆跟洋蔥、大蒜一起煮，再搭配炒胡蘿蔔、炒白蘿蔔、蒸綠蔬或生菜沙拉食用。

大豆應該發酵過再吃，至於味噌、納豆或無麩質低鈉日式醬油，建議等到人體平衡飲食的第二階段再吃，但也有不少人從第一階段就開始吃，畢竟對於素食者和純素食者來說，這些都是不錯的蛋白質選擇，也容易消化。天貝不會餵養念珠菌，卻會造成令人難為情的腸氣。

糖、蜂蜜、糖蜜等

人體平衡飲食是不吃糖的，因為糖會成為念珠菌的食物。多年來，我們採用甜菊濃縮液，來滿足天生對甜食和飲料的慾望。二〇〇七年十一月，身

8　黑醋栗汁和蔓越莓汁加進克菲爾很好喝，如果想喝甜的，可以添加甜菊濃縮液。

體生態公司把全新的無熱量甜味劑，也就是羅漢果糖引進美國市場，參見第
七單元有關羅漢果糖的最新消息。

糖應該單獨食用，不可以跟任何東西一起吃！這也是為什麼吃餅乾會產
生腸氣的原因，因為同時把澱粉、水果和糖吃下肚了。

如果想保持健康並杜絕念珠菌，就不要吃糖，讓味蕾有機會習慣甜菊和
羅漢果糖的甜味，就不會想吃糖了。

你的體重

食物搭配得宜，體重自然就會下降，有些人在實行人體平衡飲食頭兩
週，不知不覺就減掉四點五公斤之多，這是很正常的，不要擔心你減掉比自
己預期更多的體重。不出三個月，你會發現達到了自己骨架的標準體重。如
果你夠瘦了，仍會消除一些水腫，尺寸不會差太多，但看起來會很不一樣。

如果你切實遵守食物搭配原則，你會比平時更容易餓，這是因為你吃完
飯不容易「腹脹」，也不會讓自己吃太撐所致。

既然容易肚子餓，那就少量多餐吧！每天吃個四至五餐也無妨，只要食
物彼此相容，你可以按照自己的需要調整用餐頻率，完全不用擔心變胖，只
是內含蛋白質的餐點要留點時間消化（大約三小時），才可以繼續吃內含類
穀物種子的餐點。

水

水要單獨飲用。理想上，每天至少要喝八杯水，但不要邊吃飯邊喝水，
以免稀釋消化酶。

早晨起床時，應該馬上喝兩杯約三百毫升左右的水為身體補充水分，否
則睡了一晚，身體會逐漸脫水。

圖表五
人體平衡飲食的食物搭配圖

動物性蛋白質 雞肉、蛋、牛肉和魚	宜	非澱粉類蔬菜和海菜 蘆筍、綠花椰菜、白花椰菜、小黃瓜、大蒜、羽衣甘藍、甘藍葉菜、櫛瓜、昆布、海帶芽、羊栖菜、荒布（arame，黑海帶）、寒天、海棕櫚（sea palm，一種褐藻）、珊瑚草
澱粉類蔬菜和穀物 朝鮮薊、栗子南瓜、紅皮馬鈴薯、整根玉米、莧籽、蕎麥、小米、藜麥	宜	非澱粉類蔬菜、海菜和脂肪 蘆筍、綠花椰菜、白花椰菜、小黃瓜、大蒜、羽衣甘藍、甘藍葉菜、櫛瓜、昆布、海帶芽、羊栖菜、荒布、寒天、海棕櫚、珊瑚草、油、奶油、酥油和美乃滋
蛋白脂肪 克菲爾、種子、浸泡催芽的杏仁	宜	酸的水果、非澱粉類蔬菜和海菜 蘆筍、綠花椰菜、白花椰菜、小黃瓜、大蒜、羽衣甘藍、甘藍葉菜、櫛瓜、昆布、海帶芽、羊栖菜、荒布、寒天、海棕櫚、珊瑚草
動物性蛋白質 雞肉、蛋、牛肉和魚	宜 （少量，品質是關鍵，生初榨為佳）	脂肪 魚肝油、椰子油、南瓜籽油、亞麻仁籽油、月見草油、奶油、酥油、美乃滋等
動物性蛋白質 雞肉、蛋、牛肉和魚	不宜	澱粉類蔬菜和穀物 朝鮮薊、栗子南瓜、紅皮馬鈴薯、整根玉米、莧籽、蕎麥、小米、藜麥

注意：

水果——一律單獨食用（飯前半小時或飯後三小時），酸的水果除外，可以跟蛋白脂肪一起吃，人體平衡飲食只允許吃酸的水果（檸檬、萊姆、蔓越莓、黑醋栗的果汁）

糖——人體平衡飲食不可以吃糖。糖應該單獨食用（飯前半小時或飯後三小時），不適合跟其他食物一起吃。

乳製品——人體平衡飲食不可以吃乳製品，如果後來開始吃乳製品，必須發酵過且單獨食用（飯前半小時或飯後三小時），或者跟生菜沙拉、酸的水果或種子和堅果一起吃。

蛋白澱粉——乾燥的豌豆、大豆和豆類，人體平衡飲食初期不可以吃，如果後來開始吃的話，應該跟非澱粉類蔬菜和發酵蔬菜一起吃。

　　至於一天的其他時間，喝水要在飯前十至十五分鐘或飯後一小時以上。喝常溫水或體溫水，冰水會給身體太多「驚嚇」。

　　上午十點前，至少要飲用每天一半的水量，這會讓身體恢復活力。吃飯時，不妨喝杯熱茶和／或一碗湯補充水分，也有助於消化。不過，湯和茶屬於食物，雖然內含水分，但補水功能沒有開水好，不可以計入每天八杯水的攝取量中。

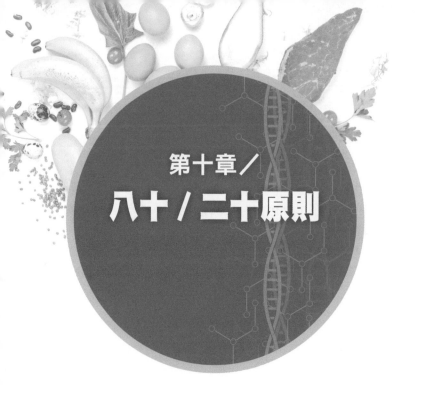

第十章／
八十／二十原則

當你罹患念珠菌症等免疫系統疾病，千萬要好好吸收和排泄你所吃的食物，這一切有賴健康的消化道，但很多人因為飲食過量，讓消化系統負荷太大，以致消化道越來越虛弱。

因此，飲食適量正是恢復和維持健康的關鍵，八十／二十原則的兩個定律，值得我們謹記在心。

定律一：吃八分飽，預留兩分消化空間

如果你吃到十分飽（甚至更飽），這種飲食過量會助長念珠菌增生，也會嚴重拖慢整個消化過程。

食物吃下肚就要立刻消化，如果沒有的話，食物就會發酵，發酵作用所產生的糖分，就會成為念珠菌的食物。

因此要為消化酶在胃部預留一點空間（大約兩成的空間），讓它們可以完成該做的工作，唯有這樣，消化過程才會有效率，迅速逆轉你身體生態失衡的狀況。

定律二：每一餐有八成的食物是屬於蔬菜和／或海菜

其餘的兩成是：

● 動物性蛋白質，如家禽或魚。

● 一種類穀物種子或多種類穀物種子，如藜麥搭配小米。

● 一種澱粉類蔬菜或多種澱粉類蔬菜，如紅色馬鈴薯搭配玉米。

典型的美式餐點大多是產酸食物（如大份量的牛排或雞肉），卻缺乏足夠的產鹼食物，如非澱粉類蔬菜。

既然念珠菌症屬於酸性體質病症，所以為了恢復平衡，身體需要更多鹼性的蔬菜和海菜。

吃太多產酸食物也會傷害消化道，但只要遵守八十／二十原則和食物搭配原則，你吃完飯再也不會太撐或腹脹，飯後也不會想打瞌睡，也不會有腸氣產生，反而會感到平靜而滿足。

人體平衡飲食不吃小麥和米飯等穀物，因為穀物的天然複合糖發酵後，會助長念珠菌增生。

所以，**千萬千萬不要吃一堆穀物或澱粉類蔬菜**。就算是人體平衡飲食所認可的類穀物種子，最好也要控制在一份的量，如果你還會餓，那就再吃一份產鹼的蔬菜或海菜。

以下是參考範例：

蔬菜湯—80%

藜麥—20%

晚餐吃剩的蔬菜—80%

蕎麥糊佐珊瑚草—20%

炒綠蔬和洋蔥—80%

水波蛋—20%

吃早餐的祕訣

我們也強烈建議吃全鹼早餐，因為整個晚上都在睡覺，我們的身體會變得更酸性、更脫水、更收縮。所以我們醒來的第一餐，應該要有產鹼、含水量高、讓身體擴張的食物和飲品。

很酸的水果及其果汁（沒加糖的蔓越莓、石榴和黑醋栗）是很理想的早餐，不會成為念珠菌的食物。

注意：第十五章「克菲爾的魔力」還有介紹其他種類的產鹼早餐。

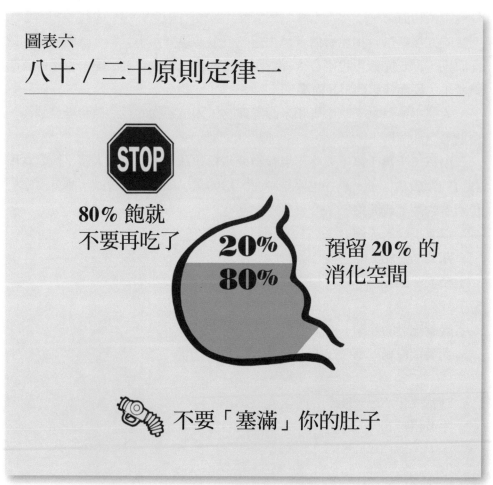

圖表六
八十／二十原則定律一

STOP

80% 飽就
不要再吃了

20%
80%

預留 20% 的
消化空間

不要「塞滿」你的肚子

圖表七
八十／二十原則定律二

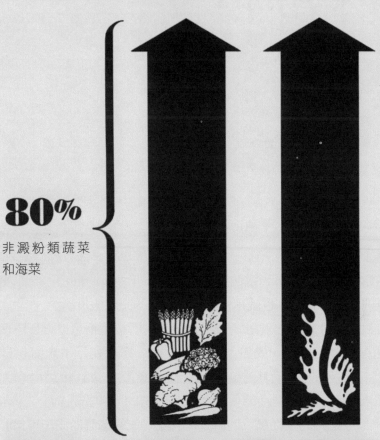

80%

非澱粉類蔬菜
和海菜

20%

蛋白質肉類食物
或人體平衡飲食
要求的穀物，或
澱粉類蔬菜

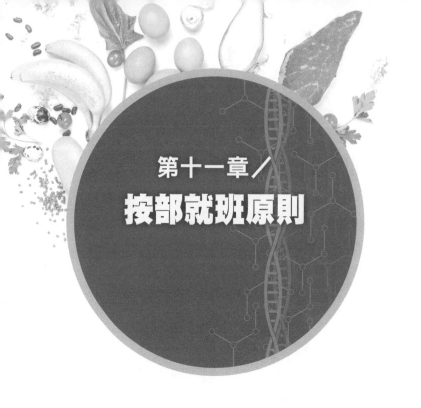

第十一章／
按部就班原則

　　按部就班的概念，跟人體平衡飲食其他的原則、定律和祕訣都有交集，也是最應該認同的療癒概念之一，卻因為它太簡單了，所以經常被忽略。

　　這個原則為我們解答了這個問題：到底要花多少時間療癒？事實上，按部就班原則跟時間有關，也就是要我們花足夠的時間去療癒。

　　大自然本來就是按部就班，井然有序，我們當然不可以違反這個秩序。人生的過程，舉凡出生、成熟、老化和死亡，亦復如是；大樹也是從幼苗慢慢長大；一年四季也有順序，不可能說變就變，像直接跳過春天，突然從冬天進入夏天。至於靈性的傳統，也有所謂的「曙光原則」（principle of dawning），黎明曙光是從黑夜到白天，一點一滴的過渡而成，可以套用到自然界的萬事萬物上。

　　只可惜，我們經常唾棄按部就班原則，結果反而讓身體受苦。說得更清楚一點，就是我們不願意花時間經歷感冒等排毒過程，寧願吃藥或抗生素讓疾病「快快好」，但這麼做反而是在阻止身體逐步排出毒素，讓疾病更深入體內，往後有可能爆發出更嚴重的病症。但是，只要我們**允許自然的步調在身體中進行，淨化和療癒就會按部就班的發生。**

　　以速食取代自己做的菜，也會有問題。很多人再也不花時間認識什麼

飲食最適合自己，也不花時間設計菜單、買菜和做菜，而速食跳過了這些步驟，迎合我們的口味和飢餓感，卻無法滿足身體對營養的需求。

體內生態失衡也是慢慢發生的，事實上，這些變化通常小到我們都沒注意到，這就是為什麼發現念珠菌增生或腎臟出問題時，大家總會納悶，怎麼突然冒出這些病症？如果這樣想就錯了，因為這些病症其實是體內生態長期遭到突襲的結果。不過好消息是，療癒也會按部就班的發生，你要做的就是採取行動。

如何按部就班療癒？

療癒不可能瞬間完成，否則就違反了按部就班原則。也就是說，你體內經年累月累積的雜質和毒素，不可能一下子就全部排出，反之，必須透過井然有序的淨化過程排出。

你可以選擇要多快完成療癒的步驟，例如，當你剛開始實行人體平衡飲食時，念珠菌會因為糧食不足而死，但它的死亡會引發不適的症狀。如果你真的無法忍受，或者你需要為工作打起精神，不妨讓自己慢慢過渡到人體平衡飲食，放緩排毒的速度，但如果想加快排毒，下面是一些可參考的方法：

- 盡量釋放壓力。
- 照著人體平衡飲食吃東西——不要作弊！
- 吃特別有助於淨化的食物，如檸檬、萊姆、生蘋果醋、生發酵蔬菜和青椰子克菲爾（參見第十四和十五章）。
- 不吃會壓制排毒的藥物。
- 注意大腸排毒。
- 排毒期間要休息。
- 以益生菌增加好菌的菌落。

但就算採取這些行動，也仍然擺脫不了按部就班原則，體內好菌的菌落還是要按部就班的增長。

　　成功實行人體平衡飲食，也要按部就班，這就是為什麼要有十足的決心，照著人體平衡飲食去做，直到你真正精通為止。按部就班的拿出你的意志力，依照自己的步調，最能夠幫助你的進程，跟著人體平衡飲食一起向前邁進，堅持到底，就算面對挫折（如冒出老症狀或不良反應），也能夠繼續踏出下一步，讓自己回歸正軌。

　　人體平衡飲食的好處，正是堅持下去就會成功，就會治好病症。

　　實行人體平衡飲食就像爬山，當你在山腳下踏出第一步時，根本看不到在山頂等著你的健康、幸福和富足，但隨著你一直往上爬，山頂會越看越清楚。你剛實行人體平衡飲食時，有些事情還不太明朗，但只要你按部就班，每天都更強壯一點，你就會愈加清楚明白。而在你掌握人體平衡飲食原則，最終抵達山頂的那一刻，你將成為有活力、有知識又健康的人。

　　這也是為什麼要發揮本能，去想像自己非常的健康、散發正面能量、非常的強壯。用這個想像來激勵自己，再照著人體平衡飲食去做，就可以達成目標。

　　按部就班的堅持下去，你遲早會成功。你只要記得，從山頂看出去的世界是很美麗的！

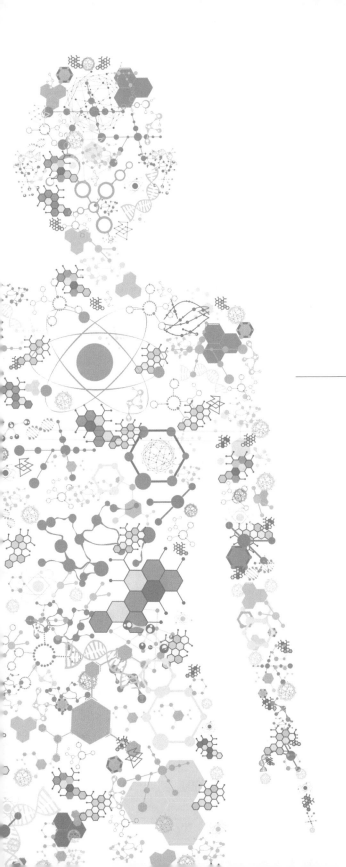

第 3 單元

關於人體平衡飲食

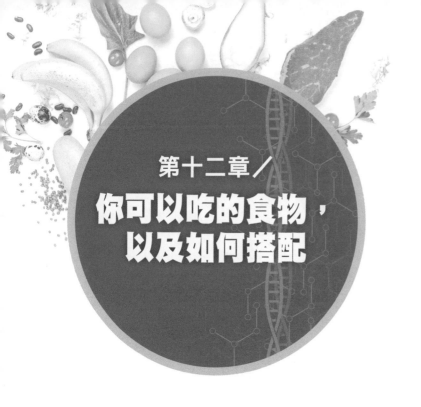

第十二章／
你可以吃的食物，
以及如何搭配

現在你知道人體平衡飲食的基本原則了，接下來該來認識人體平衡飲食可以吃哪些食物，以及該如何妥善搭配。

你可能覺得無法同時整合這些原則，但你等著看，這些原則最終會自動交織在一起，自然而然地融入我們的食譜和菜單中。

你會很驚喜，人體平衡飲食竟然可以吃到各式各樣的食物，甚至有些食物你可能從來沒吃過，所以會有發現新口味和新質地的喜悅，但有些食物（如海菜）就很特別，可能需要一點時間適應，不過絕對值得你這麼做。人體平衡飲食的大多數食物都有療癒效果，你只需專心地吃它們就好，況且堅持實行人體平衡飲食，短期內就會改善不少，相信很快的，你會很期待嘗試新的食譜。

每個人的敏感度不同，你可能會發現，人體平衡飲食的其中一兩種食物並不適合你，那是因為你的免疫力還不夠好，這時候千萬不要失望，因為你還有其他很多食物可以享用啊。每天吃三到四餐，謹記八十／二十原則和人體平衡飲食的其他原則。就算不一定會餓，也絕對要供應身體這些療癒食物，在排毒期間更要如此。

人體平衡飲食有排毒的效果，可以把體內累積的毒素排出細胞之外，通

常會導致體重下降。如果你天生就是瘦子，可能因此會低於平均體重，但等
到身體開始重建，體重就會恢復到最正常運作的理想體重。

你可以吃的動物性蛋白質食物

人體平衡飲食可以吃肉、家禽、蛋和魚，這些並不會成為真菌的食物。
動物性蛋白質屬於產酸食物，也會導致身體收縮，而為了維持平衡，吃的時
候要記住八十／二十原則，每一餐只有兩成是動物性蛋白質，其餘八成都是
蔬菜。

動物性蛋白質會在腸道產生有毒的副產物，所以必須跟發酵蔬菜一起
吃，發酵蔬菜的微生物叢會把這些毒素加以轉化，變成有益的氨基酸，發酵
蔬菜也可以讓我們避免感染寄生蟲。如果你願意吃半熟或生的動物性蛋白質
（如鮭魚和鮪魚生魚片），你會發現，更容易消化（但生的動物性蛋白質至
少要冷凍四十八小時殺光寄生蟲，然後再解凍），不過要購買沒有施打抗生
素和荷爾蒙的動物性蛋白質食物。

一開始你要吃的肉類，可能會超出你想吃或你習慣的量。雖然吃太多動
物性蛋白質並不健康，但當你剛開始與念珠菌作戰時，動物性蛋白質有增強
體力的效果，正好可以抗衡念珠菌感染症候群擴張的特性。慢慢的，念珠菌
會開始餓死和死亡，然後你就可以多吃穀物和蔬菜，同時減少動物性蛋白質
的攝取。

你可以參考血型，來決定攝取多少動物性蛋白質。A 型可以慢慢轉為全
素；O 型最好每天都要攝取一些動物性蛋白質；B 型和 AB 型要適量攝取才
會健康，也就是偶爾吃動物性蛋白質，主菜還是以類穀物為主。

記住了，對於人體平衡飲食來說，魚是動物性蛋白質食物的首選，至少
每週吃三次，鮭魚和沙丁魚特別有益健康，因為富含 Omega-3 深海魚油，可
維持循環系統的健康。畢竟一個運作正常的循環系統，可是提升免疫力的關
鍵，不僅會把重要營養素帶到全身各個角落，還能夠排出體內的廢棄物。

▌蛋

　　蛋可以強化甲狀腺，而念珠菌症患者的甲狀腺通常都有問題。蛋屬於濃縮和會讓身體收縮的食物，大多數人最好在午餐時食用，這樣就有充足的時間和精力可以消化它。至於早上起床時，身體脫水又呈酸性，必須補充水分和產鹼食物，讓自己一整天能充滿活力，這時候吃蛋就不好消化，也會讓身體收縮。不過，既然蛋屬於收縮食物，就有接地氣和提供能量的效果，如果你早晨的活動量很大，就很適合在早餐吃蛋。

　　如果你的身體會經常活動，蛋就是絕佳的早餐。蛋可以醒腦，提升專注力。如果你的活動量不大，一整天都坐在辦公桌前，最好是在早上十一點至下午二點時才吃蛋。

　　蛋也可以在晚餐吃，但對於每天的最後一餐來說，蛋實在太令身體收縮了，也提供身體太多能量，況且蛋消化所需要的時間，比起類穀物種子餐（如藜麥）更久，等到你上床睡覺了，胃還在想辦法消化它，而大多數人都需要空腹才會睡得好，這也是最後一餐絕對要在睡前數小時吃的緣故。

　　有一種煮蛋的方式具有療效，就是以有機非精製油，把蛋煎到四分熟（蛋黃還是軟的會流動），然後只吃蛋黃，因為煮熟的蛋白營養價值較低，這有別於一般的想法。事實上，蛋黃確實才是最有益健康的。

　　一顆全蛋再加兩顆蛋黃，跟奶油或酥油一起輕輕拌炒，也是絕佳的蛋料理方式。

　　近年來，蛋受到嚴重的誤解，沒錯，蛋確實含有膽固醇，但卻是很重要的脂肪。蛋黃內含卵磷脂（lecithin），有助於脂肪吸收。蛋也會增加體內的高密度脂蛋白（HDL），亦即好的膽固醇，也擁有所有食物之中最佳的蛋白質元素。現今美國人把蛋的攝取量減半，卻沒有因此減少心臟疾病，所以如果你愛吃蛋，曾經為了健康不吃，現在大可繼續享用，但請記得，要跟大量的產鹼蔬菜一起吃，來平衡蛋的酸性。生發酵蔬菜（絕佳的擴張食物）最適合平衡蛋的收縮性質。這些**富含酵素的蔬菜，對消化蛋白質大有幫助。**

　　再不然就是服用內含鹽酸（HC1）和胃蛋白酶（pepsin）的消化酵素，先

啟動胃部的消化，然後再服用內含胰臟酵素（pancreatin）的消化酵素，繼續完成小腸的消化。

　　許多接受過敏試驗發現對蛋過敏的人，只是無法好好把蛋消化而已，要知道，沒有消化的蛋白質，可是會在消化道變成毒素的。

菜單設計小祕訣：

　　試試看蔬菜歐姆蛋或海菜歐姆蛋吧，不然就做個水波蛋或半熟荷包蛋，擺在蒸綠蔬上一起吃，跟切碎炒過的蔬菜混著吃也很美味，如炒紅洋蔥、夏南瓜、青蔥或紅甜椒。

　　特別注意：如果體內生態失衡，通常會難以吸收動物性蛋白質，因為體內分泌的鹽酸通常會不足，下面有一些可幫助你消化蛋白質的祕訣。

- 每餐都要吃發酵蔬菜！這對於消化食物大有幫助，包括蛋白質在內。
- 服用內含鹽酸和胃蛋白酶的消化酵素，可以促使胃部消化蛋白質，服用內含胰臟酵素的消化酵素，則有助於小腸消化蛋白質，所以務必要服用消化酵素！
- 啜飲一杯水，裡面要加兩小匙有機蘋果醋。
- 卡宴辣椒粉（cayenne pepper）會刺激體內分泌鹽酸，不妨在蛋白質食物上灑一點，或者跟蛋白質食物一起烹煮。

▌給素食者的特別提醒

　　就算你吃純素，仍然可以用人體平衡飲食治好念珠菌症。你只要吃高蛋白的類穀物種子（藜麥、小米、蕎麥和莧籽），加上大量的蔬菜，例如發酵蔬菜和海菜，並且履行人體平衡飲食的七大原則。

　　你一定要特別謹慎，讓自己吃得好，不漏掉任何一餐，並吃各式各樣的食物。放一些凱爾特海鹽（Celtic sea salt），餐點就會多一點收縮效果。不妨特別留心內含高蛋白微藻（microalgae，含綠藻、螺旋藻、珊瑚藻、禾穀植物等）的熱門綠飲品沖泡粉，因為可提供高濃度的植物性蛋白。

　　如果你吃蛋奶素，還可以吃蛋。

▌其他蛋白質食物（蛋白脂肪）

堅果和種子是素食者絕佳的蛋白質來源，但對於許多人來說太難消化了，可是如果你能夠消化，那就泡過瀝乾再生吃，或者壓泥做成堅果醬，因為這些都是很濃郁的食物，一次少量食用為宜。

堅果和種子都屬於酸性食物，只有杏仁除外，杏仁屬於鹼性，浸泡後可以消除酵素抑制劑，就沒有難以吸收的問題了。堅果和種子浸泡催芽後壓成泥，也會更好消化。

浸泡：用玻璃或不鏽鋼容器裝堅果和種子，注入蓋過堅果和種子的純水，浸泡一整晚或十二小時，瀝乾水，放冰箱冷藏。

催芽：先在催芽瓶浸泡八至十二小時，然後瀝乾水，接著把催芽瓶上下顛倒放在瀝水架上八小時，不時翻轉。催芽後，把堅果或種子放入密封罐冷藏，或者用風乾機乾燥。催芽超過一天就會有苦味。

人體平衡飲食常吃的種子有亞麻仁籽、奇亞籽、葵花籽和南瓜籽。亞麻仁籽和奇亞籽都有類似黏液的特殊化合物，有助於排便，每天晚上睡前，以熱水浸泡一大匙你想吃的種子，靜置一整晚，早晨起床後，把一整杯喝掉。

種子和堅果是落在擴張／收縮光譜的正中央，亦即平衡區。既然堅果和種子屬於蛋白脂肪，就可以跟酸的水果、其他蛋白脂肪（如酪梨和奶克菲爾）、非澱粉鹼性的蔬菜和海菜一起吃。不妨在綠蔬沙拉拌入少量的堅果和種子，再淋上油、檸檬／香草做成的沙拉醬，但記得要咀嚼多次，預先打成泥會更好。

類穀物

人體平衡飲食可以吃四種類穀物，即小米、藜麥、莧籽和蕎麥，它們不含麩質，也不會成為念珠菌的食物，你大可享用。

雖然你可能對它們很陌生，但其實在健康食品店和部分超市都買得到。

小米、藜麥和莧籽屬於產鹼食物，只有蕎麥是產酸食物，加一點優質海鹽
（這是鹼性的）和大量新鮮香草和蔬菜下去煮，可以平衡酸性。人體平衡飲
食可以吃的類穀物都富含蛋白質。

　　類穀物要跟蔬菜一起吃（遵守八十／二十原則）。把類穀物當成每天最
後一餐的主食就很理想，因為類穀物比肉類可以更快地消化，你夜晚就會睡
得更好，但還是要小心別吃太多，過量還是會拖慢消化速度。

　　如果類穀物在胃部停留太久，所有穀物和類穀物都會開始發酵，進而助
長念珠菌增生。

　　如果你的症狀並非急性，或者已經逐漸恢復平衡，大概就可以吃粗粒玉
米粉做出來的食物，例如義大利玉米糕、墨西哥玉米薄餅或少量的玉米片，
不妨購買烘焙的（無油）藍色玉米片，試著沾你最愛的發酵蔬菜一起吃，就
像你會用玉米片沾莎莎醬一樣。玉米片也很適合配蔬菜湯或蔬菜沙拉，增添
酥脆的口感。

　　我們很自豪為了人體平衡飲食，針對四種類穀物所設計的食譜。你會
發現裡面通常有蔬菜和海菜，所以更有營養，也更好消化。健康食品店也會
販售這些類穀物磨成的粉，讓你可以做出更有創意的菜色，但全穀物還是勝
過磨粉，畢竟粉狀的產品會在體內產生黏液，比較難以消化。你烹調類穀物
時，不妨加入抗真菌的香料，如薑黃和一些咖哩，不只會更好吃，也更有療
癒效果。

　　這裡有個很好的例子：瑪麗剛開始實行人體平衡飲食時，體內生態相當
失衡，根本吃不了煮熟的穀物，就連人體平衡飲食所指定的四種類穀物也無
法消化，但自從開始吃發酵食物後，她的體內生態逐漸復原，又可以慢慢開
始吃這四種類穀物了，她一次只吃一種，輪流納入餐點之中。

　　對於念珠菌症重症患者來說，瑪麗的狀況並不少見，尤其是消化道還
很虛弱的時候。如果你也是這種人，那就先試試看人體平衡飲食的四種類穀
物，不適合自己的就不要吃。

　　飲食先以蔬菜和海菜為主，還有一些動物性蛋白質食物，以及大量生的
發酵蔬菜（下面會介紹更多）。用心淨化大腸，攝取植物消化酵素（澱粉酵

素含量高）。慢慢的嘗試這些類穀物，一次只吃一種，找到你自己可以容忍的範圍。吃少一點，搭配著蔬菜一起吃，你就不會有事。

▍絕對要做的事：浸泡

所有穀物和類穀物，我們一律建議先浸泡，用水泡個八至二十四小時。如果消化道虛弱，體內生態又失衡的話，身體就無法分解穀物、豆類、堅果和種子都有的植酸，但只要浸泡過，就可以去除這種酵素抑制劑。

每天都盡量吃類穀物餐，不僅可提供你不可或缺的纖維，也能幫助你克服對麵包和糕點等碳水化合物的渴望，並提供在你身體建立聚落的微生物叢珍貴的營養。

蔬菜

蔬菜是大自然賦予我們最完美的食物，也是地球上最充足的食物，蔬菜富含療癒身體所需的維生素和礦物質，況且蔬菜的顏色、質地和形狀，也會為任何餐點增添趣味。

非澱粉類蔬菜（參見第 71 頁）跟其他所有食物都是絕配，蔬菜為鹼性，可以平衡蛋白質和類穀物，讓人有飽足感，並且感到舒適和健康。

非澱粉類蔬菜可以跟有機非精製油、奶油、酥油、動物性蛋白質、蛋、穀物、澱粉類蔬菜（栗子南瓜和馬鈴薯）、檸檬、萊姆、蛋白脂肪（杏仁、葵花籽、藏茴香籽、亞麻仁籽或南瓜籽）一起吃。

葉菜類蔬菜長在地面上（蕪菁葉、羽衣甘藍、甘藍葉菜、甜菜葉），富含葉綠素，有助於淨化血液，也是絕佳的鈣質和鐵質來源，每一餐都要吃。根莖類蔬菜長在地底下（胡蘿蔔、洋蔥、白蘿蔔、蕪菁），本質上偏向讓身體收縮的食物，可以提升體力，在寒冬暖身。

至於澱粉類蔬菜，如紅皮馬鈴薯、荸薺、印度南瓜、朝鮮薊、菊芋、豌

豆，可以直接當成主食，或者搭配人體平衡飲食的四種類穀物，以及上述的非澱粉類蔬菜一起吃。

紅皮馬鈴薯是剛開始實行人體平衡飲食時，我們唯一推薦食用的馬鈴薯，大可安心連皮一起吃。甜玉米煮熟後有微量澱粉，但如果生吃，就屬於非澱粉類蔬菜。新鮮或冷凍的米豆和皇帝豆，只要你消化得了都可以吃，跟非澱粉類蔬菜一起吃，可以得到最好的消化。

菜單設計的祕訣：

用酥油、卵磷脂粉和香草烤個紅皮馬鈴薯，再搭配綠蔬沙拉，就是一餐美味的輕食。馬鈴薯也可以淋上人體平衡飲食的肉汁醬（參見食譜），最好可以跟生的醃製蔬菜一起吃。

▌海菜

海菜可以大幅提升免疫力，因為富含礦物質，也可以強化甲狀腺，最常見的海菜有：

- 寒天
- 荒布
- 珊瑚草
- 羊栖菜
- 海帶
- 昆布
- 海苔
- 海棕櫚
- 海帶芽

你最熟悉的海菜可能是海苔，因為壽司店都會用海苔包壽司或做壽司卷，或者在菜餚上面做裝飾。

珊瑚草對於加拿大海洋省份地區（the Canadian maritime provinces）的大多數人來說，可是很有咬勁的點心，那裡已經連續數百年來做著採集珊瑚草

的事業。荒布熟食或生食都好。荒布、珊瑚草和海帶芽泡過切碎，就可以加到沙拉裡面吃。寒天是口味平淡的植物膠，用來製作肉凍或布丁，也有助於排便。

海菜務必要跟大量的甜味蔬菜一起煮，如洋蔥和胡蘿蔔，可以完美的平衡甜味和鹹味。

除了我們所提供的食譜，大自然長壽飲食法的食譜也會用到海菜，只要再做一些調整就行了。把原本的味噌和日式醬油，改為少量的優質凱爾特海鹽，記得海鹽不要放太多，因為海菜都有天然的鹹味。

菜單設計的祕訣：

你可以購買 Sea Seasoning 品牌的調味料，如大蒜珊瑚草或薑燒海苔口味，不管是湯品、主菜、穀物或沙拉都可以撒一些。

▌治療初期嚴格禁吃的蔬菜

請不要吃下列蔬菜，原因說明如下：

● 甜菜根（除非有發酵過[9]）、蒲芹蘿蔔（parsnip）、地瓜和山藥：天然的糖分含量太高。

● 蘑菇：過度讓身體擴張的食物（但乾香菇就可以吃）。

● 番茄：屬於水果，但如果是當季，你可以跟綠蔬沙拉一起吃。番茄煮熟後會變成產酸食物，不建議 A 型和 B 型血型者食用。

● 茄子和綠甜椒：茄屬蔬菜，通常會刺激神經系統，不適合過度敏感或過度反應的人，但其他人可以適量食用。綠甜椒是在初期生長階段採收的紅甜椒，很難消化，不可以吃。我們的食譜只會用少量紅甜椒（也是茄屬）來增添風味和色澤。

● 褐皮馬鈴薯：糖分太高，會成為念珠菌的食物。

9　雖然人體平衡飲食通常禁止吃甜菜根，但是這個情況就沒有問題，因為發酵蔬菜裡面的好菌會吞食甜菜根的糖分，就沒有剩餘的糖分可以餵養念珠菌了。

- 室內用盤子栽培的「小麥草」（長芽）：太甜，是會過度令身體擴張的食物。
- 豆芽菜：通常有黴菌。葵花籽和蕎麥所發的芽菜為佳。

▋生食 vs. 熟食蔬菜

生蔬是酵素的主要來源，可以幫助消化，但如果消化道不好，就會難以吸收（生的發酵蔬菜除外），所以當你剛開始實行人體平衡飲食，最適合吃的是清蒸的蔬菜。煮熟的蔬菜有點暖身效果，比生蔬更加會讓身體收縮，比較適合身體還很虛弱，屬於擴張體質的人。

生的發酵蔬菜和生蘋果醋，可提供我們不可或缺的植物酵素，對於消化大有幫助。為了維持最佳健康狀態，生食和熟食都要吃。只要你開始吃發酵的食物和飲品，恢復體內生態，所有食物，不論生熟，都會比較好消化。

試試看每天吃沙拉，淋上人體平衡飲食的沙拉醬，每一餐至少要吃半杯生的發酵蔬菜。我們的沙拉醬都有加生蘋果醋，可以「預先消化」生菜，之後會更好吸收。

蘋果醋和發酵蔬菜都有助於好菌生長，如果你經常吃這些食物，你就會發現健康有明顯的改善。

這裡也是需套用八十／二十原則：冬天寒冷的季節，或者消化道比較差的時候，八成熟食，兩成生食。夏天炎熱的季節，或者身體比較健康的時候，就可以吃更多富含酵素的生蔬（八成生食，兩成熟食）。

▋有用的提示

綜合植物酵素內含蛋白酶（protease）、澱粉酶（amylase）、纖維素酶（cellulase）和脂解酶（lipase），對於消化純素的餐點助益良多。胰臟酵素也是最好每一餐都吃，以確保蛋白質、碳水化合物和脂肪在小腸中順利消化。至於內含鹽酸和胃蛋白酶的酵素，可以保證動物性蛋白質（包括蛋和乳

製品）、堅果和種子在胃部好好消化，但別忘了，胰臟酵素也要一起吃，因為蛋白質、碳水化合物和脂肪到了小腸，就要靠胰臟酵素消化。

優質的酵素可以在健康食品店和身體生態公司買到，每個人不管健康與否都要吃，確保營養有好好吸收（以免營養不良），甚至改善它。

█ 烹調小提點

蒸蔬菜會讓維生素和礦物質流入水中，這些菜汁剛好可以用來煮蔬菜湯，或者直接飲用，以免浪費營養。

水果

我們之前提過，一開始實行人體平衡飲食，可以吃的水果只有檸檬、萊姆和漿果。石榴汁、黑醋栗汁和蔓越莓汁也很好，不夠甜，不會成為念珠菌的食物，其餘水果就太甜了。

就算等到念珠菌症控制住了，你開始吃別的食物，仍要繼續吃所謂酸的水果，如葡萄柚和奇異果。

把它們稱為酸的水果，經常會造成困惑或誤導，讓許多人誤以為是產酸食物，但它們其實是產鹼食物。

很重要的警告：

千萬要記得水果的食物搭配原則：**水果要單獨食用，而且要趁空腹吃，只有檸檬和萊姆除外。**

檸檬和萊姆可以用在沙拉，或者擠在飲料或魚類等動物性蛋白質食物上，也不會有什麼問題，但是要小心穀類和澱粉類蔬菜，如果你屬於超敏感體質，檸檬或萊姆跟穀物或類穀物一起吃，就可能會產生問題。

你也會發現，夏天最適合多吃水果，因為水果有冷卻效果，又富含水分，有助於我們忍受炎熱的天氣。

綠拿鐵和生蔬菜汁

生蔬菜汁（部分蔬菜打成的）和蔬菜綠拿鐵都有活躍的酵素、維生素和礦物質，可以幫助療癒身體。這些營養的形式容易吸收，也可以立刻消化。早在原形食物（whole food）的營養還沒發揮效果之前，綠拿鐵和生蔬菜汁就開始幫助淨化和療癒。

另外，綠拿鐵和生蔬菜汁也是極為鹼性和極度擴張的食物，很適合平衡酸性和收縮的體質，例如吃太多肉類的人（請參見 www.bodyecology.com 有美味的綠拿鐵食譜）。

蔬菜汁的製作方法很重要，一般內含水果和甜味蔬菜（如胡蘿蔔、甜菜根和豆薯）的果汁，反而會成為念珠菌的食物。平常的果汁也缺乏纖維，請參見蔬菜汁的章節，其中有更多資訊提供。

乳製品

乳製品的乳糖會成為念珠菌的食物。

乳製品不只會產生黏液，也含有酪蛋白，酪蛋白會從發炎有漏洞的腸壁滲透出來，導致不良的免疫反應，因此剛開始實行人體平衡飲食時，千萬不要吃乳製品，等到部分症狀開始消失了，就可以吃少量的發酵乳製品（優格和克菲爾）。

優格和克菲爾的乳糖很少，就算有乳糖不耐症，吃了也不會有事，加上蛋白質有預先消化過，所以停留在胃部的時間會縮短。吃克菲爾和優格等發酵乳製品時，不妨加點益生菌，例如嗜酸乳酸桿菌（Lactobacillus acidophilus）和比菲德氏菌（Bifidobacteria），再結合生蔬和清蒸蔬菜，或者與發酵蔬菜一起食用。

消化酵素是有助於胃部和小腸消化的乳製品，所以非吃不可。至於克菲爾為何優於優格，請參見本書第 132 頁。

香草

　　人體平衡飲食鼓勵大家吃大多數的香草，如果可以取得有機栽培的香草，那就更好了。

　　不妨在餐點中撒一些羅勒、月桂葉、卡宴辣椒粉、蝦夷蔥、胡荽籽（coriander）、孜然、咖哩、蒔蘿、大蒜粉、薑、義式和墨式調味粉、芥末粉、馬鬱蘭（marjoram）、奧勒岡葉、黑胡椒、迷迭香、鼠尾草、龍蒿和百里香。

　　特別有療癒效果的香草有卡宴辣椒粉、咖哩、薑和大蒜。

　　下列是我們推薦的香草產品品牌：

- Sea Seasonings（珊瑚草／大蒜珊瑚草／薑燒海苔／卡宴辣椒海帶）
- Herbamare（綜合香草海鹽）
- Trocomare（海鹽／綜合香草／卡宴辣椒粉）

　　當你試做人體平衡飲食的食譜，不妨試試看你最愛的香草和口味，換一下烹調的內容和方式，每天帶給自己前所未有的味覺體驗。

海鹽

　　由於大家都很重視高血壓和心臟病等心血管疾病，以致精製食鹽惡名昭彰，但是，海鹽富含礦物質，只要妥善使用，除了可以提振風味，也可以加強食物的療癒效果。

　　人體平衡飲食採用富含礦物質的海鹽，其實是有療效的，可以幫助身體恢復平衡。念珠菌症患者的體質過度擴張和酸性，攝取少量富含礦物質的海鹽，便有助於收縮，把身體轉為鹼性，進而恢復平衡，這也是為什麼一開始實行人體平衡飲食，要吃一些讓身體收縮的食物，如家禽、蛋和肉類（內含鹽分）。

　　你料理穀物和類穀物的水，一定要加海鹽，才不會那麼酸性。你也可以

在煮湯或煮蔬菜的最後十至十五分鐘，再添加少量的鹽（只是要增添一些風味），透過十多分鐘的熬煮，鹽分會產生螯合作用（chelates），跟其他食物充分融合，卻不會在體內造成「鹽」反應。

我們的人體平衡食譜推薦使用優質海鹽，凱爾特海鹽適合做料理，反之，夏威夷海鹽（Hawaiian sea salt）則適合灑在食物上。有一種放在餐桌上的特殊研磨瓶，採用非金屬零件，零件不會接觸到鹽，這在一般廚房用品店也買得到。

男性和女性對鹽分的需求不同。男性特別需要海鹽來讓身體收縮，但女性從開始排卵到經期（每月一次的排毒）結束，都應該減少鹽分的攝取，身體才容易「敞開」、放鬆和輕微擴張，為子宮內膜釋放壓力。

如果女性攝取太多鹽分，以致身體過度收縮，就會很想吃有糖的甜食，因為身體自然會想要恢復平衡，以便子宮內膜剝落流血。這就是為什麼女性在經期吃太鹹，就無法充分排毒。

等到子宮內膜剝落完畢，女性就可以多吃一點海鹽，以及讓身體收縮的食物（有助於下一次順利排卵），但當然還是要讓身體收縮和擴張的食物有平衡的攝取量，例如排卵期快到了，就最好食用會讓身體收縮的食物，這麼做有助於卵巢收縮，「彈出」小小的卵。

不含酒精的食用液態香精

人體平衡飲食可以用不含酒精的食用液態香精，尤其是甜點的食譜。不妨找找看以甘油脂為主的自然萃取物，如杏仁、香草、香蕉、鳳梨，甚至咖啡口味的香精。市售的香精有的以蔬菜油（大豆沙拉油）為基底，有的以蔬菜油／甘油脂為基底，但只有100%以甘油脂為基底的香精，才是你可以選用的。

你可能會發現自己對某些香精過敏，但通常這也表示對你特別有用。天然香精先從食物榨出精油，再跟上述的基底混合製成，由於沒有加糖，不會

成為念珠菌的食物，這也是為什麼可以放心使用鳳梨或香蕉等水果香精（除非你對基礎油會過敏）。

大多數健康食品店都可以找到。

發酵食物

人體平衡飲食不吃麩質和糖，同時也是強調益生菌的飲食法。我們鼓勵大家多吃最有療癒效果的食物——發酵食物。

而其實，人體平衡飲食的「靈魂食物」，正是各式各樣的發酵蔬菜，還有神奇的發酵飲料，稱為青椰子克菲爾。近年來發酵食品已逐漸獲得應有的關注，被全球譽為神奇的療癒食物。

我們所認可的發酵食物，可以打擊腸道的有害酵母菌和其他有害的病原體。除了可提供身體有益的微生物叢（如比菲德氏菌、嗜酸乳酸桿菌、胚芽乳酸桿菌〔Lactobacillus plantarum〕、保加利亞乳酸桿菌〔Lactobacillus bulgaricus〕等好菌），這些發酵食物也是幫助好菌在體內生態重建家園的大功臣。

蘋果醋也是人體平衡飲食所認可的發酵食物，記得要購買不透光包裝、或裝在深色不透明容器的未過濾蘋果醋，以免發生光氧化作用，也以免產品質變。記得注意看標籤，上面應該要寫著生醋、未滅菌、內含「醋母」。

不要吃鹽醃的滅菌發酵食物，如德國酸菜，因為完全不像人體平衡飲食所要求需富含微生物叢的發酵蔬菜。甘酒（amasake）是使用米發酵的飲品，糖分太高。康普茶（kombucha）和回春水（rejuvelac）內含野生酵母菌，會產生危險的毒素。至於奶克菲爾等發酵食品，後面章節會有詳細討論。

蘋果醋富含鉀，也是產鹼食物，當你攝取過多糖分或鹽分時，蘋果醋可以當成解毒劑。蘋果醋加在人體平衡飲食的沙拉醬中很美味，也可以取代任何食譜所用的其他醋（甚至包括自己做的美乃滋）。此外，生蘋果醋做成的芥末醬，可以安心食用。

發酵蔬菜是把蔬菜切塊或切絲，放入乾淨衛生的密封罐，在室溫下靜置數天或更久的時間，這樣會讓蔬菜本來就有乳桿菌和酵素增生，形成富含酵素和礦物質的超級食物，可以幫助消化、排出毒素，或者恢復和維持健康的體內生態。

發酵蔬菜也是克制甜食慾望的絕佳食物。

你可以自己做發酵蔬菜，或者到健康食品店購買。我們建議你在實行人體平衡飲食之後，每天至少吃半杯發酵蔬菜，尤其是跟蛋白質或穀物一起吃。這些珍貴的食物真的很重要。

自己做發酵食物看起來好像很花時間，但準備起來其實很容易，也值得你親手去做。吃發酵蔬菜來重建體內生態，也很經濟實惠，比昂貴的益生菌便宜多了 [10]。

如果你有一些親朋好友也在實行人體平衡飲食，不妨找個星期天下午，大家一起做發酵蔬菜和青椰子克菲爾，一邊做事一邊聊天，時間會過得很快（參見第十四章和第十五章，會有更多發酵食物的介紹）。

特別提醒：

發酵蔬菜所富含的好菌，會很想清理它們的新環境——也就是你的腸子，所以好菌會在全新的環境，使出渾身解數來完成使命，跟你一起共創健康而美妙的身體。好菌會立刻去軟化硬糞、對付毒素、對抗寄生蟲、平衡大腸和小腸的酸鹼值。

對你來說，這是很好的安排，但通常會造成脹氣和腹脹。有解決辦法嗎？有的。每天在家灌腸，或為自己安排一系列的大腸水療，來清理體內有毒物質。無論如何都要繼續吃發酵食物，一旦通過初期排毒階段，你的外表和感覺都會變好。請務必相信這個排毒原則，也要相信微生物叢會保護你和支援你。

10　但是，花在益生菌的錢很值得，尤其是在進行療癒的第一年。許多人開始實行人體平衡飲食之前，曾經在各種療法上投注大量金錢。所以，倒不如把錢花在人體平衡飲食所推薦的優質食物，以及發酵蔬菜和優質益生菌上。

水

　　純淨的好水，也是恢復健康的關鍵。身體每天至少需要六至八杯二百五十毫升的水，請盡量在中午前喝完一半的水量，以補充身體在夜晚所流失的水分。如果你不喜歡喝水，難以喝完這個水量，那就添加一些風味，例如把甜菊和一片檸檬加到白開水中，就有用。

　　如果你白天太忙，會忙到忘記喝水，那就帶個計時器提醒自己，定時用手邊的容器喝點水。大多數人都會錯估一天喝的水量，所以要計算杯數。

　　如果為了排便順暢，正在服用現在流行的膳食纖維產品，如亞麻仁籽纖維合劑，千萬要喝更多水。至於洋車前子（我們就不推薦），特別會塞住腸道，如果沒有飲用適量的水，反而會導致便祕。

　　到了該睡覺的時間，你是否經常精力旺盛，難以入眠？於是就熬夜到很晚，然後隔天無精打采。這就是白天水喝得不夠的跡象，當我們嚴重脫水時，就會睡不好。

　　記得要喝純淨的好水。飲用水含氯或含氟，反而會破壞消化道的好菌。所以請記得只喝過濾水，也可以喝氣泡礦泉水。

　　很想吃糖，通常也是脫水的跡象。當你臣服於慾望之前，不妨先喝幾杯水，喝完可能就不想吃甜食了。

香草甜菊

　　大約十六年前，我（唐娜）開始尋找健康的甜味劑，不僅不會讓血糖飆高，也不會成為念珠菌的食物，於是我認識了甜菊。

　　甜菊屬於小灌木，列為菊屬（跟洋甘菊和龍蒿關係很近），甜度是糖的二百至三百倍。南美洲的土著瓜拉尼人，早已使用甜菊數個世紀，甜菊在當地可是自然生長的野生植物。甜菊作為香草甜味劑食用，也有抗真菌、抗發炎和抗生素的用途，長久以來，已證明其安全而有療效。

十六年前，甜菊在美國還沒沒無名，所幸 Wisdom Natural 的品牌創辦人吉姆‧梅伊（Jim May）開始引進甜菊，直接以香草的形式販售。他把甜菊葉壓碎後，散裝販售，或者製成綠色濃縮物，再不然就是壓碎後添加在茶包，為茶增添甜味。甜菊有濃重的甘草味，所以我知道，甜菊永遠無法真正地取代糖。

後來我進一步尋找（有一點運氣的成分），遇見中國和日本的白色甜菊萃取粉（white extract powder）。

四十年前，日本發現如何從未精製的綠葉萃取甜菊的兩大甜味物質，亦即甜菊糖（stevioside）及甜葉菊苷 A（rebaudioside A），製造出最安全、最天然的無熱量甜味劑。日本至今仍比其他國家吃更多甜菊，多添加到碳酸飲料、果汁、口香糖、泡菜、冷藏甜點、豆製品、魚漿製品和低熱量食物中。

初版的《90% 女人都會忽略的恐怖疾病》有一整章都在介紹甜菊的用法，我取得超優質的甜菊／甜葉菊苷萃取粉，但是產品剛抵達美國，食品藥物管理局（FDA）就禁止任何形式的甜菊進口。

因為我自己嘗試過，也知道這種神奇的天然甜味劑對人體有益，所以我決定冒險把甜菊／甜葉菊苷萃取物引進美國。我開始跟民眾介紹甜菊的歷史和安全性，寫了《甜菊食譜大全》，發起相當成功的草根運動，加上羅伯特‧阿金、安德魯‧威爾（Andrew Weil）和朱利安‧惠特克（Julian Whitaker）博士的鼎力相助，無數人開始熟悉甜菊。

食品藥物管理局終於撤銷禁令，甜菊隨即出現在健康食品店的營養補充品區，被當成膳食纖維增補劑，而非甜味劑，直到二〇〇八年十二月，經過可口可樂公司的請願，食品藥物管理局終於承認甜葉菊苷（甜菊的甜味來源）是安全的通用甜味劑。

各種形式的甜菊在全球進行了大量人體和動物研究，並沒有發現任何負面效果。

你也可以讀到關於甜菊的藥用價值，例如有助於平衡胰島素，維持血糖平衡；或者有助於調節消化道，產生健康的糞便；甜菊也會大幅提升能量，但這些功效只限於非精製的綠葉，白色萃取粉並沒有這些效果。

日本、南韓、阿根廷、巴西和中國等國家，也建議糖尿病患食用甜菊及其萃取物。隨著食品藥物管理局核准在美國使用甜菊，其他許多國家也陸續跟進，好消息是，經過十六年的努力，終於贏得無數民心，甜菊／甜葉菊苷已經是通用的甜味劑了，這是值得慶祝的勝利！

相信當甜菊贏得更多美國人的心時，阿斯巴甜等人工甜味劑，很快就會從我們的飲食中消失。

各種形式的甜菊都會大幅降低蛀牙的風險[11]。

各種形式的甜菊都會抑制對甜食的慾望，以免你受誘惑，偏離人體平衡飲食。

甜菊加在茶飲中是絕配，或者充當早餐藜麥片粥的甜味劑也不錯。甜菊跟水果或乳製品的味道也很搭，一起吃格外美味，但對於烘焙就用途不大，烘焙的話，我們會建議採用日本的羅漢果糖。

添加適量的甜菊，想達到適當的甜度不太容易。我試過幾年才發現白色萃取粉對於大多數人來說，使用並不方便，所以我乾脆從甜菊的白色萃取物中製作白色的甜菊濃縮液，不僅方便使用，也相當美味，甜味也足夠。

我（唐娜）為《甜菊食譜大全》設計了一百多道食譜，但大多不適合處於人體平衡飲食第一階段（或療癒階段）的人食用（如法式巧克力冰淇淋或起司蛋糕），況且那些食譜採用的是甜菊白色萃取粉，而非甜菊濃縮液。參見本書「第七單元：特殊食物、食譜和菜單建議」，會有更多甜菊的介紹，也可以參觀我們的甜菊網站 stevia.net。

茶

有幾種茶葉特別有療效，也具備抗真菌效果：瑪莎克茶（mathake）、紫

---

11 普渡大學（Purdue University）牙科醫學研究組克勒貝爾（Kleber）博士所提出。

錐花茶（echinacea）、保哥果（pau d'arco，又稱為巴西樹皮或大喜寶），你
想喝多少都可以！

牛蒡根和蒲公英根製成的茶葉，以及胃舒茶（Yogi Digest-Ease）也有療
癒效果。不要喝水果茶以及含有檸檬酸的茶。

綠茶和薑茶則可以幫助消化。

▋自己做薑茶

一公升左右的水，放入幾片薑，大約煮個十五至二十分鐘，酌量添加甜
菊，如果想要的話，也可以加檸檬，讓薑茶靜置半小時以上，可依照自己的
口味調整濃淡。

非精製的有機種子油

有機非精製種子油是很棒的食用油，可以為餐點增添風味和療效。除了
非精製種子油之外，也可以吃初榨橄欖油、椰子油、奶油和酥油。事實上，
這些油脂一起用，還會形成巧妙的融合，畢竟每一種油脂都有不同的脂肪
酸，把這些脂肪酸結合起來，就是非精製種子油如此有療效的原因。

人體平衡飲食可以吃的非精製種子油，包括紅花籽油、葵花籽油、南瓜
籽油、大麻籽油、月見草籽油、琉璃苣籽油、亞麻仁籽油。

我們所列出的有機非精製種子油都富含 Omega-6 脂肪酸。但其實，大多
數人都能夠攝取充足的 Omega-6，卻極度缺乏 Omega-3。

Omega-6 和 Omega-3 這兩種必需脂肪酸，都要從食物中攝取，因為人體
無法自己製造。這些脂肪酸不只是絕佳的能量來源，也深深影響氧氣如何循
環全身。這些脂肪酸也多集中在腦部，攸關腦部正常運作、神經脈衝傳導和
荷爾蒙調節。

Omega-3 最好是從魚油中攝取，所以魚油和種子油必須搭配使用。

亞麻仁籽油是植物王國中 Omega-3 含量最高的食物來源。現今研究證實，人體平衡飲食等健康飲食法，加上非精製的必需脂肪酸（EFA）油脂，就可以讓人從過胖恢復至正常體重。不過，為了達到這個目標，絕對不可以吃精製油或人造奶油 [12]。

最新研究顯示，這些好油若搭配健康飲食法，還有其他好處：強化免疫系統、提升活力、維持血脂正常、增進眼睛健康、維持柔嫩有彈性的肌膚、止痛和治療關節炎。

另類醫療診所和精油按摩也會使用這些油，來對抗憂鬱、情緒失常、注意力不足過動症（ADHD）、自閉症，甚至是精神分裂症。

我們最愛使用的是非精製南瓜籽油，不僅美味又高營養，還有幾種藥用價值，一向被我們用來滋養和療癒消化道、打擊寄生蟲、刺激循環和協助治療攝護腺疾患，也可以滋養卵巢，還有避免蛀牙。這美味的南瓜籽油，還真是厲害啊！

為了達到治療效果，每天至少需攝取一次非精製的必需脂肪酸油脂，每次一至兩大匙，千萬不要拿來炒菜，以免破壞怕熱的 Omega-3，不妨用來製作沙拉醬，或者滴在蔬菜和類穀物上。椰子油、奶油和酥油最適合拿來炒（如果是低溫烹調，橄欖油也行），也可以加在沙拉醬，或者盡情灑在魚類或雞肉上。再不然，滴一些在類穀物、烤馬鈴薯、綠蔬、海菜和發酵蔬菜上，或者等到人體平衡飲食的湯品夠涼了，再灑上一些。

千萬要記得，你買的有機非精製油，必須裝在深色不透光的瓶子裡。

椰子油、奶油和酥油

用有機非精製的椰子油煮菜吧！不要再相信氫化大豆油產業放出的錯誤

---

12 我們為人體平衡飲食的美乃滋設計了食譜，但請記住，美乃滋並非療癒食物，應該少吃，需留到特殊場合再吃。

消息了，椰子油明明就是有益健康的脂肪，內含月桂酸，這種重要的脂肪酸
母乳裡面很多，可以抵抗體內的病毒。

椰子油對甲狀腺很好，就算你已經從飲食中攝取了必需脂肪酸（如亞麻
仁籽油），吃椰子油也無須擔憂膽固醇的問題。椰子油本身就很穩定，所以
很適合拿來炒。

值得注意的是，對於念珠菌症患者來說，椰子油提供了豐富的辛酸，可
以強力抵抗真菌。

你也可以用奶油或酥油炒菜。酥油是澄清過的奶油，已移除奶油中帶有
的乳固化物（milk solid），一些有害的荷爾蒙和抗生素，就是藏在一般奶油
的乳固化物裡面。

酥油比奶油更不會產生黏液，也不含乳糖，所以很適合抗念珠菌飲食。
一半椰子油和一半酥油混用，炒出來的菜餚風味很美味。另外，酥油的保存
期限比奶油長，而且不用放冰箱。

自製酥油

開中小火，在鍋子融化二至四條一百克奶油條，等開始冒泡時，你會
看到白色的乳固化物聚集在表面，後來會開始從表面上消失，讓這個
澄清的過程持續幾分鐘（太久的話，酥油會燒焦），鍋子再離火，靜
置冷卻。乳固化物會沉到底部，此時再把黃色的液體過濾到罐子裡，
放在室溫下或冰箱中冷藏都可以。

最好的奶油是生有機奶油，只可惜美國五十個州大多禁止販售。生奶油
之所以比較好，是因為內含脂酶（lipase），有助於消化奶油的脂肪。生奶油
顏色比較淡，又很美味。現在想要最優質的奶油，就要自己做，而且做起來
比想像更簡單。

可利用市售的菌元，用來製作發酵奶油。菌元裡吃苦耐勞的微生物叢，
會預先消化奶油的油脂。把菌元加入有機鮮奶油中（盡量用生的鮮奶油），
放在室溫下二十四小時，然後冷藏，再以電動攪拌器打過，若有生成任何液

體，都要倒出來（這個液體是發酵的白脫奶〔buttermilk〕），接著就有美味的發酵奶油可以吃了。美國有些州可以在健康食品店買到生的鮮奶油，可以做成生奶油和發酵奶油。至於禁賣生乳製品的州，通常可以直接跟農場購買（參見 www.realmilk.com，有更多資料）。

不要吃人造奶油，製造人造奶油的氫化過程，會產生反式脂肪酸，對我們的健康有害！

脂肪不耐

除非體內生態恢復了，肝臟變好了，消化道也充滿能夠消化脂肪的好菌，否則可能就無法吃油類、奶油或脂肪，甚至完全不可以吃。這是身體生態失衡很常見的狀況，因為肝臟和膽囊有毒素又鬱血。脂肪不耐的症狀如下：肩頸疼痛、大小腸痙攣、吃飽就很疲倦、腹脹、消化不良、打嗝、腸胃脹氣和／或想吐、右上腹不適、便祕。

脂肪不耐以簡單的尿液檢驗就可以確認，也可以試試看一個禮拜都不吃脂肪，如果消化能力和活力都有變好，就能夠確定有脂肪不耐症。

當你繼續實行人體平衡飲食，持續吃大量發酵食物和發酵飲時，你會發現脂肪和油更容易吸收了。此外，消化酵素也有助於消化脂肪，每一餐都應該吃。

以少量有機非精製的椰子油炒菜（如爆香洋蔥燉煮一鍋湯），並不會讓你不舒服，但沙拉醬或馬鈴薯的奶油可能就會，還好我們為你解決了這個問題，請參考第七單元食譜的章節，可以學習如何製作無油的沙拉醬。水和黃原膠（xanthan gum）都可以取代油，黃原膠可是天然無味的增稠劑，每個人都可以吃，在健康食品店就買得到。

這裡有個好消息：發酵食物的微生物叢會產生維生素 B 群。B_3、B_6 和 B_{12} 對於吸收脂肪幫助很大，一旦有大量的維生素 B 群幫助我們建立體內生態，就會產生好菌，脂肪就會更好消化。

心臟健康

人體平衡飲食在全球被譽為治療念珠菌症和免疫疾病的首要飲食，但其實是適合所有人的絕佳飲食計畫。有心臟病和膽固醇問題的人，也會發現人體平衡飲食很有效，如果有膽固醇過高的問題，那麼就多吃下列食物：

- 內含好菌和有益酵母菌的發酵食物和發酵飲——白蘿蔔有助於分解壞的脂肪。
- 綠拿鐵和生蔬所做的沙拉。
- 檸檬、漿果和酸味水果的果汁（如石榴）。
- 大蒜和薑。
- 鮮魚（鮭魚、大比目魚和白鮭）。
- 人體平衡飲食可以吃的有機非精製油（椰子油、橄欖油和魚油特別有價值）。
- 卵磷脂。

這裡有個小提醒：

你可以享用適合且定量的超優質椰子油、奶油、酥油，以及含有蛋白質的非精製蔬菜油、類穀物，還有澱粉類蔬菜、非澱粉類蔬菜和海菜，但如果吃多了動物性蛋白質，就要注意了。

另外，脂肪過量會有延緩胃液分泌、妨礙消化蛋白質的問題，所以就算是人體平衡飲食列出的油類，也不可以吃太多。因此，添加美乃滋的鮪魚沙拉、蛋沙拉和雞肉沙拉就出局了（如果想吃的話，可以參見食譜區的無油沙拉醬）。**脂肪跟發酵蔬菜、白蘿蔔、綠蔬沙拉、蘋果醋和檸檬汁一起吃，就會更好消化。**

初榨生橄欖油有珍貴的成分可以保護心臟，包括維生素 E 和重要的抗氧化劑，但只有極微量的必需脂肪酸，大多數人打從實行人體平衡飲食初期，就可以吃這種很棒的油脂，但如果你對脂肪極度過敏，可能需要再等幾個禮拜，直到你開始吃發酵食物後才行。另外，橄欖油是取自水果，而非種子，而發酵的橄欖可能含有黴菌。

人體平衡飲食不要吃的食物

- 糖：包括蜂蜜、糖漿、玉米糖漿、葡萄糖、糙米糖漿、麥芽等，都會成為念珠菌的食物。
- 酒類：會讓身體脫水，也屬於酸性，還會製造更多的念珠菌。
- 麵包、麵粉製品和穀物（本章介紹的除外）：內含麩質，這種蛋白質會在念珠菌感染者身上導致自體免疫反應，其天然糖分也會成為念珠菌的食物。
- 許多食物和茶都有的檸檬酸（記得看食品標示）。
- 豆科、豆類和花生：太難消化，會導致發酵作用和產生糖分；花生的處理過程會引來真菌。
- 蕈菇：刺激過敏反應（乾香菇就沒問題）。
- 堅果醬和堅果奶（包括杏仁奶）：兩者都會產酸，通常也含糖。堅果醬難以消化。
- 油類（本章介紹的油除外）：例如精製、漂白和除臭的芥菜籽油、大豆油、花生油和烘焙芝麻油。
- 烘焙坊和釀酒廠使用的酵母菌：會引發過敏反應。

鼓勵的話

你可能會覺得這個飲食法有太多「該做和不該做」，讓你無法招架，但是別擔心！經過一點練習，人體平衡飲食會逐漸習慣成自然，你只要記得人體平衡飲食真的有效，只是每個人所需要的療癒時間不同罷了。

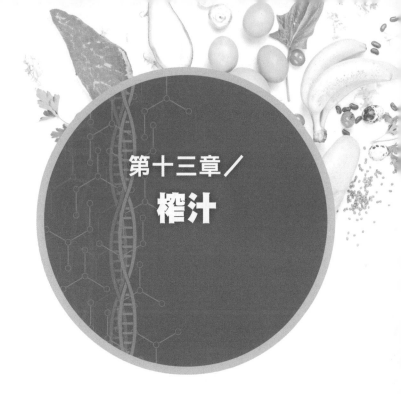

第十三章／
榨汁

　　把生鮮蔬果榨成汁的機器，現在似乎隨處可見，不管是在店鋪、電視或書籍裡，都在標榜著榨汁機的好處。由此可見，大家都想要吃更有益健康的食物，享受新鮮農產品所含維生素、礦物質和酵素的好處，但是榨汁並不像一般所宣稱的那樣是萬靈丹，況且有身體生態失衡的人，太早開始榨汁喝，反而會讓病情加重。

榨汁真的有幫助嗎？

　　可能有，也可能沒有。如果榨汁的方法正確，就有很大的療癒效果（尤其是療癒肝臟，參見第二十一章），所以關鍵在於學習如何正確的準備，以及使用適當的食材。

▌榨汁的好處

　● 蔬果汁可以平衡過度收縮的體質，因為蔬果汁的含水量高，堪稱最有

擴張效果的蔬果形式。蔬果汁具有藥用價值，可修正我們的收縮體質，如便祕，還有攝取太多鹽分所導致的頭痛，以及女性經期來臨前常有的焦躁不安和情緒不穩。高壓的生活方式也會導致身體收縮，搭飛機也會，這時候喝杯現榨蔬果汁，就可以讓身體立刻恢復平衡。

- 如果製作方式正確，蔬果汁的鹼性就可以平衡酸性體質，而且幫助排毒。定期喝蔬果汁，可以保持器官、腺體和細胞乾淨，排出可能形成酸性體質的毒素，進而強化身體所有的功能，況且蔬果汁的含水量高，可以促進排毒。

- 蔬果汁好消化又有營養，而且完整蔬果所含的營養素、氧氣、水和酵素，打成生鮮蔬果汁後也不打折扣，這些重要營養素反而更好吸收，對於營養不良的人有莫大好處。

- 蔬果汁可以讓消化道獲得該有的休息，喝完不到幾分鐘，血液就立刻獲得燃料，消化道也就有機會休息片刻，省下消化過程所消耗的能量，就可以拿來排毒和重建身體。

▋那為什麼不喝蔬果汁？

喝蔬果汁可能很花錢，要正確打出蔬果汁，必須購買昂貴的設備，還要購買大量的新鮮蔬菜（人體平衡飲食不喝果汁，只有少數例外），準備蔬菜的過程也很花時間，不僅要清洗，還要倒入榨汁機，清洗機器也很麻煩。

蔬果汁會把纖維分離出來，既然少了纖維，蔬果汁就可以被快速吸收，卻也可能會產生問題（參見下頁的定律二）。

同樣重要的是，部分蔬菜和大多數水果榨汁後，就會有高濃度的天然果糖，進而餵養念珠菌和趁機坐大的生物，這樣並不會打造鹼性體質，反而會讓身體變成酸性，念珠菌感染也會惡化。

蔬果汁可以被快速吸收，卻不適合跟其他食物一起吃，例如蛋白質或澱粉需要較長時間消化，如果順便喝蔬果汁，就可能造成消化問題，如發酵和腸氣。

那麼，我們究竟要如何克服這些壞處，發揮蔬果汁的效用呢？

時機點代表一切

要記住以下六個大定律：

定律一：除非念珠菌的問題完全獲得控制，否則不要喝蔬果汁。

等到你在消化道植入大量好菌後再喝吧！同時你也要觀察其他跡象，確認身體生態是否已恢復平衡，例如念珠菌增生的跡象都消失了。大多數人至少要花三個月，這段期間千萬不要餵念珠菌任何形式的糖。就算你準備好嘗試蔬果汁，也要謹慎以對，就跟嘗試其他新食物一樣小心，密切注意身體可能還沒有準備好的跡象。

定律二：添加一點東西，放緩生蔬的吸收速度。

1. 纖維：如奇亞籽和亞麻仁籽。
2. 非精製有機油：如椰子油、亞麻仁籽油。
3. 蛋白粉：如生態飲食公司出產的「活力超綠」或強力蛋白。
4. 蛋白脂肪：如少量奶克菲爾、酪梨、浸泡磨粉的堅果或種子、發酵椰肉（我們稱之為「椰子克菲爾起司」），或一小匙堅果醬，但前提是你可以消化。初乳粉可能也適合你，反正只能添加最適合你獨特體質的食材。

定律三：避免十字花科的蔬菜，如羽衣甘藍和高麗菜。

這些蔬菜會壓制你的甲狀腺，導致身體過度冷卻。當你體溫太低，就很難擺脫念珠菌。如果甲狀腺不夠活躍，就會喪失療癒所需的能量。

定律四：避免會甜的蔬菜（如甜菜根、胡蘿蔔和豆薯）和大部分水果。

定律五：蔬果汁的所有食材，要能夠一起好好消化（參見定律二）。

定律六：只限空腹的時候喝蔬果汁。

把蔬果汁當成每天的第一餐，喝完至少要等四十五分鐘，才可以吃別的食物。

為什麼必須達成這些定律？請繼續讀下去。

▌蔬菜汁

大多數蔬菜汁為了更可口，通常會添加胡蘿蔔等有甜味的蔬菜，但問題是胡蘿蔔濃縮汁很甜。若綜合蔬菜汁以甜味蔬菜作為基底，如胡蘿蔔、甜菜根、豆薯和／或大茴香，就必須秉持糖類的食物搭配原則，趁空腹的時候單獨食用，至少比其他固態食物提前半小時吃。如果念珠菌增生沒有獲得控制，糖就會淪為念珠菌的食物，導致症狀大爆發，你會喪失好不容易累積起來的進步。

如果你的蔬菜汁只用綠蔬和非十字花科蔬菜（如西洋芹、蘿蔓、櫛瓜），以及非澱粉、低糖、含水量高的蔬菜（如小黃瓜），就不用顧慮這個特殊的食物搭配原則。

由於蔬菜汁很容易被身體吸收，所以最好還是要單獨「咀嚼」，喝完半小時才可以吃其他食物。

「咀嚼」的意思，就是在嘴巴含一下，讓蔬菜汁先跟唾液混合，提早開始消化。用這種方式品嚐蔬菜汁，可是大有幫助，加一點亞麻纖維也不錯，可以放慢蔬菜汁吸收的速度。

▌果汁

果汁就跟新鮮水果一樣，含有大量的天然果糖，不列在人體平衡飲食裡面，只有少數的例外，如檸檬、萊姆、黑醋栗、蔓越莓和（讓你跌破眼鏡的）青蘋果。

青蘋果的糖分比胡蘿蔔汁低多了，比較適合作為生蔬菜汁的基底。青蘋果屬於水果，但因為偏酸，就可以跟所有蔬菜汁一起喝。為了確保它不會造成念珠菌的問題，我們會加入現擠檸檬汁。本章最後的食譜，便是蔬果汁的絕佳範例，不僅出奇的好喝，也有療癒效果。

你可以趁空腹喝這些蔬果汁，喝完半小時後再吃其他食物。

一杯不加糖的蔓越莓汁或黑醋栗汁，加點水稀釋，再加甜菊增添甜味，就可以保養膀胱，緩解泌尿道感染。近期研究顯示，蔓越莓汁內含的化合物可以避免病原菌（壞菌）附著於膀胱壁。黑醋栗果汁對於腎上腺很好（現在還買得到諾麗果汁和石榴汁，也有同樣的好效果）。

檸檬汁和萊姆汁，或者兩者混合，不僅是天然的防腐劑，也可以淨化消化道。很酸的果汁有助於刺激大腸蠕動，可促進早晨排便，一旦你開始吃更多新的食物，不妨試試看葡萄柚汁，這也是比較酸的水果。

發揮蔬果汁最大效用的祕訣

發揮創意吧！以檸檬汁和／或少量酸味的青蘋果，來取代甜味的蔬菜（如胡蘿蔔、甜菜根和大茴香），結合高濃度的西洋芹，還有比較少量的小黃瓜或蘿蔓和歐芹。就像之前說的，避開高麗菜、羽衣甘藍和甘藍葉菜等十字花科蔬菜（生吃會壓制甲狀腺）。

如果有必要，就加一些水（泉水或過濾水）和／或檸檬汁，來稀釋果汁的甜度。

小麥草汁的甜分高，會讓身體過度擴張，通常會造成嘔吐或頭暈，但很適合在灌腸或大腸水療法之後飲用。

蔬果汁要喝多少就榨多少，千萬不要多榨。蔬果汁放著不喝，就算是放在冰箱冷藏，甜分也會增加。如果你必須一次打好幾餐的份量，那就把青蘋果汁跟其他蔬果汁分開放，之後要喝時再混合。

加入香草，如歐芹、香草、羅勒、薄荷，甚至水芥菜，一次不用加太多，但它們的葉綠素濃度高，有助於淨化血液和細胞，還能增添風味。

蔬果汁也可以加調味料，尤其是蝦夷蔥之類的香草和海菜。Sea Seasonings 牌子的大蒜珊瑚草口味和卡宴辣椒海帶口味，都很適合添加在蔬果汁中，用以增添風味和營養素。至於蔬果汁的甜度，只要加一小匙或一大

匙的蘋果醋，就可以達到平衡，想喝甜的就加幾滴甜菊濃縮液，加少量海鹽也有助於讓身體更加平衡。

在蔬果汁添加好菌吧！嗜酸乳酸桿菌、比菲德氏菌、胚芽乳酸桿菌和克菲爾的有益酵母菌，都很適合做成有益健康的蔬果汁。奶克菲爾跟酸味的水果和生蔬都是絕配。益生液和青椰子克菲爾，也可以讓果汁更有療效。

重點在於……

蔬果汁一日斷食，可能對身體好處多多，不妨趁你在家休息時嘗試一天。經常多喝蔬果汁，就不會虛弱無力。一日斷食時，很需要進行大腸排毒，包括大腸水療或灌腸。由於蔬果汁有排毒效果，大腸會比平時蠕動得更強，且排出更多腐臭的物質。如果想要拉長斷食的時間，不妨諮詢一下擅長斷食的醫療專業人員。

只要遵守我們說過的規則，蔬果汁其實對身體很有益處。現在所投注的這些時間和金錢是值得的，你未來幾年將會更加健康，還可以節省後半輩子的醫療開銷。

健康好喝的蔬果汁

西洋芹 50%

櫛瓜 30%

蘿蔓 10%

歐芹 5%

青蘋果 5%（另外榨汁和添加）

亞麻纖維粉（適量）

酌量的薑（可有可無）

混合綠蔬菜汁跟青蘋果汁，再加半顆的檸檬汁，撒一點海鹽和／或磨碎的珊瑚草。盡情享用吧！

前面的蔬果汁食譜，有益健康又好喝。有別於一般富含葉綠素的蔬果汁，我們的食譜加了一點青蘋果汁，所以很好喝。榨完蔬果汁最好馬上喝掉，可是因為蔬果的清洗和榨汁都要花時間和心力，大多數人會覺得不方便，但我們發現，只要把綠蔬菜汁跟青蘋果汁分開保存，綠蔬果汁就可以放個二至三天。

貼心小提醒：

一開始實行人體平衡飲食就急著喝蔬果汁，或者榨汁方式不正確，恐怕都會造成反效果。你應該要等到身體的生態恢復了，再小心翼翼的嘗試新鮮蔬菜汁，而且要趁早晨空腹的時候喝，喝完半小時才可以吃其他食物。

綠拿鐵比蔬果汁更好

綜合蔬菜綠拿鐵和蔬菜汁都是屬於生機飲食，有充足的營養素和酵素。事實上，人體缺乏消化生蔬的纖維素所需要的酵素，但榨成蔬菜汁會比較好消化（煮熟也有同樣的效果）。

我們現在都知道，攝取纖維有益健康，當你去除蔬菜的纖維，蔬菜汁會太快代謝，太快被身體吸收，就跟攝取糖分的結果一模一樣。

反觀綜合蔬菜綠拿鐵，截長補短，不僅保留了纖維，又可以被人體消化，正因為留住纖維，所以蔬菜代謝的速度會比蔬果汁慢，更加有益健康，這就是我們推薦綠拿鐵更甚於蔬果汁的原因，而且就算才剛開始實行人體平衡飲食也可以喝。

綜合蔬菜綠拿鐵適合所有年齡的人（甚至包括大一點的嬰兒），大多數人都無法直接消化生食，如堅果、種子，甚至蔬菜，但只要用大馬力食物調理機混合大量蔬菜，打成綠拿鐵，你就可以吃原形的生蔬，攝取蔬菜完整的營養、酵素和纖維了。換句話說，綠拿鐵這種美味的飲品，可以讓你享受生蔬的所有好處。

想多認識綠拿鐵，可以去 www.BodyEcology.com 下載食譜。

自製發酵蔬菜汁

我們通常會混合一種或數種蔬菜（如西洋芹、高麗菜和甜菜根）以及大量的水，再添加發酵蔬菜菌元，把蔬菜綠拿鐵「發酵」二十四小時，發酵完成後，有必要時會過濾，再放入冰箱冷藏，這就是很特別的發酵「蔬菜汁」。

沒錯，雖然甜菜根是甜的，但只要充分發酵，裡面的微生物叢就會吞食所有糖分。吃甜菜根可以為肝臟排毒。

第十四章／
發酵食物

　　現在要來介紹人體平衡飲食裡的兩大特別招牌食物，都是特別有助於療癒和建立體內生態的「超級」食物，一是生的發酵蔬菜，二是青椰子水做成的克菲爾。

最具療效的發酵蔬菜

　　生的發酵蔬菜早已存在數千年，但現代的我們特別需要它。發酵蔬菜富含乳酸菌和酵素，不僅屬於產鹼食物，也富含維生素，也是每一餐都可以吃、都應該吃的理想食物。

　　發酵蔬菜是維生素 C 的絕佳來源，以前荷蘭的水手都會攜帶發酵蔬菜來預防壞血病（scurvy）。數世紀以來，中國一到秋天，就會開始發酵高麗菜，確保整個冬天都有蔬菜可以吃（因為當時沒有冰箱）。巴基斯坦長壽的罕薩族（Hunzas），最愛吃的也是發酵蔬菜。優格廣告讓我們以為，吃優格就會長壽，但真正有益健康的是，優格裡面的活躍好菌種。同樣的，發酵蔬菜之所以會讓人健康和長壽，也是因為內含的酵素和大量乳酸。

　　發酵蔬菜的味道濃烈，對你來說可能是新口味，但很快地你就會覺得，每一餐都少不了它。更棒的是，發酵蔬菜只有蔬菜，可以跟蛋白質或澱粉一起吃，加上偏向擴張性質，有助於平衡肉類和海鹽的收縮特質。

　　生的發酵蔬菜有哪些呢？

　　其實就是酸菜（sauerkraut），這個名詞發源自奧地利人，sauer 就是酸的意思，kraut 意指蔬菜或植物，但是我們不稱酸菜，而是稱為「生的發酵蔬菜」，以免大家搞混，聯想到超市或部分健康食物店販售的加鹽滅菌酸菜，這種市售的酸菜已消毒滅菌過了，當然不能列入人體平衡飲食中，因為滅菌（加熱）過程會破壞珍貴的酵素，加鹽也會抵消健康效益。下面我們會教大家如何不加熱、不用防腐劑，就做出美味的發酵蔬菜。

▋生的發酵蔬菜好處多多

- 生的發酵蔬菜有助於重建體內優良的生態，況且攝取其中的好菌，也比購買益生菌便宜（但是對於剛實行人體平衡飲食的人，我們會建議兩者都吃）。

- 生的發酵蔬菜會幫助消化。當你知道生機飲食的好處，你可能會決定每一餐都吃生蔬，但是剛開始實行人體平衡飲食的人，消化道可能還太虛弱，並不適合吃生蔬。發酵蔬菜則可以解決這個問題，因為已經預先消化過了。就在發酵蔬菜入口之前，好菌已經把蔬菜的天然糖分和澱粉轉為乳酸（我們自己的唾液和消化酵素也有這種功用），而且發酵蔬菜內含的酵素，也有助於消化跟發酵蔬菜一起吃的食物。

- 生的發酵蔬菜會讓你更長壽。不妨把生的發酵蔬菜的好菌視為酵素製造機。吃蔬菜可以維持體內的酵素含量，而酵素能夠排出毒素，恢復細胞活力，強化免疫系統，帶給我們更長壽、更健康的人生。

- 生的發酵蔬菜可以控制你的食慾。自製發酵蔬菜很適合控制食慾和體重。蔬菜有助於克制吃甜食的慾望，如糕點、可樂、麵包、義大利麵、乳製品、水果，以及其他人體平衡飲食所排除的擴張食物。

- 生的發酵蔬菜也適合懷孕和哺乳的女性食用。懷孕婦女該吃發酵蔬菜，可確保體內生態富含好菌。發酵蔬菜也有助於緩解懷孕初期的清晨孕吐。等到孩子出生了，母親還是要繼續吃發酵蔬菜和喝發酵飲，也可以餵嬰兒喝一小匙發酵蔬菜的菜汁，緩解嬰兒常見的腹絞痛。
- 生的發酵蔬菜屬於鹼性食物，排毒效果很好。如果你是充滿毒素的酸性體質，發酵蔬菜有助於你恢復平衡。既然發酵蔬菜會觸發排毒作用，一開始可能會攪動腸道的廢物和毒素，以致腸氣增加，但不久你就會發現，排便改善了。如果想緩解腸氣的不適，則可以進行大腸水療法和灌腸。

▌如何製作發酵蔬菜？

發酵蔬菜以高麗菜絲做成，或者結合高麗菜和其他蔬菜，將其放入密封罐密封好，在室溫發酵幾天或更久的時間，蔬菜的天然好菌會迅速降低 pH 值，營造出適合好菌繁殖的酸性環境，同時蔬菜會變得更軟、更美味，有點像「醃漬」的過程。

密封罐可以是玻璃或不鏽鋼材質，採用大約一至一點五公升的容器，以塑膠環（或橡膠環）和卡扣式蓋子封住。室溫大約是攝氏二十一度，至少發酵三天，我們偏好六至七天以上，甚至靜置發酵數週。你可以在各個發酵階段試味道，再自行決定發酵的時間。

如果冬天廚房的溫度低於攝氏二十一度，那就用毛巾包住密封罐，放在絕緣箱或保溫箱裡面。夏天蔬菜發酵速度比較快，三至四天就可以吃了。

這段發酵期正是好菌的全盛期，不僅拚命繁殖，還會把糖分和澱粉轉為乳酸。等到初期發酵階段告一段落，就可以把發酵蔬菜放進冰箱，好菌活動就會趨緩。

低溫會大幅降低發酵的速度，但並不會完全終止。即使發酵蔬菜放在冰箱數個月也不會壞掉，反而會像美酒一樣，越沉越香，越放越好吃。

發酵蔬菜只要做法正確，至少可以保存八個月。

發酵蔬菜不一定要添加「發酵菌元」，但是我們建議你這麼做，只是想確保有吃苦耐勞的好菌株（胚芽乳酸桿菌），來開啟蔬菜發酵的過程。

▌享用努力的成果

等到你掌握基本製作技巧，就可以開始發揮創意了！

試試看不同的蔬菜組合，也可以加入深綠色的葉菜類，如羽衣甘藍和甘藍葉菜。一些海菜，例如珊瑚草、海帶芽、羊栖菜和荒布，浸泡瀝乾後切一切，都可以做成發酵蔬菜。此外，也可以添加你最愛的香草（乾燥或新鮮皆可，如蒔蘿或藏茴香）、種子和杜松果。就連檸檬汁也可以加到「醃汁」（brine）中。你也可以不要用高麗菜，就直接做一批發酵蘿蔔。

我（唐娜）的朋友辛西亞・漢彌爾頓（Cynthia Hamilton）住在洛杉磯，開課教大家如何製作發酵蔬菜，她也在販售發酵蔬菜，取名為「益生沙拉」。辛西亞最近令我大開眼界，她以大頭菜、西洋芹、大蒜、薑和青蘋果，研發出新的發酵蔬菜菜單，實在太美味了！

別害怕青蘋果有一點甜分，反正微生物叢會把它吃光光，等到你吃發酵蔬菜時，糖分早就不在了（如果你有很棒的新菜單，想要跟世界上其他的人分享，請寫信或 Email 給我們，我們很樂意分享在網站上）。

你可能會覺得自己做發酵蔬菜很麻煩。那好吧，也是可以用買的，但店裡販售的發酵蔬菜都是小包裝，如果很多人要吃，就很花錢了，也不可能像自己做的，可以吃到「有療效的量」。我們有個建議：跟親朋好友籌備一場「發酵蔬菜派對」，找個週末下午聚在一起，一邊切菜包菜，一邊笑開懷，還要讓每個人拿到足夠的發酵蔬菜，以便撐到下一場發酵蔬菜派對，這樣你和所愛的人就可以經常吃到最有療效、最經濟的食物。

▌發酵蔬菜的攝取祕訣

只要你有吃蛋白質或澱粉，就至少要吃半杯發酵蔬菜。發酵蔬菜的菜汁

也可以取代蘋果醋或檸檬汁，添加到沙拉醬之中，也可以直接加到沙拉裡，或跟酥脆的藍色玉米片一起吃。

千萬不要加熱發酵蔬菜，否則會殺死寶貴的酵素和好菌。

如果把發酵蔬菜放在室溫下一陣子，好菌就會活過來，然後開始迅速繁殖，這也是為什麼有時候一打開罐子，發酵蔬菜會突然溢出來，不斷往上冒泡的原因。

這是好事呀！這表示你這批發酵蔬菜充滿活菌，準備到你的消化道去勞動，建立全新的體內生態了。

▌兩份初學者的製作菜單

想製作很美味卻有療效的發酵蔬菜，一大祕訣就是採用現摘的有機乾淨蔬菜。

蔬菜清洗後，以離心力旋轉脫水。清洗設備可是馬虎不得，所有設備都要用很高溫的熱水洗過。

版本一：

三顆綠高麗菜，用食物處理機切絲。

一球羽衣甘藍，用手掰碎。

以下可有可無：兩杯海帶芽（浸泡後再測量），瀝乾再切，加上一大匙去刺的蒔蘿子。

版本二：

三顆綠高麗菜，用食物處理機切絲。

六條大胡蘿蔔，用食物處理機切絲。

三吋（約七點六公分）長的薑，削皮再切碎。

六瓣大蒜，剝皮再切碎。

作法：

1. 把所有食材放入大碗。

2. 從裡面舀出幾杯，倒入調理機中。

3. 添加足夠的過濾水製作「醃汁」，打成濃稠的醬汁。混合均勻後，把醃汁倒入剩餘的蔬菜中（如果有發酵菌元，可同時加入，請參考下面的說明）。

4. 混合完畢後，倒入玻璃或不鏽鋼的密封罐。用拳頭、木杓或馬鈴薯壓泥器把蔬菜壓緊。

5. 只裝九分滿，大約在上方預留約二吋（約五公分）空間，讓蔬菜有機會膨脹。

6. 把幾片高麗菜葉捲成緊實的「圓柱」，填補上方預留的二吋空間，再把罐子蓋緊。

7. 蔬菜至少要在室溫下靜置三天，能靜置一週更好，再放入冰箱冷藏，可以放緩發酵的速度。好好享用吧！

若使用發酵菌元：

用四分之一杯溫水（約攝氏三十二度）溶解一包菌元，再加入少量的糖來餵食菌元（試試看原蔗糖、原蔗黑紅糖、蜂蜜、龍舌蘭糖漿）。菌元和糖混合之後，靜置大約二十分鐘或更久的時間，胚芽乳酸桿菌等好菌就會「醒過來」開始狂吃糖，最後再把發酵菌元加入醃汁（步驟三）中。

超級食物：青椰子

大發現通常來自無意間的接觸，以及一些創意實驗。洛杉磯地區的生機飲食中心 Living Lighthouse 的老闆唐・金森（Don Kidson），讓我（唐娜）發現了青椰子的價值。

大多數美國人都看過、也嚐過成熟椰子（棕色毛茸茸）的椰汁和椰肉，青椰子也是椰子，只是熟度比較低，有時候會先去掉青色的外殼，再運到美國市場販售，所以青椰子要不是綠殼，就是外殼已經去掉，只剩下白色「外皮」，大型連鎖超市的農產品區可能會有販售，亞裔、拉丁裔等族群的超市或農夫市集也會賣，不少健康食品店也會因應客戶的要求進貨。

　　雖然青椰子的椰汁富含維生素 B 和礦物質，但我知道因為甜分太高，所以沒有療效，喝了反而會讓血液太過酸性，進而助長病原體和癌症細胞，於是我心想，不如把發酵菌元加入青椰子汁「進行發酵」，我知道，這是有益微生物叢增生的絕佳介質。

　　一個在馬里布（Malibu）的美好夜晚，我和唐，還有兩位好友，把菌元和椰子汁加在一起，靜置二十四小時，最後很滿意我們所創造的東西，糖分都不見了，只剩下酸酸的汁液，就像香檳一樣的氣泡飲，類似氣泡酒。從此以後，我和唐開始教許多人複製這個偉大的發現，而且大家喝了都有神奇的效果。

▍饗受椰子克菲爾

先說說椰子克菲爾的好處：

1. 完全克制對糖的慾望，想想看會有多少好處！
2. 幫助消化所有的食物。
3. 有「整」腸效果，甚至可以瘦小腹！
4. 可以為肝臟排毒。中醫說，肝臟掌管著皮膚、眼睛和關節。椰子克菲爾可以緩解疼痛和關節痛，不少人也反映氣色變好，皮膚的肝斑也消退了，皮膚的贅瘤、痣或疣也減少並消失，視力也變好了。
5. 富含珍貴的礦物質，包括鉀、天然鈉、鈣和錳，這也是為什麼頭髮、皮膚和指甲會變得更強韌，甚至有更亮麗的光澤。
6. 對於內分泌系統有益，有排毒效果，包括腎上腺、甲狀腺、腦下垂體和卵巢。女性喝了會覺得經期比較順，至於提早進入更年期的婦女，也能重新會找回每個月一次的排毒機會。
7. 會提振活力，帶給你全新的健康感受。

青椰子可以做出幾種美味的食物。你可以發酵椰子水（不是「椰奶」），將之變成美味又有療效的克菲爾。你也可以吃特殊的椰肉，有著布丁柔軟的口感，椰肉富含蛋白質和酵素，又很好消化。

椰子就如同其他種子和堅果，也是屬於蛋白脂肪，但椰子還是月桂酸和辛酸的絕佳來源。

你可以直接用湯匙挖果肉生吃，但我們建議發酵過再吃，否則裡面會有太多糖（參見下一頁的指示）。椰肉發酵過，就會變成克菲爾「起司」，這可是沙拉醬和沾醬的絕佳發酵基底，不然也可以直接吃，就像在吃優格，只不過不含乳製品，不妨加點甜菊增添甜味，或者添加自己最愛的香精，吃起來就像奶油布丁。

▋如何打開椰子？

製作克菲爾，首先要從青椰子中取出一杯至一杯半的椰子水。把十字螺絲起子置於椰子的尖頭，再以鐵鎚敲擊數次，直到在椰子殼打出一個洞，想辦法把這個洞弄大一點。以同樣的手法，在第一個洞附近再打一個洞，接著翻轉椰子，在前兩個洞的另一側打第三個洞。現在倒轉椰子靠在玻璃罐或五百毫升的玻璃量杯上，讓椰子水慢慢滴乾。

大約三顆椰子的椰子水，搭配一包菌元。椰子水要先稍微加熱到攝氏三十二度，然後把溫椰子水倒入玻璃罐，再加入菌元。把椰子水放在溫暖而穩定的環境（攝氏二十一度）連續三十六小時，當發現顏色變成乳白色時，就知道發酵完成了，通常上面還會有一點冒泡或泡沫，這表示微生物叢把大多數糖分都發酵了。

喝起來一定要有酸味和濃烈的氣味，這也表示糖分完全消失了，我深信這種美好的新克菲爾很有效。就算行程滿檔，我還是非喝不可，它的療效值得我花時間製作！

若要製作第二批椰子水克菲爾，不妨從第一批半加侖（將近二公升）的克菲爾留下大約四十毫升，把其中的好菌轉移到第二批半加侖的克菲爾中。照這個方法連續做七次，只要一包菌元即可。第二批克菲爾的發酵時間直接會縮短為二十四小時，因為微生物叢已經「醒過來了」，馬上可以開始處理糖分。

每次添加菌元之前，最好先把椰子水加熱到攝氏三十二度，這樣微生物叢就會快點清醒，開始吞食糖分，接下來把玻璃罐放入絕緣容器內，把發酵期間的溫度維持在攝氏二十一度。

取得美味的白色椰肉就比較辛苦了，但是大約八小時就可以發酵完成，變身美味而柔軟的「布丁」或「起司」。我們建議用菜刀和鐵鎚，把椰子殼一分為二，用湯匙挖出柔軟的果肉，清除任何棕色的殼渣，把果肉放入食物調理機，加入足夠的水，打成濃稠又滑順的布丁，然後在椰肉泥中加入幾大匙發酵完成的椰子克菲爾，或者在椰肉布丁添加菌元，放在攝氏二十一度的環境，連續發酵八小時。

▋享用椰子水克菲爾

記住了，現在你的療癒武器庫又多了兩種發酵食物，你可以設計各種食用的方式。用餐時，搭配半杯椰子水克菲爾，可以有效幫助消化，想要的話也可以添加薑、甜菊、檸檬和／或萊姆。睡前喝半杯，有助於建立健康的體內生態。

歐洲方面的研究指出，睡覺平躺時，微生物叢繁殖的速度會加快。在早晨喝半杯椰子水克菲爾，外加不加糖的蔓越莓汁或黑醋栗汁，就是很棒的提神水。

到了人體平衡飲食的第二階段，你開始在早餐吃一點水果，椰子水克菲爾的微生物叢便會大肆享用水果的糖分，只留給你水果的維生素和礦物質。

如果你體內生態缺乏熱愛乳製品的微生物叢，因此深受乳糖不耐症所苦，那就開始喝青椰子克菲爾和青椰子克菲爾「起司」，為自己的身體增加這些微生物叢吧！

接下來就可以慢慢試喝有機的奶克菲爾（下一章的主題），並且慢慢的增量，再過不久，就會發現自己可以大肆享用奶克菲爾了。

第十五章／
克菲爾的魔力

　　自從這本書出版之後，全世界就有無數人發現人體平衡飲食對他們的好處。我們收到無數的信件，讓我們知道有很多人的身體變好了，因此感到十分欣慰。

　　不少讀者回報有明顯的進步，甚至說自己「痊癒了」，有些人的症狀消失了，也有人突然感覺好多了。但是，只要不照著人體平衡飲食去做，症狀又會復發。

　　另一方面，也有一大群人消化問題並沒有解決，或者體重意外下降，這些都表示體內生態還沒完全復原，還需要一些額外的幫助，同時也表示，就連最健康的食物，也可能直接從身體排出，營養素並沒有好好地被吸收。

　　如果有這種事，唯一的方法就是繼續療癒，而且要更加的專注，盡快恢復體內良好的生態，讓消化道好好吸收食物。別忘了，唯有體內生態復原了，你才會真正的好起來。

　　我們會持續地強調人體平衡飲食、益生菌、發酵蔬菜和青椰子發酵食物等，但現在要向大家介紹克菲爾。這是一種很棒的古老食物，我們認為可以幫助許多人挺進療癒的最後階段，恢復消化道的健康，還讓你目前所做的任何努力都有加乘效果。

唐娜的故事

多年前，我初次接觸克菲爾，當時並不清楚、也不懂得欣賞它的價值。有一位優秀的大腸治療師向我提起克菲爾，尤其是用羊奶做的，對身體很好，有整腸效果。我搜尋一下，發現賓州的養羊人家有做起司，他們的克菲爾很美味，所以我訂了一些想試試看。

但是，我心中有著高度存疑，畢竟他們的克菲爾是奶做的，這一點讓我覺得不安心。奶會產生黏液，餵養念珠菌，況且中醫說，奶還會造成「濕」黏體質，加上我一直有乳糖不耐症，也對奶過敏，所以即使喜歡喝，也馬上把克菲爾打入冷宮。

後來一如往常，總會有一些徵兆出現，暗示我要敞開心胸，迎接新的可能性。我偶然打開電視（我很少看電視），看到一個節目介紹生長在加拿大湖泊的魚，每當酸雨讓湖水 pH 值升高時，這種魚就會分泌黏液來保護自己。數天後，我跟朋友一起吃中餐，朋友的女兒買一本書回家，書中說到魚類擱淺時，就會全身覆蓋黏液來保護自己，好等待漲潮時把自己安全送回大海。我這才恍然大悟，原來黏液其實有保護作用。經過多一點反思，我總算想起來，宇宙的萬物都有正反兩面，只是我一直太強調黏液的負面。

於是我把這個訊息放在心上。隨著收集更多克菲爾的資料，拼圖也越來越完整。舉例來說，我知道新生兒剛出生時並沒有體內生態，必須在出生後幾個月建立完成，大自然讓所有哺乳類的新生兒都有母乳可喝，母乳會留下一層乾淨的黏液，讓好菌有地方增長。母乳也是絕佳的保護劑來源，例如母乳內含月桂酸，這可是強大的抗微生物劑，有助於弱化病原菌、念珠菌、真菌和一些病毒。這一切會持續保護著嬰兒，直到好菌建立體內生態，以及免疫系統趨於成熟。

當我一一收集起這些真相，我總算明白：

1. 黏液其實是分成乾淨的黏液以及有毒的黏液，乾淨的黏液是好的。
2. 好的黏液會覆蓋和保護消化道的內壁。
3. 念珠菌有觸手可以鑽入腸壁，但是好菌沒有，所以有賴乾淨的黏液吸

住它，同時提供溫暖而酸性的生長環境，當然也少不了母乳的糖分
（乳糖）。

所以，我不得不承認，黏液是健康體內生態的重要一環。

有念珠菌症的人，體內生態很不健康，真菌或念珠菌大肆生長，腸道充滿毒性。為了療癒身體，必須先做好大腸排毒，控制念珠菌增生，然後還要重建充滿好菌的體內生態，等到了療癒過程的第二階段，念珠菌症患者就好比新生兒般，會有活躍的體內生態，可以吸收營養，打造健康的免疫系統，從此過著長壽又豐富的人生。

我越來越清楚，克菲爾有強大的療癒力，它的通便效果有助於淨化大腸，其有益的細菌和酵母菌則有助於控制病原菌，把優質的新生命力引進大腸，而且發酵過的克菲爾，比牛奶更有益健康。

古時候，歐亞大陸的高加索人把克菲爾視為上天的禮物，大概是「上天」看顧人類，在人類最迫切需要的時候，提供了如此神奇的食物，但願我可以學習製作克菲爾，測試我的理論。問題是，沒有人擁有菌種或菌元，也幾乎找不到相關資訊，僅有少數人知道克菲爾，卻又不願意分享「機密」，還好後來有奇蹟發生！

《90% 女人都會忽略的恐怖疾病》第一版出版後，我整個人很疲憊，決定讓自己的心休息一陣子，為自己重新充電，順便感謝這本書出版大賣。我去了日本的聖地，參加向人類誕生致敬的典禮。我日本仙台的朋友，在典禮前一天傍晚跟我會合，還帶來素未謀面的葵太太。朋友告訴我，他的朋友覺得自己非來不可，還帶來一樣我需要的東西，萬萬沒想到，竟然就是克菲爾的菌種，裝在棕色壺裡的牛奶培養著。葵小姐打開壺，拿著濾網和湯匙，教我怎麼製作克菲爾。

我的祈禱終於獲得了回應！我充滿驚奇的把克菲爾帶回房間，但還不知道我收到的禮物有多好。我吃了克菲爾，喜愛那個口感，也終於在令人疲倦的旅行後，再度感受到滿滿的活力。

回家之後，一切水到渠成。我開始每天製作克菲爾，起初還有所懷疑，畢竟這是我對新食物一貫的態度，所以我未向任何人提起。每天早上我都喝

一杯，不到兩週，竟然變得超有活力。人超過五十歲（我就是），只要吃錯食物，外表馬上就看得出年紀，但沒想到喝了克菲爾，我每天都變得更年輕，其他人也注意到了，老是說我氣色真好，這可是任何女生都抗拒不了的好處。有一天，一位採用另類療法的女性打電話給我，訴說她秉持人體平衡飲食的原則，來療癒非何杰金氏淋巴瘤（Non-Hodgkin lymphoma）。結果實驗室檢驗報告出來時，沒有發現任何癌細胞，但我還是覺得她說話有氣無力，直覺就想到克菲爾對她有幫助。

果不其然！兩週後，她又打電話給我，聲音有了很大的改變，她說自己好多了，自那一天起，我就開始向越來越多的人推薦克菲爾。

有陰道念珠菌感染的女性，也說克菲爾治好了她們的感染。有飲食失調的年輕女性，以及有克隆氏症、胃病、胃潰瘍、憩室炎、憂鬱和便祕的人，都表示照著人體平衡飲食去做，在早餐喝克菲爾之後，身體也越來越好了。

我超級推薦克菲爾，這是有營養又很美味的食物。如果你的身體準備好了，你也覺得自己可以吃了，克菲爾將會是你增進健康和免疫力的關鍵。當你閱讀這本書，並開始喝克菲爾後，你就會明白我所說的。克菲爾是以古老的方法治好現代的疾病：不愧是天上掉下來的禮物。好好享用吧！

什麼是克菲爾？

克菲爾是富含微生物的發酵食物，有助於恢復體內生態，內含有益酵母菌和好菌的菌株（兩者是共生關係），因此有抗生的效果。這是天然的抗生素——而且是奶製品！克菲爾有點像優酪乳，只是口味更酸、更清爽，也更有療效。

人體平衡飲食不建議吃乳製品，因為這類食物內含乳糖，會成為念珠菌的食物，也會產生黏液，但是克菲爾不會餵養念珠菌，就連有乳糖不耐症的人吃了，通常也不會有問題，這是因為在克菲爾生長的好菌和有益酵母菌消耗了大多數的乳糖，進而製造強大的酵素（乳糖分解酵素），來消耗發酵之

後仍殘留的乳糖。沒錯，克菲爾會產生黏液，但只要遵照簡單的食物搭配原則（待會有更多介紹），就只會有微量的黏液。

我來公布原因吧！克菲爾之所以有效，就是因為只會產生微量的黏液。克菲爾產生的黏液是「乾淨的」，會覆蓋在消化道的腸壁，讓好菌有一個可以安頓和定居的巢穴，這會讓你攝取的益生菌更加強大：現在他們更有機會站穩腳跟，在你的腸道內迅速繁殖，「讓你的錢花得很值得」。

對了，克菲爾可以用各種奶來製作，不管是牛奶、羊奶或豆奶都可以。

克菲爾向來要用白色膠狀或黃色粒狀的「菌種」，這菌種包含細菌／酵母菌的菌叢，混合酪蛋白和多醣（複糖），看起來就像一片珊瑚或一小團花椰菜，大小不等，小至穀粒，大至榛果。部分菌種會長成一大片，大到可以覆蓋你的手。克菲爾以外的發酵乳並不會產生菌種，也不會內含有益的酵母菌，所以克菲爾的製作過程真的很特別。一旦菌種把好菌導入克菲爾中，便完成了發酵奶的製作，飲用前要先用濾網把菌種撈起來。撈起來的菌種可以洗過，再加到下一批的乳品中，不斷重複發酵。

克菲爾的菌種有點難搞，從清洗到加入下一批乳品的過程十分容易受污染，況且你看不到菌種上面長的胚芽乳酸桿菌和酵母菌，也就無法確定是不是你要的微生物叢。換句話說，你不會發現乳桿菌正在排擠酵母菌（有時候會很凶悍）。所以，為了避免做好的發酵乳到頭來並不是克菲爾，請注意「菌元」的選用。

■ 克菲爾和優格比一比

專家認為，克菲爾比優格更有營養價值，克菲爾活躍的酵母菌和細菌擅長消化你所吃下的食物，維持大腸環境的清潔和健康。

優格是把發酵菌元加入乳品，再稍微加熱到一定的溫度。克菲爾也要加入菌種或菌元，但不用加熱，只要你買得到安全可靠的新鮮生乳，克菲爾就可以為你保留高溫殺菌所可能破壞的酵素，而且克菲爾「發酵」時，就直接放在廚房工作檯，在室溫下發酵大約十六至二十四小時即可。

等到你的體內生態復原了，你就可以好好的消化優格，善用裡面的好菌，但還是以克菲爾優先吧！克菲爾的好菌和酵母菌，對於復原體內生態不可或缺。我們把這些菌比喻成特種部隊，可以迅速啟動療癒過程，有效率的完成使命。

有些健康食品店可能會販售克菲爾，但是要仔細看標示，除非它的菌種有好菌和有益酵母菌，否則大多都只是優酪乳而已。

▌好菌的益處

健康的腸胃會有四百多種有益的微生物，所以，為什麼不給牠們最佳的生存環境呢？我們之前說過，克菲爾會留下一層乾淨的黏液，讓好菌有地方蓬勃生長。如果先建立友善的環境，當你攝取益生菌（從健康食品店購買的好菌）後，益生菌會更快發現適合居住的家。

你幾乎可以每天在自家廚房自己做新鮮的克菲爾，這樣你的腸道隨時就會有好菌和有益的酵母菌，並做好牠們的工作。

等到人體平衡飲食、發酵蔬菜、青椰子克菲爾和克菲爾起司、益生菌和奶克菲爾幫助你恢復體內生態平衡後，你的腸道就會充滿有益的生物，你就更能夠享用內含天然糖分的食物（水果、全穀類、較甜的蔬菜，如山藥和蒲芹蘿蔔等），也可以偶爾大吃真正的甜食，如一片蛋糕或糖果，反正好菌會先吞食這些糖分，只留下一點糖分進入身體其他部位。我們當然不支持內含精製糖的食物，但預先做好準備和「裝備齊全」又不會有什麼損失。只是弔詭的是，當你吃了發酵食物後，你就不會想再吃碳水化合物和糖了。

如果你擔心孩子想吃（和常吃）甜食，克菲爾特別有助於建立和維持強大的免疫力。添加有天然甜味的香草甜菊，以及不含酒精的水果香精或香草，就可以做出小孩喜愛的克菲爾甜食，甚至可以冷凍起來，做成克菲爾冰棒（但會凍死部分微生物）。

所有發酵食物（包括克菲爾）都可以保持大腸和小腸清潔，杜絕寄生蟲。好菌會在大腸製造乳酸，平衡大腸的 pH 值。這種酸性環境讓寄生蟲等

不好的生物無法生存，克菲爾有益的酵母菌和細菌也會準備好突襲寄生蟲的卵或幼蟲，讓牠們沒有機會坐大增生。

克菲爾酒精含量有 0.02%（酵母菌所產生的）。雖然克菲爾在製作期間屬於酸性，但喝下肚就會變成產鹼食物，可以把血液維持在微鹼性，保持身體的健康。

克菲爾有益的細菌和酵母菌，就像是其他益生菌（如嗜酸乳桿菌和比菲德氏菌）的先遣部隊。克菲爾會先「掃蕩敵人」，為新的好菌聚落建立乾淨而健康的居住地，這樣，當新移民（如你在健康食品店購買的益生菌，或者吃發酵食物後身體自行製造的好菌）抵達時，就會留下來並蓬勃生長，讓你的投資有更好的回報。

新的醫學研究發現，胃潰瘍的罪魁禍首通常是叫做幽門螺旋桿菌（Helicobacter pylori）的病原菌。 現在為了殺死這些入侵者，都是採取昂貴的抗生素療法。然而，克菲爾其實就可以避免胃潰瘍的發生，別忘了抗生素同時會殺死好菌和壞菌，所以當你不得不服用抗生素，更要持續實行人體平衡飲食，善用發酵蔬菜、椰子克菲爾和奶克菲爾，當然還有益生菌來重建體內的生態。

我們發現，無論是哪一種克菲爾，對於緩解腹瀉都有幫助，腹瀉是愛滋病患者以及癌症患者接受化療或放療時常有的症狀。

▊ 營養價值

奶克菲爾屬於完全蛋白質，具備各式各樣的必需氨基酸。克菲爾的好菌會在你飲用前，就把蛋白質稍微消化過，讓你可以更好消化。攝取大量蛋白質可是收關療癒的成敗，身體也要有足夠的礦物質，才有辦法吸收蛋白質。克菲爾剛好也有礦物質，無論奶克菲爾或青椰子克菲爾都有豐富的鈣和錳。

奶克菲爾所內含的必需氨基酸，稱為色胺酸（Tryptophan），跟鈣和錳結合之後，有助於鎮定神經系統。有些人把克菲爾稱為「大自然的鎮定劑」或「大自然的百憂解」，它的鎮定效果對於容易緊張的人、過動兒或者有睡

眠問題的人（如老年人）都很好。身體會把色胺酸轉為血清素（Serotonin），
一種稱為神經傳導物質的重要化學成分。體內的色胺酸維持平衡，便可以治
療憂鬱和便祕、促進睡眠、避免在夜間夢遊。此外，克菲爾富含的維生素
B_{16}，也有助於把色氨酸轉為血清素。

克菲爾也含有大量的磷，這是人體第二多的礦物質。磷有助於吸收碳水
化合物、脂肪和蛋白質，來促進生長、維護細胞和產生活力。如果人體缺乏
磷，有可能會食慾不振。

克菲爾和維生素 B

念珠菌症患者通常缺乏維生素 B 和 K，畢竟腸道要有足夠的好菌，人體
才能夠善用這些維生素。當你開始吃克菲爾，身體很快就會製造足夠的必要
好菌。維生素 K 有助於凝血，也可以利尿，舒緩經痛，增加活力和壽命，強
化肝臟功能。

克菲爾還會提供另一種維生素 B，又稱為「生物素」（biotin），這剛
好是念珠菌症患者所缺乏的。生物素是輔酶（coenzyme），有助於製造脂
肪酸，也有助於脂肪酸和碳水化合物氧化。生物素不足時，身體製造必需脂
肪酸的功能就會受損。生物素也有助於身體吸收蛋白質和其他維生素 B：葉
酸、維生素 B_5 和 B_{12}，所以人體一缺乏生物素，便可能會肌肉痠痛、食慾不
振、皮膚乾燥、缺乏活力、憂鬱和神經系統緊繃。

克菲爾是維生素 B_{12} 的絕佳來源，B_{12} 又是長壽的關鍵，還是唯一含有
必需礦物質的維生素。B_{12} 無法人工合成，就像青黴素只會在細菌或黴菌上
生長。B_{12} 攸關神經組織的正常代謝，還有血紅素的生成。B_{12} 也會提升免疫
力，一直被用來提振活力和抗過敏，也是人類正常生長所需的元素，是生育
和懷孕期間不可或缺的營養素。此外，B_{12} 也會跟葉酸等維生素 B 合作，加
速合成膽鹼（choline），膽鹼可以溶解脂肪和膽固醇，是傳遞神經脈衝的幕
後功臣，膽鹼也有助於調節腎臟、肝臟和膽囊的功能，可避免產生膽結石。

B$_{12}$ 有助於吸收或轉化胡蘿蔔素，可以幫助身體組織吸收維生素 A。B$_{12}$ 也有助於製造 DNA 和 RNA，有了這兩項遺傳物質，身體吸收養分時，B$_{12}$ 才能夠跟鈣質結合，進而對身體發揮正面效益。大自然都把這些元素放進了克菲爾。

克菲爾也富含維生素 B$_1$，維生素 B$_1$ 又稱為「提振士氣的維生素」，因為 B$_1$ 對神經系統和心態有益。B$_1$ 也跟學習力有關，關乎孩童的生長，還可以改善腸胃和心臟的肌肉張力，也是穩定食慾和促進消化不可或缺的維生素，尤其是消化碳水化合物、糖分和酒精。

牛奶做的克菲爾是葉酸的絕佳來源（懷孕婦女最好要攝取葉酸，以避免胎兒脊椎畸形）。

對整體健康的好處

克菲爾可以克制食慾，因為一達到體內平衡，就沒有營養不良的問題了，身體也會感覺獲得滋養。

克菲爾有「酸」味。中醫理論說，體內平衡需要攝取五味，但酸味在美國的飲食中並不常見，克菲爾剛好可以補足這部分。

克菲爾對皮膚也很好，可讓皮膚保濕柔滑，久而久之，你會發現毛細孔變小了。你也可以把克菲爾拿來塗敷，有助於肌膚的保濕，對於油性肌膚很有幫助。發酵乳含有乳酸，這可是現代化妝品常有的天然果酸之一。

克菲爾也可以用來冷卻身體，不管是發燒，或是皰疹發作和愛滋病所導致的體熱，都適合飲用克菲爾。

克菲爾也可以在抗生素療程後，重建腸道的好菌。所以，克菲爾堪稱「大自然的抗生素」，可以降低未來對抗生素的依賴。

克菲爾的好菌也會自動出現在陰道，再不然，你也可以把克菲爾當成私密處的沖洗液，直接把好菌帶入陰道。

雖然大腸水療會清除大腸的病原念珠菌，但是念珠菌也會棲息在小腸

裡。而發酵食物在大腸和小腸都有排毒作用，一旦大腸和小腸都沒有病原體，只有有益的微生物，肝臟就會運作得更好。

青椰子克菲爾和奶克菲爾都可以改善口氣、促進排便、改善糞便的氣味，進而解決腸胃脹氣的問題。

如何開始吃克菲爾？

有些人可以馬上開始吃克菲爾，但有的人卻必須慢慢來。念珠菌症患者的腸壁會滲漏，所以要先治好腸漏症（leaky gut syndrome），才可以開始喝乳製品做的克菲爾，以免奶克菲爾的蛋白質（酪蛋白）從腸壁漏出，進而造成更嚴重的問題，如過敏。（注意：青椰子克菲爾和克菲爾起司不含酪蛋白，就算剛開始實行人體平衡飲食也可以吃，這兩種克菲爾會把喜愛乳製品的好菌帶到腸道，讓你可以安心喝奶克菲爾，更好消化。）

一旦你的腸壁不再滲漏（要連續實行人體平衡飲食八至十二週），先試試看在早晨空腹時喝一百二十毫升的克菲爾，之後再慢慢增加飲用量，直到你可以喝得更多為止。

人體平衡飲食專為腸壁「滲漏」發炎的患者量身打造；我們所推薦的發酵食物，例如發酵蔬菜和青椰子克菲爾，也是建立健康腸道的利器。

此外，念珠菌症患者正是中醫所說的痰濕體質。只要是沒有發酵過的乳製品，或者乳製品沒有搭配正確的食物食用，都可能導致更痰濕的體質，製造過多的黏液。

那麼，在改善痰濕體質時，該如何慢慢開始吃克菲爾：
- 吃人體平衡飲食所建議的食物，有助於治療腸漏症，因為具有「乾燥」作用。
- 秉持正確的食物搭配技巧，以免克菲爾產生黏液（參見下述）。
- 飲用大量的水，吃泡過和煮過的穀物，為大腸增添濕度和纖維。
- 清理大腸，如果大腸沒有阻塞，就能夠更快地消化克菲爾。我們發現

吃克菲爾不適的人，通常都是沒有按照我們的建議淨化大腸。除了淨化大腸外，你可能也要為大腸和小腸補充大量的嗜酸乳酸桿菌和比菲德氏菌，因為這些美好的細菌都有助於清理消化道，以及改善消化道的健康。

● 一定要有適量的運動。運動可以刺激大腸，促進排便。

● 如果你發現喝牛奶會讓身體產生黏液，那就用羊奶製作克菲爾。母乳是產鹼食物，羊奶也是，反之，牛奶是產酸食物。這就是為什麼有些人會覺得羊奶比較好消化的原因。羊奶也比牛奶有更多的鈣、錳、磷和鉀，但因為羊奶不含葉酸，所以懷孕和哺乳的媽媽喝羊奶的話，就要考慮補充葉酸，吃綠色蔬菜、綠花椰菜、根莖類和全穀類（發酵羊奶也需要比較多的菌元）。羊奶的脂肪分布均勻，無法另外分離出來，如果你還不太能夠消化脂肪，最好選用無脂肪或低脂的牛奶克菲爾，牛奶的脂肪會浮在最上面，很容易分離。牛奶或羊奶的生乳，也會比滅菌過的容易消化得多。

■ 克菲爾的食物搭配原則

盡量用最新鮮的乳品製作克菲爾（生乳最佳），然後加入：

● 生蔬或清蒸蔬菜（試試看我們的克菲爾沙拉醬，或者依照我們的食譜，製作生蔬的克菲爾沾醬）。

● 酸（酸味）的水果，如草莓、檸檬、萊姆、葡萄柚、鳳梨、蔓越莓或藍莓。

● 浸泡過的堅果或種子。

克菲爾果昔特別美味，也是小朋友很喜歡的早餐，一開始可以添加不含酒精的香精，但隨著孩子的身體狀況變好，就可以添加酸的水果，只要把克菲爾、你最愛的漿果或香精，以及甜菊混在一起就好了。小孩吃的克菲爾果昔「必須」加一點非精製的亞麻仁籽油，尤其是有濕疹和注意力不足、過動症的孩子。

為了避免克菲爾在體內產生太多黏液，不要跟動物性蛋白質（堅果和種子就沒關係）或澱粉一起吃。

世界上有人整天都在吃克菲爾，就連飯後也吃克菲爾來幫助消化，雖然我們並不建議這麼做，但還是要看個人的狀況。有些人會在睡前一小時喝克菲爾，說這樣有助於放鬆和入睡，別忘了，克菲爾可是富含色胺酸。

在食物搭配原則那一章，我們建議吃完乳製品後，要等三小時才可以吃動物性蛋白質或澱粉，但因為克菲爾的蛋白質預先消化過了，裡面有益的酵母菌和好菌也可以幫助消化，所以只要等四十五分鐘至一小時，就可以吃別的東西了。

克菲爾是很棒的早餐，對小孩來說，這比傳統玉米穀片或夾心餅乾好太多了。

▌克菲爾飲料可用的食材

請盡量用最新鮮的乳品來製作克菲爾，下面的食材可以盡量添加：
- 非精製油或複方油可以加到一大匙，如亞麻仁籽油、烘焙南瓜籽油或 Barlean's 女士配方油膠囊。
- 一小撮海鹽，可平衡克菲爾的油脂，還能達到鹼性平衡。
- 酌量卵磷脂粉，因為卵磷脂有助於消化脂肪。如果你用脫脂奶製作克菲爾，唯一的油脂只會來自非精製油，但好菌喜歡有一點脂肪，所以還是需要脂肪含量有 2%，或 100% 的乳品，做出來的克菲爾才會比較好喝。
- 纖維（亞麻仁籽）、嗜酸乳酸桿菌、比菲德氏菌和身體生態公司的 Eco Bloom（作為好菌的食物），都是很棒的添加物。
- 益生菌，如果你現在有在服用的話。
- 天然香精或香草，如肉豆蔻、肉桂，或是不含酒精的香草或水果香精（桃子、草莓、檸檬、萊姆、覆盆子、柳橙和橘子）。
- 無熱量的代糖，如甜菊。

我適合喝克菲爾嗎？

　　有些人認為只有新生兒應該喝奶和乳製品，既然動物長大了都不再喝奶，人類長大了自然也不應該喝，也有人是基於道德考量來反對乳製品，所以你要為自己作決定。

　　搞不好你喝了克菲爾效果非常好，想要一直喝下去，或者你可能擔心它會產生黏液，只想喝一小段時間，又或者你最適合一週喝二至三次。

　　發酵食物如發酵蔬菜、克菲爾、味噌或天貝，在亞洲傳統飲食中，可是真正健康飲食的關鍵元素。從我們出生的那一天起，直到我們嚥下最後一口氣，都在不斷地把好菌引進腸道。研究顯示，如果停止吃益生的產品或食物，糞便中就不會有好菌。

　　我們只推薦特別有療癒效果的食物，但我們也強調，要相信身體訊息所隱含的智慧，學習聆聽身體所透露的跡象和訊號。

警告！

▌便祕

　　雖然大家向來都稱讚克菲爾可以通便，但仍有少數人吃了會便祕，這可能是他們缺乏消化酪蛋白或乳脂肪所需的酵素，不妨試著用脫脂有機奶製作克菲爾，同時服用酵素（內含鹽酸和胃蛋白酶的消化酵素，及內含胰臟酵素的消化酵素胰酶）。奶水也有輕微的脫水效果，請試著用二百毫升的水稀釋一百二十毫升的克菲爾，早上趁空腹時喝一點。

　　請務必添加其他在小腸和大腸蓬勃生長的好菌，尤其是嗜酸乳酸桿菌、乳桿菌，以及各種比菲德氏菌株，這大約要二至三週才會有進步，久而久之，你的消化道才會有更多喜愛乳製品的細菌和酵母菌，這樣你消化乳製品就會更順利。

　　有一個鮮為人知的資訊，你可能會覺得很實用：**跟心情十分有關聯的腦部化學物質血清素，其實主要是在腸胃製造的**。血清素不足時，就容易憂鬱和便祕（因為血清素也會影響腸胃蠕動），而克菲爾富含色胺酸，色胺酸會轉換成血清素，可以治好大部分的憂鬱和便祕，但如果血清素太多，也是會導致便祕。喝太多克菲爾反而會拖慢腸胃蠕動速度，也可能導致便祕。另外，抗憂鬱藥也會導致便祕等腸胃問題，因為會讓腸胃不斷分泌血清素，以致有太多血清素在血液裡持續循環。

　　如果喝克菲爾之後有便祕的問題，那就問自己下列問題：

- 我有攝取足夠的礦泉水嗎？因為奶會讓身體脫水。
- 我有攝取足夠的纖維嗎？克菲爾缺乏纖維，所以一定要吃大量高纖食物：生蔬（新鮮的或發酵的）、沙拉和穀物。
- 我有遵照食物搭配原則嗎？
- 我是否喝太多克菲爾，而忽略了其他餐點？克菲爾是美味又完美的「速食」，一不小心就會飲用過量，而忽略不可或缺的高纖餐點。
- 我有沒有吃甜食和麵食？兩者皆會導致便祕。
- 我有沒有缺錳？奶水富含鈣和磷（有助於骨骼生長），但只有極為少量的錳（所以我們需要錳來幫助吸收鈣和磷），所以吃乳製品只會增加體內的鈣和磷，卻導致鈣和錳更加失衡。身體缺乏錳正是便祕的主因，所以需多攝取富含錳的食物，甚至攝取錳補充劑。

▌牙齒

　　再提醒一次：吃完任何乳製品都要記得刷牙，乳蛋白會生牙菌斑，這會導致蛀牙（任何食物留在口中，沒有經過合適的清理，都可能導致蛀牙）。

▌維生素 C

　　如果你感冒或有其他病症（如耳朵感染），可能已在體內產生了大量黏

液，那就先不要喝克菲爾，而且還要開始服用治療劑量的維生素 C（在腸子可以忍受的範圍內，每天服用數千毫克）。

不可忘記的事情

- 為了飲用富含微生物的強力克菲爾，每隔一兩天就做一批新的克菲爾，盡量使用最新鮮的乳品，這樣品質和味道就有保證。
- 克菲爾是健康的「速食」，吃了有飽足感，有營養又好消化，由於含水量高，也是理想的早餐，最好趁空腹時食用。
- 歐洲和俄羅斯的嬰兒從四個月大起，就開始喝用水稀釋的克菲爾，俄羅斯人知道克菲爾有助於建立健康的免疫系統，每位學齡兒童到學校，都會拿到一杯政府發送的原味克菲爾，如果美國的學校或托兒所也這麼上道，該有多好！
- 如果你有乳糖不耐症，那就試試看克菲爾吧。克菲爾的酵母菌和細菌會預先消化乳糖，其餘再交給乳糖分解酵素處理，一旦體內生態重建完成，你會發現自己更容易消化其他乳製品。

到哪裡買克菲爾？

自家廚房做的奶克菲爾不僅美味，也很經濟實惠，做起來還很好玩。你可以自己選擇乳品的品質和種類，如脫脂、1% 脂肪、2% 脂肪、全脂，牛奶、羊奶、豆奶，甚至生乳（買得到的話）。

好消息是，自己做克菲爾出乎意料的簡單，只要把奶加熱，添加發酵菌元，搖一搖或攪一攪，然後蓋起來，在廚房的工作桌靜置二十四小時。乳品變稠，牙籤可以立在裡面不會倒時，就知道發酵完成了，然後輕輕的搖一搖，放入冰箱冷藏來停止發酵。如果你放在室溫久一點，奶克菲爾就會變成克菲爾起司了。

當然，你難免會想偷懶直接用買的，那就必須看清楚產品標示，確認那

些標示為克菲爾的產品，真的是內含酵母菌的克菲爾。Helios Nutrition 所出產的克菲爾是身體生態公司唯一認證的克菲爾，以菊苣果寡糖製成，這是一種中長鏈的果寡糖[13]（果寡糖會刺激乳桿菌和比菲德氏菌等微生物生長）。念珠菌症患者只可以買原味（不加糖）克菲爾，原味很好吃，但如果想要更換口味，也可以添加不含酒精的香精，還有在健康食品店買得到的甜菊。

13　果寡糖會成為好菌的食物，也會幫助我們吸收鈣和錳，但要小心短鏈果寡糖，這在很多食物中經常見到，會成為克雷伯氏菌（Klebsiella）和念珠菌的食物。

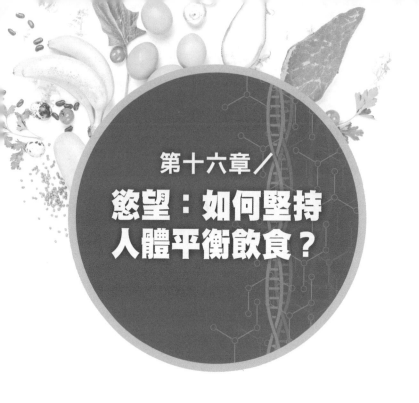

第十六章／
慾望：如何堅持
人體平衡飲食？

　　一旦決定要開始實行人體平衡飲食，你的飲食習慣，甚至生活方式，都會有很多的改變（你可能要去不一樣的店鋪，購買新的食物，用新的方法烹調），但是，你難免會想吃不該吃的食物（尤其是平時已習慣想吃什麼就吃什麼），而且主要是甜的：任何有加糖或有甜味的食物。

甜蜜的夢

　　我們從出生開始就渴望甜味，如果用擴張／收縮原則來解釋，你會更容易明白。

　　母乳是要來滋養嬰兒和正在發育的體內生態，本身就富含乳糖，也是讓身體擴張的食物。嬰兒是屬於收縮的動物，乳糖讓身體擴張的特性，正好有助於成長和膨脹。嬰兒斷奶後最先吃的食物，如果泥或甜味的蔬菜（胡蘿蔔、印度南瓜和地瓜）也都是讓身體擴張的食物。如果體內生態已經建立完畢，而且有好好維持，攝取天然糖分就沒有問題，反正會有好菌會吸收這些糖分。

　　但是，從來沒有人會告訴新手媽媽，要去關心嬰兒的體內生態（亦即建立強壯的消化／免疫系統），做媽媽的人當然也不太會去在意，後來孩子開始吃其他食物後，尤其是現在很多格外有問題的加工食品，加上現在大多數餐點都有加糖，以致於孩子長大成人後，完全沒意識到自己從出生開始就有糖癮。所以，當人體平衡飲食不准吃這些食物時，當然就會很想吃甜的。

如何滿足嗜甜如命？

　　剛開始實行人體平衡飲食時的前三至五天最難熬，有幾個好方法可以幫助你壓抑對甜食的渴望。

　　第一個方法，是在茶飲裡添加香草甜菊。甜菊確實有甜味，卻不會成為念珠菌的食物，以致念珠菌增生，而且研究顯示，甜菊會平衡體內的血糖。你可以依照自己的口味調整甜菊的用量（參見第七單元的食譜，其中有更多運用這種寶貴香草的方法）。人體平衡飲食不吃人工甜味劑，以免壓制免疫系統。

　　還有一種方法可以克制吃甜食的慾望，就是在清蒸蔬菜上灑點蘋果醋、喝蘋果醋水、多吃發酵蔬菜和青椰子克菲爾。這些富含酵素的優質食物，屬於鹼性，又會讓身體擴張，不僅提供大量的好菌，也會平衡偏向收縮的動物性蛋白質和鹹食，否則當身體偏向收縮的狀態，你會更加渴望酸性的糖。

　　人體平衡飲食允許使用甜味的蔬菜，有洋蔥、胡蘿蔔、胡桃南瓜和栗子南瓜等。

　　女性每個月排毒開始之前，最適合吃水果來敞開和放鬆身體，但前提是體內生態已經復原了。不妨多喝現榨的檸檬水或萊姆水（如果想要，也可以加甜菊）。

　　有充足營養又富含蛋白質的綠藻補充品，也可明顯降低和消除吃甜食的慾望。

　　規劃三餐的時候，記得要平衡攝取讓身體擴張和收縮的食物，分別是甜

食和鹹食。舉例來說，當你吃了讓身體收縮的鹹食，如肉類或蛋，那就吃可以讓身體擴張的食物來平衡，如蔬菜和沙拉，而且要遵守八十／二十原則。維持這個平衡是很重要的，否則當身體過度收縮時，你會開始渴望吃甜食，就容易放棄人體平衡飲食，來滿足自己的甜食味蕾。千萬不要！這時候應該讓身體恢復平衡，吃擴張／收縮光譜正中央的食物。

把奶克菲爾當成早餐，也可以克制吃甜食的慾望，還有淨化大腸的效果。喝杯水也可以克制想吃糖的慾望。要知道，我們通常都不是真的餓，只是身體脫水而已。

▋放縱

貫徹人體平衡飲食需要勇氣和意志力。

最好的方法就是想像沒有念珠菌症症狀的自己，身體和心靈都獲得療癒了。想像一下，你的人生會變成怎樣？再也沒有病痛和症狀會阻止你去做這輩子想做的事情，這可能是你好久沒有過的感覺，而你可以重新找回來，可以為自己創造。

從這本書以及許多實行人體平衡飲食而痊癒的人中獲得鼓勵吧！

然而，我們難免會被想吃「禁忌」食物的衝動給沖昏頭。有的人會吃一點，有的人會吃很多。如果發生在你身上，只要盡快回歸人體平衡飲食，千萬不要陷於自我批評。

你只要下定決心不再犯，相信人體平衡飲食遲早會讓你更健康、更平衡，就不會有那些慾望了。

▋其他對付嗜甜的解藥

我們發現，當我們不小心偏離人體平衡飲食，只要快點喝一杯添加一大匙蘋果醋的一百八十毫升白開水，或者吃半杯以上生的發酵蔬菜或青椰子克菲爾，就會緩解一些常見的負面症狀。這些富含鹼性的發酵食物可以幫助消

化，把糖分轉換成有用的乳酸和醋酸，還會帶來活躍的微生物，把念珠菌好好控制住。

酗酒和暴食

　　人體平衡飲食對於有酗酒習慣的人特別有療癒效果。酗酒成性的人會有念珠菌症，通常還會蔓延到肝臟。如果不知道如何應付念珠菌強大的慾望以及甜食成癮，就永遠無法成功戒酒。只要照著人體平衡飲食去做，從此以後不吃糖，只吃香草甜菊、生的發酵蔬菜、蘋果醋和益生菌，轉為平衡的飲食方式（符合擴張／收縮原則），就更有機會成功戒酒。**每天喝兩杯青椰子克菲爾，可以明顯抑制喝酒和吃糖的慾望**。當然，飲酒過度的人仍需要精神上和情感上的支持。

　　有暴食症的人也有甜癮和身體生態失衡問題。暴食不只是自我形象或情緒的問題，還要打破甜癮，擊敗念珠菌，恢復體內生態。暴食症患者在接受心理諮商時（學習更正面的看待自己），不妨看看其他有飲食失調的人是怎麼慢慢好轉的。如果你發現自己渴望吃甜食，不妨在屈服於念珠菌的需求之前，先試試看下列方法：

- 密集喝好幾杯水，因為你可能脫水了。
- 喝杯添加甜菊的茶或飲料。
- 吃半杯發酵蔬菜或一杯青椰子克菲爾。
- 吃綠蔬沙拉，淋上人體平衡飲食的沙拉醬。
- 吃灑點蘋果醋的清蒸蔬菜。

渴望吃甜食的原因

- 身體想要恢復收縮／擴張的平衡（你吃的食物太鹹了嗎？）。
- 念珠菌想要吃東西。
- 單純的脫水。

女性／糖跟荷爾蒙的關係

女性每個月排毒開始之前，特別難以克制吃甜食的慾望。

大多數女性在每月例行活動之前，如果不小心吃太多讓身體收縮的食物（鹽和動物性蛋白質），或者壓力太大，以致身體過度收縮時，身體自然會渴望甜食，因為身體必須要夠「敞開」和放鬆，子宮內膜才能夠剝落流血。

此外，黃體素荷爾蒙分泌增加（這是自然的現象），進而提升血糖，這些多出來的糖分會成為念珠菌的食物，以致念珠菌增生，身體就會需要更多高糖的食物。

糖也會傷害腎上腺和甲狀腺，這可是調節黃體素的兩大器官，一旦甲狀腺受損，就會影響雌激素和黃體素的平衡。一旦黃體素不足，就會有經前症候群（PMS，Premenstrual syndrome）的症狀（焦躁不安、憂鬱、胸痛、虛胖），陰道炎也會發作。

如果女性想要讓身體變好，顯然必須打破吃甜食的習慣。還好，在餐點添加甜菊就可以滿足甜癮，又沒有壞處，並不會導致念珠菌發炎發作。

相信你的直覺

你相信自己的直覺，知道身體該吃什麼嗎？如果你的第一個食物是母乳，然後開始吃蔬菜、水果和穀類，也有正確搭配食物，吃大量發酵食物的話，你就可以相信自己的直覺。不過，如果你的體內生態失衡，就不可以相信自己的直覺，你的直覺並不知道身體需要什麼，因為你體內住著無數的念珠菌和不速之客，都在表達牠們想吃什麼（永遠都是各種形式的糖），根本不在乎牠們所居住的身體[14]。

---

14 為了釐清目前身體狀況背後的精神因素，我們必須反省自己跟念珠菌有多麼相像。我們住在地球上，而且是不在乎、不明白地球的需要。我們就如同念珠菌，對地球予取予求，然後掠奪，而我們虛弱、敏感又容易受傷害的體內世界，也正好反映出了地球的脆弱。

　　如果你渴望人體平衡飲食所列出的健康食物，那就聽身體的吧！比方你想吃雞肉、魚肉或蛋，這表示身體想要蛋白質，以及／或者需要讓身體收縮和強化的食物，這些都不是念珠菌的需求，而是身體的需要。

　　就算你平常吃素，至少也要吃一些蛋。食物有療癒效果，可以恢復身體所需的平衡，一旦身體恢復平衡，你就不會再渴望蛋了。

　　等到身體恢復平衡後，你在每餐之前都可以問自己：「我需要什麼？」

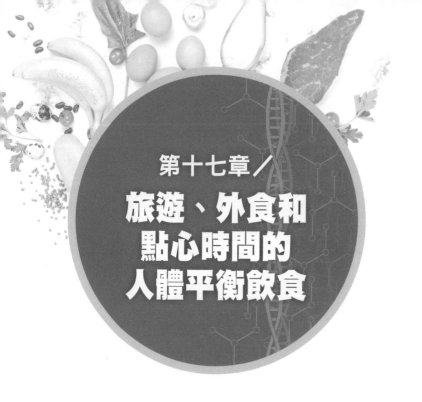

第十七章／
旅遊、外食和
點心時間的
人體平衡飲食

旅行

旅行會讓身體收縮和變酸，尤其是搭飛機的時候。

當我們前往不同的時區，或只是離開家，以致日常生活改變，這時身體通常會有收縮和變酸的症狀出現，例如便祕、疲憊、頭痛或胃部不適，這也難怪旅行會想吃讓身體擴張的食物，如喝酒和吃甜食，因為身體想要回歸平衡。面對這種情況，我們會教大家該怎麼做。

不妨吃可以讓身體擴張和產鹼的食物，最理想的食物就是水果，但因為人體平衡飲食不可以吃水果，所以第二順位的食物是生蔬菜汁和生蔬，再來是煮熟的蔬菜，最後才是穀物。千萬不要吃會讓身體收縮的食物，如動物性蛋白質和鹽。

旅行時也要吃清淡一點，因為消化道的活動變慢，清淡的食物比較好消化。旅行也要多喝水，而且比平常多喝一點，水可以加檸檬片或萊姆片，還有一點甜菊（如果有的話），最好是喝純水或礦泉水。

此外，旅行時也要喝新鮮蔬菜汁，如果當地買不到的話，就在家做好帶著去旅行。

大多數情況下，吃飛機餐確實很難貫徹人體平衡飲食，就連航空公司所提供的「素食餐」，也沒有正確搭配食物，烹調方式也不對，而且還是使用冷凍食物，完全喪失了食物的氣或生命力。這樣聽起來，你應該會想自己帶食物吧。

與其自己準備食物，還不如鼓勵航空公司開始提供新鮮蔬果盤和輕穀物餐，他們會節省不少成本，還可以促進乘客的健康。

再不然，機場可以開放特許經營權，讓店家販售現榨的蔬果汁，乘客就可以買到飛機上喝！

餐廳

就算實行人體平衡飲食，也是有可能上餐館吃頓飯，只是要規劃一下，還要有強烈的意志力（或者「絕對不吃特定食物」的意志力），反正餐廳早就習慣顧客點餐時有特殊的要求，畢竟不少人有病情或過敏，必須吃特殊食物，所以不是只有你會跟店家要求想吃的食物和對健康有益的食物。

一家好餐廳絕對可以點到美味的新鮮魚片或烤雞胸，再搭配蒸蔬菜和沙拉。不妨點一盤單品沙拉，在上面再擠一些檸檬片。另外，好餐廳也會提供初榨橄欖油供使用。

不少實行人體平衡飲食的人都會隨身攜帶「沙拉醬工具包」，在旅行收納袋裡面裝滿橄欖油或烘焙南瓜籽油、蘋果醋、Herbamare 調味品或海鹽，一整個塞入手提包或公事包。

此外，隨身攜帶裝滿酵素的藥片盒也不錯，我（唐娜）還在工具包裡多放了一瓶甜菊濃縮液呢！

餐廳大多把蔬菜列為配菜。你可以點兩道蔬食，如清蒸綠花椰和四季豆，然後拿出你沙拉醬工具包的 Herbamare 小瓶調味料，就可以為任何的蒸蔬菜增添風味。有時候餐廳也會販售蔬菜棒的開胃菜，那就點吧，但是要以檸檬片取代原本的沾醬。

　　有些餐廳會在主菜附上小顆紅皮馬鈴薯，那就試試看單點紅皮馬鈴薯，搭配沙拉和／或配菜一起吃，就是一頓完美的人體平衡飲食。由於酥油不需要冷藏，在工具包放一小罐酥油，也可以幫馬鈴薯調味。

　　每次出門前就要下定決心，外食絕對不吃麵包、甜點或搭配不良的食物。專心享受餐廳的環境，把注意力放在跟你共餐的人身上。如果同行的人點了餐前雞尾酒，那你就點個氣泡水，加個檸檬片或萊姆片，從沙拉醬工具包偷偷拿出甜菊濃縮液滴瓶，你就不會覺得自己錯過了什麼。

　　住在亞特蘭大的人很幸運，因為桃樹街（Peachtree Streeet）有一間餐廳叫做湯瑪斯頂級燒烤（R. Thomas Deluxe Grill），除了提供一般的漢堡餐，也有販售身體生態公司所認證的餐點。

派對

　　派對的食物選擇相對受限，要貫徹人體平衡飲食就比較困難一點。有一個妙招，是在家先吃飽或吃半飽，到達派對會場就不會受到引誘，吃一些「不該吃」的食物。

　　如果你不介意攜帶人體平衡飲食的菜餚去跟其他人分享，大多數的派對主人都會為此感謝你的體貼——你搞不好還會意外發現，其他人對於你新的飲食方式感興趣，因為不管到哪裡，健康都是熱門的聊天話題。

　　由於你的消化效率提高了，飯後就不容易脹氣或太飽，你可能會比以前更容易餓，但還不想吃正餐。下面建議一些優質又方便的點心：

- 在冰箱放一碗西洋芹棒和胡蘿蔔棒。
- 以人體平衡飲食的沙拉醬作為「沾醬」，搭配蔬菜棒食用。
- 吃烘焙的藍色玉米片，搭配發酵蔬菜一起吃。
- 大口吃爆米花和胡蘿蔔棒。
- 試試看生南瓜籽和西洋芹棒。
- 喝一杯青椰子克菲爾（睡前為佳）。

- 在冰箱放一鍋湯，每次要吃就加熱一點。
- 嚼一些海苔，就是包壽司用的海菜。珊瑚草也不錯。
- 吃一些青椰子果肉或發酵過的克菲爾起司。
- 把發酵蔬菜和青椰子克菲爾起司混合，直接吃也很美味，或者用蘿蔓葉包起來吃。

久而久之你就會發現，什麼方法最有助於你貫徹人體平衡飲食。你也會自創吃法和食譜，甚至分享給其他人。

隨時都可以寫信給我們，我們很期待聽到你的創意。

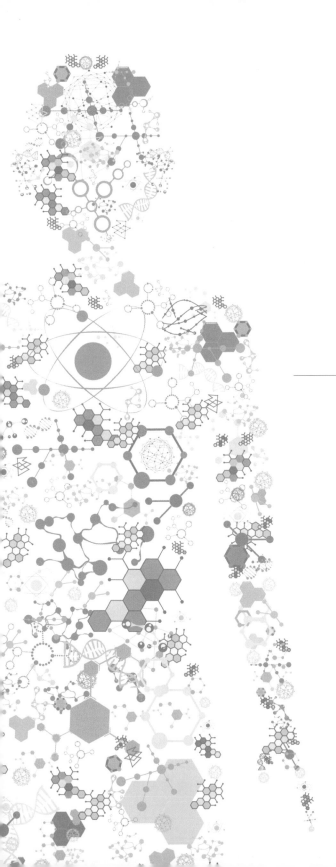

第 4 單元

重建免疫系統

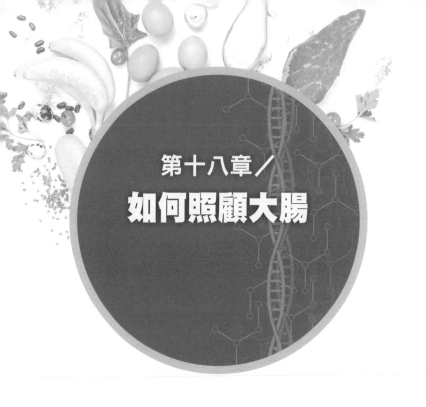

第十八章 /
如何照顧大腸

　　討論大腸水療法或者閱讀這一章，可能讓大多數人感到難為情，你的第一個反應可能會跳過這些話題，但是大腸的照護和排毒攸關療癒的成敗，也是維持身體健康的關鍵。

　　我們說每個人都要有乾淨的大腸，這表示大腸裡沒有毒素、廢物和有害健康的微生物，當這些物質累積在體內和腸壁時，身體就無法好好消化吃下肚的食物。

　　大多數人就算每天排便，大腸還是會有三至四點五公斤的宿便，小腸的內壁也有綿延數吋的硬便。如果能夠透過各種大腸排毒程序將這些廢物清理掉，身體就可以自由吸收人體平衡飲食的必需維生素和礦物質，讓療癒的過程加速進行。

　　腸不好，人就會生病；腸子好，人就會健康。當廢物無法好好排出，就會累積在大腸，甚至蔓延到其他消化道，還有肝臟和腎臟，這會在全身各處引發不適的症狀，如便祕、頭痛、增胖、皮膚問題、肌肉關節痠痛、憂鬱、過早老化和重症（如癌症）。就連慢性腹瀉也是腸子堵塞的症狀。

　　消化系統（也包括大腸）就像一顆樹的樹根，樹從樹根吸收營養和水分，進而餵養樹枝和樹葉。人類是從消化道吸收，把食物轉換成養分後輸往

血液，經過各個器官被體內細胞吸收。只要任何系統堵住了，或者吸收和散播的是劣質的營養，整棵樹（或身體）就會失衡，生命就會受到威脅。

大腸的功能

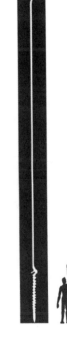

右圖是對比消化道的長度和一般人的身高，可見食物要走的路是如此漫長，難怪會有堵塞的可能。

大腸不只是用來排便的長管，其最主要的功能，是把食物的水分以及必需維生素和礦物質，透過大腸壁輸送給全身，但如果腸壁堵住了，這些營養就無法抵達目的地，身體反而會吸收到毒素，比方白頭髮就是因為蛋白質和礦物質吸收不良所致，因此只要成人的大腸跟嬰兒一樣純淨，頭髮就會很茂密，髮色也會很亮麗。

大腸壁累積的廢物，會成為寄生蟲、念珠菌和病毒的溫床。我們體內大多有病毒，病毒會趁我們免疫力低落時作怪，就會出現流感和感冒的症狀。

身體累積毒素不僅會影響排便，也會妨礙好菌壯大和發揮功能，這就好像漏油事件，環境遭受嚴重的污染，就連健康的動物和鳥類也無法存活。

為什麼要排毒？

依照大多數人的飲食方式，毒素確實會累積在體內，第一站就是消化道和大腸，宿便經過多年累積，改變了大腸該有的形狀以及在體內該有的位置。

就算你覺得自己應該很健康，但只要是成人，消化道和大腸絕對都有遭到濫用的情況，排毒對你來說是有益無害。如果你確實有健康問題，消化道想必也不好。先展開有意識的排毒計畫，才能夠恢復健康的體內生態，這是

療癒和保持青春的關鍵，否則，沒有淨化大腸，就算開始正確的飲食，也會大幅拖慢整個療癒過程。換言之，兩者要並行。

我們老是強調房子要打掃，或者車子要定期入廠維修，以便延長使用壽命，那為何不比照相同的規格或更高的規格來照顧身體呢？而這樣施行的回報會更值得，你會長壽、有活力又很健康。

大腸是最重要的器官，可以從它開始排毒。如果你從大腸開始排毒，其他器官也會自動開始排出廢物，因為身體本來就有排毒的功能，如此一來，身體累積的毒素和廢物（通常有數年）就會自然排出。

健康大腸所帶來的好處

有益身體生態的生活方式，強調要找回大腸的活力，這個重要性完全不輸給吃正確的食物。當你開始淨化大腸，你會更容易貫徹人體平衡飲食。只要完成大腸的排毒，你就會獲得下列回報。

你的活力和體力都會增加不少，內在心智會更平靜而清明，也會睡得更好。你吃糖的慾望會下降，身體更能夠吸收營養。再過不久，你就可以品嚐甜味的食物，如洋蔥、胡蘿蔔和水果。你的氣色絕對會更好，肌肉和皮膚也會富含水分。你的脹氣會緩解，也會維持更健康的體重。

有了健康的大腸，就可以大幅延緩老化。當身體好好吸收維生素和礦物質，年齡的痕跡（如白髮和皺紋）就會比較慢顯現。

最後，等到大腸開始正常運作，你就不用進行大排毒，反之，只需要小排毒就可以了，而且小到連你也不會發現。

長壽的祕訣

排毒不只是人體平衡飲食的基本原則，也是很重要的人生目標，可以說

排毒是長壽、美麗和不生病的祕訣。如果你一直很注重排毒，就可以預防伴隨老化而來的疾病。可見罹患這些疾病，就是因為一生所累積的毒素和雜質從來沒有排出體外過。

別忘了，嬰兒天生有十分乾淨的消化道，靠著母乳刺激好菌的生長，建立起強大的免疫系統，只要飲食正確，就不會在消化道累積毒素，並可迅速排出廢物。如果我們可以把消化道和大腸維持在一歲孩子的健康狀態，我們的預期壽命就會比現在更長，還可以避免許多影響老年的疾病。

看專家怎麼說大腸排毒

「健康之道的起點，正是學習為身體淨化和排毒，並且盡全力去做，進而恢復平衡、和平與和諧……」──柏納德·詹森醫師（Bernard Jensen），整體健康之父，致力推行「人體排毒淨化療法」

「大腸健康強調的是預防而非治療，所以最重要的一步，就是維持或找回極為重要的健康。如果你家的污水道系統堵塞了，整個家都會受影響，你的身體應該也是這樣吧？」──諾曼·沃克自然科學博士（Norman Walker），健康專家，享壽一百零九歲

食物與大腸的密切關係

▌食物如何通過大腸？

食物在大腸變質的過程，稱為腐敗，這會產生毒素和臭味。最理想的狀態，就是食物花最少的時間通過大腸，也就不會腐敗了，而這主要取決於所吃的食物，以及體內生態有益微生物的行動。

從我們吃下食物直到殘餘物排出體外，就稱為食物停留在腸道的時間（transit time），這在西方文明社會中，平均為六十五至一百小時，但只要完成大腸排毒，並且維持健康飲食，就可以縮短為十八至二十四小時。

理想而健康的糞便，不可以太稀，也不可以呈糊狀；一坐在馬桶上，幾秒鐘就要排出；糞便必須成形，就算沖馬桶時也不會碎裂；糞便看起來不應該像黏土，否則就是吃了會產生黏液的食物。

▌什麼食物會傷害腸子？

糖、麵粉製品和未發酵的乳製品對大腸特別有害。

食物搭配不當也會傷害大腸。舉例來說，同一餐有蛋白質（如火雞肉）和糖（如南瓜派）就不好。這些食物都很會產生黏液；黏液會慢慢累積在腸壁，就算你開始吃最健康、最富含礦物質和維生素的食物，這層黏液仍會妨礙養分吸收，以致養分無法通過腸壁，進入體內細胞。

動物性食品（如肉類、魚類、雞蛋和家禽）消化不良的話，就會產生危險的副產物和毒素，進而導致發炎，可能造成大腸憩室炎和癌症等疾病。

如果你缺乏充滿好菌的體內生態，一旦吃了處理不當的穀類，就會消化不良，進而導致脹氣、腸脹和發炎。現在很多人都有麩質不耐症，其中一個原因就是腸道缺乏「喜愛穀物」的微生物來消化麩質。所以，最好選擇無麩質的飲食，而且最好是經細菌和有益的酵母菌發酵。

飲食過量也會傷害大腸，所以吃到八分飽就不要再吃了，讓消化道有機會正常運轉。一旦食物吸收完畢，正在通過消化系統，你可能又會餓了，那就再去吃點東西。有些人少吃多餐也不會發胖（前提是食物搭配得宜[15]），因為都有好好吸收和排便。人會發胖，不外乎是因為腸子累積毒素，以及食物消化不良的緣故。建立健康的消化道和乾淨的腸道吧！你就會發現很容易維持理想體重。

壓力和憤怒是日常生活中兩股可怕的衝擊力，會導致身體的收縮和緊繃，延緩或阻礙排便，進而導致便祕。

---

15 如果你一天吃好幾餐，為了方便搭配食物，不妨有一天只吃穀物和／或澱粉類蔬菜，以及蔬菜和海菜，另一天只吃蛋白質和蔬菜。

疲勞，亦即睡眠或休息不足，就沒有精力排便了。排便就是在排毒，但排毒需要精力，有些人就發現，睡得好才可以好好排便。

大腸排毒的方法

有許多專業書籍比這裡更詳細介紹大腸排毒法（如柏納德・詹森醫師的《救命大清腸》），但你仍然可以從這裡認識各種可以嘗試的療法：

▌灌腸

古代人就會用灌腸來輔助治療，大約在七十年前，醫師平常治病的時候，仍經常指示病人去灌腸，因此拯救不少人性命，例如指示以灌腸來退燒。只可惜目前醫療教育幾乎不強調灌腸的價值，醫療專業人員也就不知道灌腸可以幫助身體快速排出廢物。

灌腸分成兩種：清潔灌腸和保留灌腸。咖啡灌腸劑（用來打開膽管，釋放肝臟的毒素）屬於保留灌腸。清潔灌腸劑不用保留或停留在體內太久，主要是用來清洗大腸。把過濾水裝入灌腸袋，裝在灌腸桶會更好，醫療用品店大多有在賣。你也可以在灌腸劑的過濾水中添加礦物質、酊劑（tinctures）和香草茶，會很有療效（上網快速搜尋一下，你會找到更多各式灌腸法的資訊和執行方法）。

▌大腸水療法

大腸水療舒服又方便，可以補充水分和排毒。每次療程大約以三十八公升的水清潔整條大腸（反觀灌腸，大約只用了一公升），只要作法正確，大腸水療法不僅安全、無痛又乾淨。

找一個令你安心的治療師，他必須受過訓練，懂得以極為緩慢的速度，

把過濾水灌滿大腸，所有管子和附件只使用一次就拋棄。大腸水療師在整套療程都要陪著你。每一次大腸水療之後，都要把一兩杯水和其他營養物質（如礦物質、小麥草、維生素 C、維生素 B）直接植入大腸，提供全身營養。植入這些物質，需要醫師的處方，否則大腸水療師就不得執行，你也可以在家自己施行。

大腸排毒也有淨化肝臟和淋巴系統的效果。大腸水療必須使用純水，不含氯等物質，以免氯殺死好菌。當你的大腸不再堵塞，再度恢復生氣和充滿水分，你還是可以在生病或「排毒」時接受大腸水療和灌腸。

大腸排毒並非像大家所想的會刷掉所有的好菌，反之，好菌會安穩的待在黏膜上。大腸水療法確實會洗掉糞便裡的好菌，但如果你的大腸充滿毒素，並沒有什麼好菌可言，因此在排毒的初期，排出念珠菌、寄生蟲和宿便是很重要的，這樣好菌才能夠在體內成長茁壯。

大腸排毒之後，你會想服用益生菌，為大腸植入營養 [16]，食用生的發酵蔬菜，以及飲用奶克菲爾或青椰子克菲爾，可以讓好菌安穩的棲息在大腸。做完大腸水療，你可能會覺得累，那就回家休息，穿上溫暖舒適的衣服，縱容自己一下。洗個熱水澡，早點上床睡覺。

吃清淡好消化的食物，如精力湯 [17]、蒸蔬菜和／或人體平衡飲食的濃湯。記得不要吃生蔬。水可以加點礦物質或富含鉀的蘋果醋再喝，因為大腸水療法會清除宿便，需要補充體內的電解質。

▌香草

有些香草屬於輕瀉劑，如蘆薈、番瀉葉（senna）和鼠李（cascara），如

---

16 大腸排毒後我們最愛的植入物有：一杯青椰子克菲爾，兩顆身體生態公司的 Ancient Earth Minerals（打開膠囊讓它溶解），以及兩顆維生素 C 或半小匙維生素 C 粉。

17 在四杯水加入兩杯紅皮馬鈴薯的皮（切約一公分厚度）、兩杯西洋芹的梗（切碎）、兩杯西洋芹的葉子、一根胡蘿蔔（切碎）、一顆小洋蔥（切碎）。加鍋蓋燉煮三十分鐘，濾掉菜渣，每二至三小時就喝二百四十毫升。

果便祕很嚴重，偶爾可以使用，但只適合極短的時間，畢竟輕瀉劑會傷害腎上腺，一旦腎上腺虛弱，就會缺乏活力，而人需要精力來製造健康的糞便。

便祕的原因，不外乎腎上腺虛弱、甲狀腺不活躍、肝鬱血和胃酸不足。

▎洋車前子 vs. 亞麻仁籽

大腸排毒產品通常內含洋車前子或膨土（bentonite），這些物質可以把擠壓過後的廢物從大腸壁拉出來。當你使用洋車前子，必須喝大量的水。洋車前子是體積膨脹劑，其實會造成便祕，除非用足夠的液體洗掉它，所以一天絕對要喝八杯水。

我們偏好比較溫和的產品，如亞麻纖維粉。相關研究指出，亞麻纖維可以預防大腸癌，具有抗病毒、抗細菌和抗真菌的效果。

人體平衡飲食的類穀物種子，浸泡後煮成粥，也可以刺激腸道蠕動，製造健康的糞便。

幫助大腸淨化的食物

- 大蒜的療癒和排毒效果廣為人知。大蒜有抗真菌、抗微生物的效果，可以緩解脹氣、腸脹和水腫，也可以幫助消化。你可以直接吞下小瓣的大蒜，或者煮菜的時候多放一點，我們的食譜大多有放大蒜。市面上也有各種大蒜的營養補充品，已經把大蒜的氣味去除。
- 高纖食物，如穀物和蔬菜，也可以加強排毒。水果富含纖維和水分，超適合排毒期間食用，只可惜人體平衡飲食不吃大多數的水果，至少是在剛開始實行的時候，只可以吃酸的水果，但如果你有吃發酵食物，應該不久就可以吃更多種類的水果。至於綠拿鐵，混合了生蔬和富含葉綠素的食物，如葉菜類，能提供好菌喜愛的纖維。發酵蔬菜也是絕佳的高纖食物。

- 每天吃沙拉搭配人體平衡飲食的沙拉醬，也能夠提供優質的纖維。沙拉醬加蘋果醋格外有療效，有助於在大腸排毒後，重建好菌的菌落。
- 人體平衡飲食裡面可以加速排毒的食物，包括趁空腹喝綠拿鐵和生蔬果汁（在裡面添加纖維），還有吃白蘿蔔、蔥、韭蔥、蝦夷蔥、蕪菁、金線瓜、葫蘆巴和咖哩粉。
- 發酵食物（參見第十四章）有助於保持大腸乾淨，讓好菌得以生長。
- 亞麻仁籽茶很適合療癒大腸，尤其當你有腸漏症、大腸激躁症、痙攣性大腸症候群、大腸炎或血便。作法：在三百五十毫升白開水中添加一大匙亞麻仁籽，浸泡三十分鐘以上（泡過夜更佳），濾掉渣只喝茶，可依自己的喜好換成奇亞籽。

認識腸菌

　　一般而言，消化道共有三種細菌：病原菌（不友善的）、好菌（友善的）和中性的菌。微生物學家對於這些細菌的性質仍未有定論。有的細菌會定居下來，有的只是短暫停留，但就算只有稍待片刻，也可能對我們有益。好菌很容易受干擾，尤其受到壓力影響。病原菌則會附著於人體組織，形成感染部位。

　　在我們消化道棲息的細菌，估計有一千多種，相當於一點六公斤！光是小小的人類糞便樣本，可能就要花一年多時間，才能夠做出完整的細菌學分析，可見我們體內生態有多麼複雜。所以我們必須清楚，有哪些因素可能干擾體內平衡，舉凡抗生素、避孕藥或高糖飲食等，都是其中的因子。

　　我們直接吃下肚的食物種類，會直接影響體內增生的好菌種類。以肉類和脂肪為主的飲食所產生的菌種，就會跟複合式碳水化合物為主飲食及奶素飲食不同，然而所有好菌都會製造酵素，可以幫助消化，所以如果好菌濃度高，就能夠大幅縮短食物停留在消化道的時間，也是分解大腸壁長年殘便的小尖兵。

　　既然好菌在體內生態扮演關鍵角色，我們就必須持續以益生菌和益生食物來補充好菌。

怎麼知道大腸狀態變好了？

首先，你會感覺好多了，有可能是好幾年都沒有過的爽快。脹氣和腹脹等許多慢性症狀都會消失，你會覺得更有活力，整個人變得更開心。口氣會變得更清新，如果你一大早起床沒有口臭，完全不用刷牙，就表示你的消化道很健康。

寄生蟲

　　大多數人以為，只有暴露於不衛生的生活環境，身體才會有寄生蟲。不是這樣的，其實很多人身上有都寄生蟲存在[18]。

　　寄生蟲在每個人的消化道都很常見，寄生蟲的卵和幼蟲會攝取我們吃的食物，手碰了東西就放在嘴裡，也會導致感染。寄生蟲大多相對無害，會在我們體內生存、繁殖和死亡，而且寄生蟲大多極其微小。

　　病原菌類的寄生蟲，如梨形鞭毛蟲（Giardia spp.）、人芽囊原蟲（Blastocystis hominis）、梭狀芽胞桿菌（Clostridia difficile），都會引發重度感染和腸道失調。白色念珠菌屬於真菌，也是腸道的寄生蟲。當我們的體內生態不健全，就很容易受到寄生蟲感染。

　　寄生蟲可能攻擊任何虛弱的人，例如營養不良和免疫不全的人，經常會長寄生蟲。寄生蟲所導致的症狀，可能跟其他病症很類似，如流感或念珠菌感染症候群，有時候就算長寄生蟲，也不會有症狀。

　　上述三種寄生蟲的感染，通常必須用抗生素治療，但你可能還沒有在腸

18　盧克・德・薛波（Luc De Schepper）的著作《再創免疫力巔峰》，詳細探討了身體長寄生蟲的可能症狀和療法。

道重建健康體內生態，所以服用抗生素時，必須貫徹人體平衡飲食，持續飲食益生的食物來補充好菌。發酵蔬菜的菌元裡有一種胚芽乳酸桿菌，特別能夠抵抗抗生素，不會受到破壞。但要注意，服用抗生素和吃發酵食物之間要間隔二小時。

寄生蟲很難診斷，如果你覺得自己的念珠菌獲得控制，但仍然會脹氣和腹脹，就算吃不會餵養念珠菌的食物，仍有過敏反應，那麼罪魁禍首很可能就是其他種類的寄生蟲，醫師可以為你安排各種糞便檢驗，以便確診和確認寄生蟲的種類。

有那麼多人從未發現過自己體內長了寄生蟲，不妨定期參加寄生蟲防治計畫。吞食一整瓣大蒜，也有助於對抗寄生蟲，健康食品店也有販售各種你需要的補充品，不妨嘗試看看。

大腸照護的其他面向

- 按摩有助於紓解壓力和放鬆身體，幫助排便。
- 針灸有助於刺激大腸，平衡大腸和其他器官。
- 飲用足夠的水（每天八大杯），這是消化道正常運作和排便的關鍵。
- 深呼吸對於大腸十分有益。依照東方醫學，肺部和大腸關係密切，所以任何對肺部有益的事情，也可以用來強化大腸。深呼吸的時候，你會感到腹部放鬆。此外，抽菸者的大腸功能普遍不好。
- 運動對身體各個部位都有幫助，尤其是大腸和肺部。每天散步三十分鐘，就是最能促進排便的運動。騎腳踏車也很好。大腿肌肉跟大腸屬於同一條經絡，所以刺激大腿肌肉，就可以整腸和放鬆大腸。
- 有健康的大腸，就會有健康的肝臟。肝臟會分泌膽汁，把有毒的膽汁送到膽囊暫時儲藏，進而排出肝臟的雜質。用餐的時候，膽囊會把膽汁排到小腸，膽汁就會在小腸中消化你吃的脂肪，刺激小腸蠕動，讓消化過後的食物進入大腸。如果大腸沒有正常排出廢物，同樣的毒素

又會被肝臟吸收，因此攝取過多精製油的飲食，還有飲食過量和服藥都會傷害肝臟，以致肝臟「累積」毒素，進而導致皮膚、眼睛和關節出問題，尤其是膝蓋。這就是為什麼念珠菌感染症候群患者會有皮膚問題，因為大腸阻塞了，肝臟阻塞了，廢物只好想辦法從皮膚排出（參見第二十一章）。

如何維持大腸清潔和滋養大腸？

你還可以做幾件事，以確保你的大腸功能處於最佳狀態。

晚上睡覺的時候，大腸會脫水，所以早上起床要喝三百五十至四百五十毫升溫開水或室溫水來喚醒大腸。趁早晨飲食酸的食物和發酵食物，也可以刺激腸道蠕動。健康的大腸會在早晨排便，準備好消化全新一天的食物。

成人最好要每日排便，就算每餐排便也沒關係（別忘了，嬰兒健全的消化道，在每一餐吃完後通常都會排便），但排便的頻率和數量，還是取決於每個人的食量和吸收量。

填飽肚子後，如果刺激腸子蠕動的反射動作長期受到壓抑，我們通常會等到適當的時機和地點再排便，但是大腸強化計畫通常會重新訓練腸子，一些大腸治療師會建議用餐後給自己十分鐘上廁所，或者做腹肌運動，甚至輕微施力，來刺激腸子運動。

在白開水中添加葉綠素，可以維持體內正常的酸鹼平衡，支持好菌在體內生態重新形成菌落，也可以增加身體的含氧量。想要刺激好菌生長，還可以多吃不加鹽的發酵蔬菜、生蘋果醋、青椰子克菲爾、奶克菲爾、益生液等，當然還有健康食品店買得到的益生菌。

▌益生菌的助益

在食物調理機倒入一杯水、一小匙綜合益生菌粉、一小匙不含酒精的

香草精、滿滿一小匙卵磷脂粉（可有可無），還有幾滴甜菊濃縮液。打個幾秒鐘，就是人體平衡飲食的「嗜酸乳酸桿菌奶」。你可以趁早上空腹的時候喝，喝完至少間隔半小時再吃別的東西，對大腸很好。

如果你的嗜酸乳酸桿菌奶採用不含乳製品的益生菌，依然可以充當「牛奶」，不妨加入 Arrowhead Mills 出產的膨化小米片食用，也可以依自己的喜好添加一點肉桂。

你如果覺得大腸植入物可以提振精神，改善膚色和膚質，裡面不妨加入益生菌、礦物質和／或葉綠素，可以混在一起或個別使用。最佳的植入時機正是接受大腸水療或在家灌腸之後，以及睡前。

至少二小匙益生菌和／或二大匙葉綠素液，連同液狀礦物質和一百二十毫升純水或青椰子克菲爾，一起倒入灌腸袋或灌腸桶，灌入大腸，這樣你躺下睡覺時，大腸就會開始吸收這些液體。

■ 斷食

中醫強調食療，吃優質食物就是最佳的排毒法和療法。有免疫不全病症的人，身體通常虛弱到無法斷食，但隨著身體越來越強壯、越健康，就會有強烈的排毒意願，或許可以試試看修改版的斷食，一週一天或一個月兩次，斷食時只吃人體平衡飲食可以吃的發酵食物，讓消化道有機會休息。

你可以隨著療癒的進度，再次修正斷食的模式，例如整天只喝水和檸檬汁，下午只吃蔬菜輕食。如果你可以吃葡萄柚，就可以取代檸檬和檸檬汁。另一種理想的修正版斷食，就是只喝溫熱的蔬菜湯。

你也可以整天只喝用水稀釋的奶克菲爾。俄羅斯人和土耳其人經常這麼做，也是俄羅斯健康療養中心常見療法。乳品本身就會讓身體脫水，所以加點水稀釋會比較平衡，也更有療效。古代阿育吠陀文獻便提到，克菲爾和水的混合液稱為「水凝乳」（curd water），可以治療許多消化問題。

祕訣：斷食只在你可以休息的時候進行，如週末，以便讓身體能好好善用排毒的過程。

▋設定排毒的速度

排毒反應會加速體內的毒素排出，比循著正常管道可以更快排出體外。我們已經提過這種好轉反應，你會有類似流感的疼痛、皮疹、昏眩、搔癢、情緒起伏、睡眠失調，或者本來就有的症狀會惡化，但你可以控制排毒的順暢度和舒適度。

如果你開始實行人體平衡飲食，並且結合大腸水療或在家灌腸，就可以避免累積太多毒素，以免超出身體的負荷。

維持大腸健康的最後提示

堅持實行人體平衡飲食；依照自己的容忍度嘗試適合的食物；記得要遵守食物搭配原則；還要運動。排毒和療癒是一輩子的事情，秉持著按部就班的原則，你就不會灰心。

▋練「鹿戲」

鹿戲（deer exercise）源自中國道教關於身心靈的教義，道教是一種古老的宗教和生活方式，之所以稱為鹿戲，是因為鹿會持續收放肛門肌肉，左右擺動尾巴，藉此刺激生殖線。鹿戲所產生的體內能量，會進一步傳到鹿角，所以中醫才會強調鹿角強大的療效。

人做這個運動可以刺激性慾，而念珠菌症患者的性慾通常很低落，但鹿戲還有其他好處：

主要好處

這會調節肛門肌肉和大腸，刺激腸子蠕動，降低食物在腸道停留的時間，進一步預防大腸炎。當我們年紀越來越大，大腸和膀胱的肌肉會開始鬆弛，這也是為什麼老年人會難以控制這些身體功能的緣故。直腸和肛門肌肉弱化，也可能加速痔瘡和癌症發作，但只要多做這兩個肌肉的運動，就可以逆轉情勢。

　　對男性來說，鹿戲有助於強化攝護腺，預防攝護腺的疾病、弱化、肥大或功能障礙。對女性來說，鹿戲可以刺激陰道肌肉，防止和治療經期不順、感染和陰道炎。

怎麼做？

　　下列說明摘錄自史蒂芬‧張（Stephen T. Chang）和理查‧米勒（Richard C. Miller）合著的《體內運動大全》。

　　鹿戲要在早上和傍晚做。先讓自己舒適的坐著，然後繃緊你肛門周圍的肌肉，盡可能緊繃，撐到你受不了為止（女性應該也會繃緊陰道的肌肉），只要動作正確，你會感覺彷彿有空氣灌入直腸。

　　不要操之過急，做累了就休息，休息完畢再重做。一開始，你只能繃緊肛門括約肌幾秒鐘，但如果你繼續堅持下去，幾個禮拜後，你就可以撐得更久，而且不會覺得累或勉強。

　　如果好好做這個運動，會有一種愉悅的感覺從肛門經過脊柱，一路傳到你的頭頂。

第十九章／
特殊資訊：
女性、男性和孩童

　　我們每個人都是獨一無二的個體，每個人都有不同的需求，不同的療癒之路，但我們還是可以根據觀察，大致歸納出幾種人，探討他們各自維持健康的方法。

女性的本質

　　依照古代的陰／陽（收縮／擴張）原則，女人的天性就是屬於陰性和收縮，我們經常以水來譬喻女人的本質。

　　水會流動，又有彈性，可以順著阻力，但水也是很頑固的，堅持流向它該去的地方。水向下流，象徵著謙卑（而非服從）。平靜的水，溫柔而寂靜，但水也可以狂暴、憤怒、有殺傷力。任何人都少不了水，水的正面包容能量，可以滋養和創造生命。

　　反之，男人的天性偏向火能量。男性在社會和家庭的角色，向來是向外擴張、強而有力；主動而有感染力；比女性更狂熱；有征服慾和熱情。

　　然而，男性也有陰性能量，女性也有陽性能量，但男性和女性的本質仍

迥然不同。男性和女性的能量都有助於創造，當兩股力量達到正向的平衡，就可以帶來許多和諧的安排。

哲學家很喜歡反思陰／陽現象，但我們主要想探討女性的本質如何影響女性對特定食物的需求。哪些食物會提供女性必要的能量，讓她完成在社會和家庭中的重要角色。

▌哪些食物是最好的？

穀物、蔬菜和水果可以維持女性天生的柔軟、流動、包容和強大。鹽和含鹽的食物（如肉類）都會讓身體收縮，而過度收縮，會導致女性身體硬化，身體也會有太多火能量。

乳製品所含有的荷爾蒙，通常會干擾女性的荷爾蒙平衡。糖會消耗女性體內的必需礦物質，而這些礦物質關乎女性這輩子的力與美，以及懷孕期間孕育新生命的能力。

女性的身體充滿包容力和直覺力，還肩負孕育新生命的使命，傾向於累積和儲存能量。女性的身體要同時保護自己和孩子，所以大自然讓它可以更有效率的處理食物，儲存起來留到之後使用，這也難怪女性需要的食物比男性少，以免吃太多會囤積成脂肪，女性也需要比較少的動物性蛋白質，否則蛋白質過多和／或消化不良，反而會導致經血發黑、發臭、結塊和牽絲。

▌受到食物影響的性器官

女性的生殖系統很細緻，攝取劣質食物，吃下過多的糖、鹽和乳製品，都會影響女性的生殖系統。乳製品所含的荷爾蒙會干擾女性荷爾蒙，況且乳製品經過滅菌和均質化（homogenize）處理，又沒有經過發酵的話，就會產生過多的黏液，這跟輸卵管堵塞所導致的不孕症、乳癌、子宮頸癌、子宮內膜異位、經痛、經血過多、胸痛、卵巢腫瘤和囊腫、陰道感染有關。

女性微妙的內分泌平衡，比男性更容易遭到糖分的破壞。此外，攝取過

多鹽分，也會讓女性的身體過度收縮，尤其是每個月的經期前後，鹽分會妨礙子宮內膜脫落出血。

▌女性和念珠菌

　　女性比男性或孩童之所以更容易罹患念珠菌相關病症，威廉‧克魯克博士指出有下列原因：

- 經期、懷孕期和青春期的荷爾蒙變化，都會刺激念珠菌增生。
- 避孕藥也會導致念珠菌症。
- 少女很在意自己的氣色，通常會以抗生素長期治療青春痘，這也會刺激念珠菌增生。
- 陰道的構造很適合念珠菌增生。
- 女性也因為尿道的構造，比男性更容易有泌尿道問題，而這方面的疾病通常又會用抗生素來治療。

▌產道（陰道）的照護

　　產道不只是臨時作為胎兒的出生通道，還會持續作為排毒的必經之路。產道從體內通往體外，讓無謂的廢物和有害的毒素離開女性的身體。

　　產道不斷排出毒素，讓女性的身體更加乾淨和健康，這可以保護未來孕育的新生兒，也是女性比男性長壽的原因，只因為女性比男性有更多排毒的機會。

　　女性的情緒也跟生殖系統健康和產道狀態大有關係：如果產道受到刺激、生病或 pH 值失衡，女性就會心情不好，只要這些症狀不見了，心情就會好轉。

　　產道也會發生念珠菌感染，但如今許多女性都有全身性的念珠菌症，亦即所謂的全身性爆發。

　　既然女性的身體有不斷排出危險寄生物的機制，就會把那些念珠菌生物

（尤其是性器官附近的）從陰道排出，這會讓女性搞不清楚狀況。當女性吃了可以餵養念珠菌的食物，念珠菌會增生，對生殖系統造成傷害，一旦開始實行人體平衡飲食，隨著念珠菌逐漸壞死，無數念珠菌就會透過產道排出，所以就算擊敗了念珠菌病症，陰道仍會有很長一段時間排出分泌物，女性必須學習如何照顧生殖系統，直到身體能自行完成排毒為止。

陰道的環境略偏酸性，而比菲德氏菌在酸性環境才會長得好，在鹼性環境則會不敵壞菌，所以要維持乾淨而酸性的陰道（男性精液為鹼性）。

蘋果醋加水稀釋後，用來沖洗陰道，可以創造酸性的環境。以前的醫師會建議女性經期後，一個月只沖洗一次，如果你很健康，一個月一次就夠了，但現在最好要每週清洗一至二次以上，端視各自的健康狀況而定，尤其是發生性關係之後，更要清洗。蘋果醋必須是生的，而且是有機的。

清洗液的作法：六十毫升有機生蘋果醋，加上一公升蒸餾水或純水。

這樣沖洗後，你可以接著為產道植入好菌，用少量蒸餾水（六十至一百二十毫升）溶解益生菌粉（比菲德氏菌），用類似滴管的東西插入產道，滴管通常有球狀物或囊袋可以裝液體，進而把液體噴入陰道（旅行用沖洗袋也不錯用），這種方法比益生栓劑更好用，因為液體可以滲入陰道的皺摺和縫隙，那才是細菌真正的棲身之處。

最佳清洗時間則為睡前，益生液最有機會留在體內。別忘了，沖洗是為了讓好菌在陰道定居，自行生長。

你也可以把葉綠素添加到益生液中；葉綠素可以提供好菌氧氣。

茶樹精油也是絕佳的溫和沖洗液，不僅可抗真菌和細菌，也可以帶給陰道清新又乾淨的感覺。這種精油取自生長在澳洲的樹木，在健康食品店就買得到。茶樹精油也有做成栓劑的型式，再不然就是把棉條泡過茶樹精油，趁睡覺時間插入陰道，也會有類似的效果。

當你開始吃發酵蔬菜、青椰子克菲爾和奶克菲爾，很快就會發現陰道有變化。你會很驚訝，從口中吃下的發酵食物，不久就會在陰道定居，所以讓小女孩吃發酵食物，是一項很明智的決定。

沖洗液的作法：一小匙茶樹精油，加入五百毫升的蒸餾水或純水。

▋發生性關係

男性的精液是鹼性的，所以性交後務必恢復陰道的酸性環境。性交時，會有念珠菌來回通過，所以女性要透過沖洗陰道以及植入好菌來保護自己。除了定期沖洗陰道來保護自己，再做其他療癒自己的事，絕對會有好處的。

▋念珠菌和性慾

念珠菌增生容易導致性慾低落，這是一種惡性循環。身體不舒服，人就會變得不好相處，身體也會有不利於性交的症狀，跟伴侶的關係就可能受到影響，畢竟要維持健康的關係，很需要性交的身體接觸。

古代東方治療師把性交視為一種藝術形式，深信性交可以恢復健康。女人的天性是接收和累積能量，透過性交的高潮，釋放累積的能量，正好可以幫助女性恢復平衡，讓心情更加愉悅、更放鬆、更有包容力、更有直覺力、更付出、更滋養。以純粹和正面的方式發揮性交能量，對於身、心、靈的療癒皆有幫助。

溫蒂的婚姻似乎變了調，原本就像童話故事那樣的美好：她在念大學時陷入愛河，畢業後就跟她的親密愛人艾瑞克結婚，兩年後停止服用避孕藥，就成功懷了第一個孩子，但這次的懷孕並不輕鬆，懷孕初期就沒有做愛的興致，小孩出生後，她繼續服用避孕藥，照顧小孩和工作蠟燭兩頭燒，讓她經常累到或忙到沒時間放鬆，也沒時間跟艾瑞克好好享受魚水之歡。

兒子三歲時，他們的壓力總算減輕了，又開始享受兩人的時光，決定再生一個孩子。這次懷孕還是不輕鬆，經常消化不良、陰道炎發作、頭痛、疲勞和焦躁不安。他們的女兒還早產了兩個月，對溫蒂和艾瑞克的心情和財務造成不小壓力。

家有兩個幼子，艾瑞克長時間工作拚事業，溫蒂也試著兼差貼補家計，兩人幾乎沒有自己的時間。溫蒂經常陰道搔癢、有陰道分泌物、肛門搔癢、

頭痛和肌肉痠痛。她是個稱職的母親，卻沒有好好照顧自己，總是隨便吃一吃，也沒有花點時間運動，她累到沒有任何性慾。

起初艾瑞克還算可以理解，但過了一陣子，他開始失去耐性，想知道他這個可愛又迷人的大學甜心到底怎麼了，於是溫蒂和艾瑞克吵架的次數不斷增加。

最後，他們去參加婚姻諮商，那位諮商師建議他們如何找回婚姻的平衡，也剛好對念珠菌感染症候群和人體平衡飲食有所了解，於是建議溫蒂和艾瑞克去試試看。他們試了之後，溫蒂的身體隨即好轉，也更有精神。她治好了陰道炎，情緒也恢復了平靜。她和艾瑞克又可以繼續享受優質的兩人時光，讓喜悅和性重回他們的婚姻中。

▊ 懷孕

懷孕期間，女性的荷爾蒙平衡會急劇改變。如果身體生態失衡又缺乏足夠的好菌，就會導致念珠菌增生的環境。

現在有越來越多的小孩是剖腹生產，而他們的母親會遵照醫囑服用抗生素來預防感染。抗生素會殺死母親體內的所有好菌，但這些好菌本來會透過母乳讓嬰兒吸收，現在嬰兒吸收不到好菌，不成熟的體內生態就會出問題。當嬰兒尚未建立體內生態或者免疫力低落時，就無法抵禦不友善的細菌和病毒，就更容易遭受感染。

女性在整個孕期都要實行人體平衡飲食，尤其當準媽媽不得不服用抗生素時，千萬不要吃會餵養念珠菌的食物，同時要攝取大量的發酵蔬菜和益生菌（尤其是嬰兒型的比菲德氏菌），幫助會很大。

如果念珠菌病症沒有消失，也不要灰心，這是因為血液中有大量的黃體素，會提高體內的含糖量，所以就算不吃餵養念珠菌的食物，念珠菌還是會蓬勃生長。

值得開心的是，生小孩堪稱最適合根治念珠菌病症的時機之一，但前提是要嚴格實行人體平衡飲食，不吃所有形式的糖。生小孩是排毒機制的一部

分，胎兒出生後，胞衣和出血物質隨即排出，血色分泌物甚至會持續數週，
這些都是念珠菌和毒素離開體內的情況。

孩子出生後，母親的荷爾蒙會突然改變，體內會有專門修補生產傷害的
癒合劑，讓新手媽媽有機會變得比懷孕前更強壯。如果還攝取大量合適的益
生菌，孩子出生後四到六週吃得很營養，而且除了專心照顧寶貴的新生命，
其他什麼事情都不做，女性就可以從高壓的懷孕過程，獲得一副幾乎重生的
身軀（請重讀發酵蔬菜、青椰子克菲爾、克菲爾起司和奶克菲爾的章節，裡
面有針對懷孕和哺乳媽媽的重要資訊）。

提醒注意！

懷孕婦女格外需要維持陰道的健康，以免念珠菌經由產道傳染給胎兒。
我們認為懷孕期間仍可用益生菌、蘋果醋和茶樹精油沖洗陰道，但還是建議
先詢問過醫師。如果擔心子宮頸會擴大，就停止沖洗。

▋關於大腸

早在懷孕前，女性就應該努力維持大腸的乾淨和正常功能。懷孕婦女的
體內有大量黃體素，會大幅拉長食物和廢物經過消化道的時間，這就是懷孕
婦女經常便祕的原因。

食物停留在腸道的時間越久，媽媽和胎兒就要花更久的時間，才能夠吸
收到食物的營養，而且大腸累積過量的殘便，不只會妨礙營養的吸收，反而
會吸收到毒素，而非維生素和礦物質（參見第十八章）。

▋月經週期

別忘了，月經也是在排毒，女性應該把月經視為排出毒素和改善健康的
絕佳機會。我們再來複習下面的步驟，幫助大家體會每個月奇蹟的美好。

- 開始排卵之後，少吃鹽和會讓身體收縮的食物（尤其是動物性蛋白
  質），這樣身體就不會拚命留住液體，而有助於排出子宮內膜。

- 低鹽飲食一直持續到經期結束，後來可以再慢慢增加鹽分攝取量，或許多吃點讓身體收縮的食物（但仍要攝取足夠的擴張食物，以維持身體的平衡）。
- 經期要有充足的休息，規劃靜態活動，因為排毒會消耗能量，加上體內的雌激素和黃體素含量低，自然不會太有精神。
- 吃好一點。但不要飲食過量，不要偏離人體平衡飲食，也不要縱容自己吃有糖的食物，這些都會打亂你的體內生態。
- 全鹼餐（尤其是綠色蔬菜汁和蔬菜湯）很適合在經期一開始時就喝。

當女性知道自己有念珠菌增生，也知道如何因應，加上有她自己的決心，以及人體平衡飲食的幫助，身體自然就會好起來。

男性和念珠菌

念珠菌有潮濕、發霉和真菌的特質，反而會減弱男人的火性。男性並不像女性那麼容易罹患念珠菌症，但如今卻有不少男性深受其害，所以不知不覺的，念珠菌已然成為家庭幸福和社會康樂的重大威脅。

男性身體不適時，不太會去看醫師，就不太會服用抗生素，也沒有一些致病因子，例如每個月荷爾蒙改變，服用避孕藥，以及多次懷孕。儘管如此，念珠菌症還是會找上男性，尤其是那些有癌症和愛滋病的人。

念珠菌症所侵襲的男性器官，大致跟女性不同。女性的念珠菌增生通常最先顯現在荷爾蒙系統、性器官和消化道，然後爆發陰道炎、經前症候群、便祕、脹氣、腹脹、青春痘和疲憊等症狀。至於男性，念珠菌通常會先在消化道定居，引發消化不良。一旦病情惡化，念珠菌就會蔓延全身，來到心臟、肝臟和腎臟，出現下一頁的大部分症狀（這些都是很強壯的器官，所以都是惡化多年，才一次突然爆發，如心臟病發或腎功能衰竭）。

念珠菌偏好潮濕又黑暗的環境，如產道，但也會在皮膚生長，包括男性陰莖的包皮和陰囊。無論男性或女性，只要有免疫力低落的跡象（慢性疲

勞、愛滋和癌症），念珠菌症症狀又持續存在的話，念珠菌就很可能會來來去去，所以更必須照著人體平衡飲食去做，來改善身體的健康。

克魯克博士條列出男性罹患念珠菌症的常見症狀有：

- 對食物、化學物質和吸入劑過敏。
- 下體持續搔癢、香港腳等真菌感染。
- 性慾低落。
- 老婆或小孩有念珠菌症。
- 經常有消化問題，如便祕、腹脹或胃痛。
- 想喝酒、想吃甜食或麵包。

要提醒一聲的是，人體平衡飲食對男性和女性一樣有效。

孩童

小孩一出生，就是偏向收縮的完整小動物，需要持續補充營養，才能夠建立健康的免疫系統，養成健康的生活習慣。喝母乳是嬰兒打造強大免疫力的絕佳機會。嬰兒出生時，母親本來就應該提供嬰兒好菌，尤其是產道裡的比菲德氏菌，但大多數母親因為飲食不當和生活高壓，陰道和腸道都缺乏合適的微生物，所以無法把健康的體內生態傳遞給下一代，以致嬰兒免疫力低落和消化不良，這很快就會導致惡性循環，如反覆感冒、喉嚨痛、耳朵感染、消化問題（脹氣、便祕和腹瀉）。當孩子爆發全身性感染（如念珠菌症）和免疫力低落，有些父母還冒險帶孩子去打疫苗，還僥倖地想，發展障礙絕對不會發生在自己孩子身上。

現在幾乎所有孩子一出生，就有念珠菌增生的問題。婦女的慢性念珠菌感染在孕期會惡化，進而感染子宮裡的胎兒，以致現在的青少年和二十幾歲的族群，都有嚴重的念珠菌感染並未被診斷出來，免疫力和內分泌腺體都很虛弱，無數人深受疲憊、憂鬱、焦躁不安、情緒波動、過敏、青春痘和消化問題所苦，而且會不由自主想吃糖。然後，這群人又會成為下一代的父母。

■ 該如何補救？

我們的孩子必須從飲食、教育和情感的支持，獲得必要的協助，來治療與生俱來的全身性念珠菌感染。當然，受過教育的父母、老師和醫師絕對要從旁協助。我們的孩子必須建立（搞不好是第一次）讓好菌蓬勃生長的體內生態環境，但究竟要怎麼做呢？

首先，我們要停止濫用抗生素，小心留意抗生素的嚴重副作用。

其次，孩子出生時，父母要設法在孩子的消化道建立健康的體內生態，前提是要有健康的母親，趁生產時提供孩子大量的好菌，再來是出生後不久，開始給孩子吃少量的益生液和補充品。

懷孕婦女要照著人體平衡飲食補充營養，這套飲食法富含高營養的食物。婦女在懷孕前、中、後時期，都要多吃發酵食物，並服用益生補充劑。

別忘了，胎兒在母親的子宮裡，並沒有所謂的體內生態。如果母親有充足的好菌，胎兒從母親那裡接受到第一批好菌，不出幾個月，嬰兒也會有成熟的體內生態。如果嬰兒深受腹絞痛所苦，好幾個晚上都難以成眠，哺乳的母親不妨吃發酵蔬菜和服用大量益生菌，同時也餵嬰兒幾小匙發酵蔬菜的菜汁。我們之前也提過，俄羅斯從嬰兒四個月大，就開始餵食加水稀釋的奶克菲爾，以確保孩子有健康的免疫系統和體內生態。

當嬰兒的消化道活躍起來，牙齒長出來了，就可以吃乳品以外的食物，這時候應該先吃生水果泥，尤其是漿果泥，香蕉、無花果、桃子、梨子等水果都太甜了。此外，各式各樣生蔬或煮熟蔬菜壓成的泥（很好消化），也可以成為嬰兒剛開始的主食。如果你覺得小孩可以吃更有飽足感的食物，那就給小東西吃浸泡催芽的人體平衡飲食穀物。

千萬要記得遵照食物搭配原則。水果要趁空腹時吃，但可以搭配蛋白脂肪（奶克菲爾、青椰子果肉、克菲爾起司和酪梨）一起吃。穀物和蔬菜也可以一起吃。嬰兒長牙齒時，就可以開始吃蛋黃。大約一歲時，也可以開始吃動物性蛋白質食物壓成的泥。只要身體準備好，小孩就會對動物性蛋白質食物感興趣。肉類可以跟非澱粉類蔬菜一起吃，而且很重要的是，記得要搭配

發酵蔬菜和青椰子克菲爾（如果因為抗拒殺生，偏好不吃肉的話，蛋奶素家庭可以餵嬰兒吃蛋和奶克菲爾，嬰兒也可以從中攝取大量的蛋白質）。

說到第一階段的副食品，嬰兒通常偏好甜味的蔬菜（胡蘿蔔、南瓜、地瓜），這可以滿足人類吃甜食的慾望，發展剛形成不久的體內生態，但甜味蔬菜偏向會讓身體擴張的食物。我們還發現，實行人體平衡飲食的嬰兒，也會喜歡吃海菜（泥），尤其是荒布跟大量甜洋蔥和胡蘿蔔一起煮。

嬰兒也會喜愛無鹽發酵蔬菜的菜汁。由於母乳很甜，所以嬰兒第一次接觸這些酸味的食物，會有好玩的表情出現，但你不久就會發現，嬰兒很快就愛上這酸味食物，很渴望吃它。嬰兒這樣吃，就會有旺盛的「消化火」，也就不會有腹絞痛和胃食道逆流等問題，每天通常會排便二至三次，味道宜人，形狀完整，也容易排出。

孩童無論是哪個年紀都可以吃益生菌，不妨參考我們的食譜，以益生菌粉、不含酒精的香草精和卵磷脂（為了呈稠狀）製成「嗜酸乳酸桿菌乳」，並且添加甜菊作為甜味劑。

青少年實行人體平衡飲食，許多症狀會好得很快，多數症狀會在數週內消失，精神、消化功能、心情、皮膚和體重都會好轉。雖然很難要求青少年乖乖搭配食物，但也不是不可能，因為他們在實行飲食計畫後，很快就會發現自己消化改善了，過胖的小孩和青少年，也會很開心自己減重成功。

他們最大的障礙，就是一開始四至五天內不准吃糖，不過現榨檸檬汁、甜菊和氣泡礦泉水做成的飲料，就很適合代替可樂，我們的「薑汁汽水」食譜（307 頁），就是青少年的最愛。青椰子克菲爾加現榨檸檬汁，再以甜菊增添甜味，完全可以克制他們吃糖的渴望。

現代年輕人出生在速食的世代，這就是他們的生活方式，所以我們必須研發出健康的速食。青少年在學校、餐廳和電影院等地，跟朋友聚在一起外食時，也應該有更好的選擇。青少年對於外表總是很敏感，當然想要吃得營養，讓自己越來越美。

食育是很重要的，該是好好教他們的時候了，不妨在高中重啟以前的家政實驗室，打造學校菜園，強調食物如何讓我們更有力量。如果不教孩子照

顧自己的身體，那麼任何心智教育都會付諸流水。按部就班原則教我們的，就是要先有營養充足的身體和頭腦，才會有學習的能力。

女性：買者慎之

藥廠發現販售治療陰道念珠菌的藥物有利可圖，便紛紛把以前需要婦科醫師開藥的藥品變成成藥。各大藥廠互相競爭這個市場大餅，可望觸及美國至少 75% 的女性。

然而，藥廠卻誤導大家，念珠菌感染是懷孕、抗生素和緊身衣物所造成的，電視廣告也宣稱，這個問題是無法避免的，「冷不防就會發生」。

但事實並非如此，念珠菌感染根本沒有這麼難以捉摸，懷孕並不會造成念珠菌感染，緊身衣物也只是讓患者不太舒服而已。真正的罪魁禍首是藥廠、美國醫學學會（AMA）和美國食品藥物安全局（FDA）。藥廠利用我們的恐懼，我們想避免受苦的想望，以及我們對排毒的一無所知，研發出藥效越來越強的抗生素，卻沒有好好研究抗生素對人體的長期影響。就算藥廠保證會有療效，藥物也無法治癒念珠菌症。吃藥只是徒增危險，浪費時間和金錢。

但你可以從這本書學到解決辦法，你必須先餓死念珠菌，直到他們再也無法作亂，同時也要恢復體內生態的平衡。吃正確的食物，服用益生菌，吃發酵食物（蘋果醋、克菲爾和發酵蔬菜）都有用。

念珠菌症剛在大腸發作時，比較容易治好，可以用大腸水療法和灌腸來沖走；也可以吃發酵食物和益生菌來重建新的體內生態，否則一旦念珠菌離開大腸，爆發全身性感染，問題就嚴重了。

當念珠菌開始聚集在心臟、肺部、鼻竇、腦部、性器官和神經系統，我們就不可能到體內去清理這些壞菌，只能靠免疫系統來戰勝全身性感染。免疫系統知道怎麼做，但也要有力量才行，這就是為什麼要吃營養的食物，來恢復和重建免疫系統，排出可能傷害免疫力的毒素。

此外，女性也要滋養腎上腺和甲狀腺，來平衡體內的荷爾蒙。

第二十章／
如何增強免疫力

免疫力低落的話,會讓念珠菌在第一時間坐大,所以要恢復健康的體內平衡,首要之務便是增強免疫力。

有很多方法都可以增強免疫力,這些都是你找回健康的關鍵。

迎接身體即將經歷的排毒過程

當你開始實行人體平衡飲食,起初的三週(也可能是起初幾天)是最辛苦的,因為你不再餵養念珠菌,身體就會開始排毒,出現類似念珠菌症的症狀,你可能會頭腦不清並感到虛弱,出現有點類似流感的症狀,這時候更要進行大腸排毒,堅持貫徹人體平衡飲食,你才會更強壯和健康。

我們的身體終其一生都有排毒的能力。每一次排毒,都在強調我們所珍惜的健康和活力。

有的排毒會持續一至二天,有的會延續更久的時間,但你只要記得,光憑最基本的人體平衡飲食,還有我們建議的方法和產品,等到排毒結束,你的身體就會變好。

隨著身體改善的情況調整飲食

當你開始覺得身體變好，就有可能欣喜若狂，一不小心便回歸到「原本的」飲食習慣，例如少不了糖，食物搭配不當，吃太多讓身體收縮的食物，不然就是身體還沒準備好，就急著嘗試新食物，如水果或地瓜。

千萬要忍住啊！你至少要有三個月都沒有任何症狀了，才可以試試看基礎人體平衡飲食以外的食物（參見第二十二章，有介紹新的食物）。所以，你就好好的按部就班享受人體平衡飲食帶來的健康，嘗試新的食譜，為這輩子的健康飲食打好基礎吧！

控制念珠菌

千萬不要餵養你體內的念珠菌，請嚴格實行人體平衡飲食三個月吧！除了進行大腸排毒，也應多吃益生的食物和補充品，在消化道重新建立起好菌的菌落。益生菌補充品最好跟益生食物或輕食一起吃，如搭配綠果昔、活力超綠飲品、奶克菲爾或青椰子克菲爾。

你可以視情況補充益生菌，確保體內有各種友善的微生物棲息，但往後的每一天，都要記得吃發酵食物，甚至每一餐都吃發酵食物。無論是有機水果和蔬菜，草飼牛所產的新鮮乳製品，或是人體平衡飲食所建議的發酵食物和飲料，本身都會有好菌。

做迷你彈簧床（彈跳床）運動

彈跳床運動特別能夠刺激免疫力，也是鍛鍊肌肉的好方法，對於任何血型來說，都是很理想的運動形式，只會消耗很少的精力，所耗費的時間也比上健身房更少，卻可以快速重建免疫系統和訓練每塊肌肉。

　　三分鐘高強度的彈跳，竟然相當於跑步十分鐘！這會刺激 T 淋巴細胞，這種細胞有助於身體對抗外來入侵者。

　　你不用在迷你彈簧床做完全套的有氧運動，只要每天跳個一至二次，每次持續五分鐘就夠了。就算只是輕輕彈起腳跟，這種低衝擊的運動也有很大的好處。就連你身體虛弱時輕輕的跳，也可以提高細胞的含氧量，恢復身心的活力，同時減少壞菌。

　　彈跳床的品質參差不齊，新一代彈跳床採用彈力繩而非彈簧，跳起來更平順而有效，採購時請多注意。

　　這裡要提醒一下，深度排毒期間不要運動，這時候身體最需要休息，排毒會消耗體力，所以在這段時間要養精蓄銳，等到排毒結束後再恢復運動。

　　總而言之，去做就對了！你只要相信要健康就要動，下定決心養成新的生活習慣，把運動變成生活的一部分。如果可以的話，找個伴一起運動會更有趣，更有機會堅持到底。

　　如果你本來就會每週運動幾次，恭喜你！繼續保持下去。

管理生活壓力

　　有很多方法，許多書籍、課程和專家都可以提供你建議，但第一步就是要明白，壓力確實需要管控，還有你需要幫助。

　　如果你一直靠自己處理壓力，不妨向別人請教解決方法，沒有必要把全世界的重擔都扛在肩上！從心靈重建你的生活，這對於身體療癒會有幫助。

　　管控壓力有一個很重要的祕訣，那就是練習對每件事情都懷抱感恩之心。這不太容易做到，確實需要練習，尤其是在大難臨頭和面臨挑戰的時候。如果可以把這些難關當成要完成的「訓練」，進而讓你的靈魂更有力量，你就會感謝這一切。

　　我們甚至可以感謝現代人的體弱多病，才會有動力去尋找解決方法，讓自己接受比以前更高層次的照護。

喝茶

喝特別有助於重建免疫系統的茶，如瑪莎克茶（mathake）、紫錐花茶（echinacea）和蒲公英根茶（dandelion root）。

其實還有很多選擇，不妨隨時注意市面上有什麼新的茶葉，找一個自己喜歡的，這些茶都可以增強免疫力。

第二十一章／
更深度的療癒：
修復肝臟

　　一旦大腸完成排毒，恢復正常運作，念珠菌就會減少到低點，再也不會壓制免疫力；加上體內生態恢復了，大多數症狀都會消失，外表會更年輕，身體會更健康。現在該進行下一階段的療癒：恢復免疫力，甚至把免疫力提升更甚以往的水準。所以，我們要開始把注意力放在肝臟了。

　　我們經常忽略肝臟這個重要的器官，但其實它攸關著我們的幸福。沒有健康的肝臟，就沒有真正的健康；人沒有肝臟，數小時內就會死亡。我們在大腸的那一章說過，「腸不好，人就會生病」，確實如此，但不管身體哪裡出了問題，肝臟就一定不好。

認識肝臟

　　肝臟的重量大約一點四至一點八公斤，是人體內最大的器官，卻總是默默地努力工作著。如果讓肝臟完成使命——排除血液中的有害毒素——我們就會長生不老，只可惜肝臟會累積毒素，而且通常從我們出生前就開始了。

　　肝臟不只是大型的過濾器，也是分泌膽汁的器官，屬於內分泌腺，關乎

消化能力、血液生成和避免身體感染。每當身體吸收任何物質，肝臟都會攔截下來，如果肝臟接受了，就會中和它、轉化它，要不然就直接拒絕。要不是肝臟能轉化我們吃下去的營養物質，這些養分對我們說都是有毒的，即使是來自「健康食物」的養分。

消化的時候，肝臟會分泌膽汁到小腸潤滑腸壁，膽汁能夠調節體內好菌的含量，在身體遭到入侵時，摧毀討厭和可怕的入侵生物；膽汁也會刺激腸子蠕動，促使糞便通過腸道並排出體外。膽汁連同胰臟的消化液，會對脂肪、蛋白質和澱粉起作用，將它們轉化成有用的物質。

當肝臟因為過勞、虛弱和鬱血，無法持續中和有毒物質時，就會分泌有毒的膽汁，經由小腸製造發炎組織，這就是「腸漏症」的主因。

肝臟無疑跟消化功能有密切相關，所以必須養肝，消化功能、免疫力和整體健康才會達到理想狀態。肝臟會過濾蛋白質、糖和維生素，把它們轉化成有用的物質；肝臟也會把當下沒有使用的碳水化合物變成脂肪，加以儲存；肝臟還會依照身體的需求釋出膽固醇，以免過剩。

如果肝臟還覺得不夠忙，就會調節凝結能力，維持血液流動，以免發生血友病和靜脈炎。肝臟還會摧毀老舊的紅血球，協助製造新的紅血球，同時提供製造白血球所需的蛋白質，藉以增強免疫力。肝臟也會調節體溫。

肝臟受損的跡象

即使肝臟承受極大的痛苦，你也不會感覺肝臟在痛。這個沉默又勤勞的器官，從來不會痛，但中醫認為，肝臟出問題就會「哀嚎」，外顯特徵之一是在臉部雙眉之間，可能會有一條或數條深紋和／或腫脹情況。肝臟虛弱或鬱血的人，通常禁不起冬天的寒冷，飯後通常會覺得冷。如果肝臟過動[19]，

---

19 有時候肝鬱血就可能會導致肝臟過動，因為肝臟會拚命工作來補償肝鬱血，以致肝臟更加疲累。

可能會經常感到燥熱，夏天就非常難熬。如果你開始淨化大腸，但糞便還是沒有成型，每天也沒有順利排便，你就要開始注意肝臟了。

只要肝臟虛弱、活力不足或過動，就會搶走膽囊、胰臟和胃部的能量，但這些器官皆攸關我們的消化功能。腸子也是幾乎少不了肝臟，以及肝臟製造的膽汁。

肝臟虛弱和鬱血的其他症狀有：

- 貧血。
- 痔瘡。
- 尿液暗沉和不足。
- 長出針頭大小的小紅斑，且遍布身體各處。
- 有皮膚病，如濕疹、青春痘、蕁麻疹、搔癢或皮疹；皮膚看起來髒髒的，臉部、手背、額頭和鼻子周圍有色素沉澱或長斑。
- 黃疸（皮膚變黃）。
- 眼疾（水晶體失去彈性，以及眼部細胞萎縮，以致眼睛對光敏感、結膜炎、遠視、近視、白內障、散光、眼前看到不明物飄動、重影）。
- 眼白變黃。
- 礦物質不足。
- 因為肝臟會影響雌激素，以致女性荷爾蒙不平衡；卵巢機能不全，受孕和月經有問題；更年期痛苦不堪；性慾低落和女性性徵消失；有男性性徵出現。
- 男性荷爾蒙不平衡，出現女性性徵，如乳房變大、不孕和陽痿。
- 體重下降和營養不良。
- 過胖和營養不良。
- 鼻竇、腺樣體（adenoids）和扁桃體有問題。
- 一下子便祕，一下子腹瀉。
- 頭痛、頭暈和顫抖。
- 食慾不振。
- 飲食障礙。

- 糖尿病。
- 肝炎。
- 肝硬化。

肝臟虛弱和鬱血的症狀，已經超出本書所能夠涵蓋的範圍。這裡僅列出部分症狀，主要是想讓你記住，並明白好好照顧這個寶貴器官有多麼重要。

肝臟受損了，就無法處理毒素，就連腦部和中央神經系統也會受影響，可能的症狀有憂鬱、魂不守舍、做白日夢、注意力不集中、記憶力減退，還可能引發更嚴重的病症，以致精神失常。

肝臟對腦部影響的極致，莫過於肝硬化的最後階段，病患死前會一直呈現昏迷狀況。

你可以馬上測試自己肝臟的健康。將右手指放在右邊肋骨的正下方，你就會感受到肝臟是鬱血變硬還是相當柔軟。如果無法把三個指節埋入肋骨下方，你的肝臟就需要一些呵護了。

什麼會傷肝？

別忘了，肝臟是大型過濾器，任何進入體內的東西都要經過它。肝臟累積了我們終其一生所服用的大量毒品、疫苗和藥物，還有食物內含的化學物質、荷爾蒙、重金屬和防腐劑；避孕藥的荷爾蒙會在肝臟留下深斑，從 X 光片就可以看出來；乳製品（如牛奶、起司和冰淇淋）、肉類、精製油和炸物的脂肪，也會卡在肝臟；人造維生素和礦物質補充品也會傷肝，食物搭配不當也會；吃飯超過建議的八分飽，也會拖累肝功能，以致肝臟機能不全。

睡眠不足和疲勞（身體需要休息時還硬撐）會傷肝，而諷刺的是，肝臟受損會造成惡性循環，讓人更難入眠。

如果吃飽就容易累想睡覺，但在凌晨一兩點鐘時精神又很好，那就是有肝鬱血現象，凌晨時分便容易有煩惱或負面思考，消化問題也可能在深夜找上門，夜間的尿量也可能比白天多。

這裡特別提醒懷孕和哺乳的婦女：如果忽略正確的飲食習慣，不只會傷害你自己的肝臟，小孩子一出生也會有肝鬱血。現在有越來越多新生兒肝不好，就是因為母親飲食習慣不良的緣故，因為胎兒在母親的肚子裡，胎兒的肝臟會攔截母親吃下肚的任何食物，然後轉化成有用的營養刺激成長，也可能轉化成堵塞新器官的物質。

如何幫助肝臟復原？

有幾個行動可以療癒肝臟，首要之務莫過於改變飲食方式，避免讓肝臟過勞。

持續進行大腸排毒，再以香草和益生菌促進肝臟排毒；以針灸刺激肝臟，效果通常也不錯；每天都要運動（散步、跳彈跳床、做瑜伽）。你也可以多休息，下午覺得累就睡個午覺，但不要剛吃飽飯就躺下。如果你因為飲食過量（超過八分飽）而想睡覺，千萬不要去睡！讓身體一直動，洗碗……消耗能量等等，直到你耗盡過量的食物為止。

依照東方醫學，憤怒的情緒跟肝臟有關，但壓抑怒氣，恐怕會進一步傷害肝臟，所以不僅要釋放現在的怒氣，還要釋放肝臟過往可能「累積」的怒氣。在肝臟排毒的期間，你可能會發現自己不由自主的，會對所有人和所有事感到生氣和急躁。別著急，同時也提醒身邊的親朋好友，不要把你的發怒放在心上。

相關的問題和器官

中醫也有提到，肝臟和膽囊是拍檔，所以對任何一方有益，對另一方也有益。為了療癒肝臟，我們也要改善其他器官的健康，如腎臟和膀胱會滋養肝臟，而消化系統（包括胃和胰臟）會受到肝臟控制（肝臟虛弱的時候，會

剝奪消化道和胰臟的能量，所以胃通常會呈現消化不良的情況）。肝臟排毒期間，腎臟周圍的下背可能會痛，這可以得知這些器官也在排毒，當然，這也是淨化大腸的好時機。

中醫認為肝臟跟眼睛、關節和皮膚有關。肝臟排毒時，眼睛可能會有流淚、疼痛和紅眼（結膜炎）的情況，或者看東西會有飄動的小斑點；膝蓋可能會痛，活動時會發出聲音，尤其是清晨起床的時候；其他的身體部位可能也會痛，彷彿得了嚴重的流感；肝臟附近可能摸起來軟軟的；尿液和糞便也可能變色；也可能出現便祕狀況；或者覺得累，或想睡，尤其是吃完飯之後。再次重申，這些症狀都是在提醒你該進行大腸排毒了，這在春天格外常見，因為肝臟習慣在春天進行大排毒。

排毒就是療癒

肝臟排毒可能是最不舒服的療癒過程，有時候你可以按部就班地慢慢來，但如果是身體本身在進行大排毒，你可能會感覺自己「病了」兩三個禮拜，但也只有忍耐，畢竟這是必須歷經的一大排毒過程。

前面提過，肝臟通常會在春天排毒，春天是排毒和療癒的理想時機，因為每年這個時候，就會有當季的苦菜，可以用來幫助肝臟排毒，加上天氣轉暖，你就有機會做日光浴，或者在陽光下散步——這也是另一種重要的療癒方式。所以，這時候便適合服用專門淨化肝臟和大腸的香草和湯藥。

正確的吃

在適當的時間吃正確的食物，當然也是必要的，不妨吃輕食，讓消化道休息一下。吃少量的素食鹼性餐，以免把很多能量浪費在消化上，但如果餓了就要吃，以維持體力。

排毒通常會讓人食慾不振，如果你有這個問題，那就拚命喝檸檬水，或者喝昆布或海帶芽熬出來的蔬菜高湯。這時候也適合喝蔬果汁，尤其是富含鈉的綠蔬菜汁（羽衣甘藍、西洋芹）。

飲食要避免肉類的脂肪，也要限制肉類的攝取量，更好的作法是完全不吃肉，因為蛋白質消化後的副產物氨，無法被虛弱的肝臟好好處理。不要攝取油、酥油和奶油，因為這些油脂會拖累肝功能。吃清蒸後壓泥的食物，加上富含葉綠素的食物，如萵苣和綠蔬，盡可能多吃生食。每天最後一餐應該是輕食，而且要早點吃，這樣上床睡覺之前才會完全空腹。你可以喝湯、蔬菜湯或茶。

白蘿蔔泥特別有幫助，因為會吸收體內的油脂。韭蔥有防腐效果，可以幫助膽汁保持腸道乾淨。蘆筍和西洋芹都是肝臟稱職的清道夫。胡蘿蔔有助於造血，可刺激膽汁分泌。

喝現榨檸檬水（深具防腐效果）或蘋果醋水（一大匙醋泡一百八十毫升白開水）也有幫助。迷迭香和百里香這兩種香草以治療肝鬱血聞名，可以做料理，或者用熱水泡個十分鐘，就是一杯香草茶，每餐飯前喝。液體葉綠素也可以用來幫助肝臟排毒。

其他淨化肝臟的祕訣

除非大腸放鬆且正常運作，否則肝臟就無法開始排毒，所以服用保肝的藥草之前，必須先確保大腸健康。有幾種藥草可以幫助肝臟排毒，包括奶薊草（milk thistle）、蒲公英根、伏牛花（barberry）和朝鮮薊。

不要讓自己便祕。有必要的話，接受大腸水療或在家灌腸（尤其是睡覺時間），讓大腸保持放鬆，這樣肝臟才可以把毒素排到大腸中。

發酵食物和益生菌的大量乳酸菌（尤其是嗜酸乳酸桿菌、比菲德氏菌和保加利亞乳酸桿菌），對於保持肝臟的乾淨和健康不可或缺。青椰子克菲爾也有絕佳的肝臟排毒功能，每餐建議喝半杯，睡醒和睡前也喝半杯。

重回健康的三餐建議

佩西實行人體平衡飲食已認真執行了兩年時間，不僅進行大腸排毒，也攝取大量的好菌，她的健康明顯改善，念珠菌增生也消失了，整個人看起來容光煥發。

後來，她進入高原期（狀況停滯不前，不再有任何進展），於是開始喪失信心。

雖然她克服了念珠菌失衡的問題，卻發現消化功能其實並沒有改善，她還是會便祕，經常要灌腸或接受大腸水療。她也感到想睡和發冷，尤其是飯後，但晚上睡前精神卻很好。每天早上起床後，她都感到僵硬和疲累，於是打電話來求助。

她願意打電話來，我們已經很開心了，聽到她所描述的情況，我們更開心。佩西已經進入下一個排毒階段，身體正在告訴她，該是療癒肝臟的時候了。她的努力和自律已經獲得回報——她正在重獲健康，也在重建免疫力。我們簡短訪問過她，得知她吃了太多奶油和油，也沒有吃發酵蔬菜，喝蘋果醋泡的水，對於蔬果汁簡直一無所知。

我們給予佩西下列的指示和菜單建議，然後，她繼續秉持之前克服念珠菌問題的決心和毅力，轉而療癒了她的肝臟。

▊ 早晨

起床的時候喝檸檬水（一顆檸檬榨成汁，加入一百八十毫升溫水），或者半杯青椰子克菲爾，又或者兩個都喝。

如果膀胱虛弱，吃酸的水果會不舒服，不喝檸檬水的話，就把一大匙蔓越莓汁、石榴汁或黑醋栗汁濃縮液，加入一百八十毫升白開水中，再酌量添加甜菊，這時候也可以喝用一百八十毫升白開水稀釋的現榨蔓越莓和青蘋果汁，這是很濃郁的飲品，應該慢慢啜飲，吞下去之前，先經過唾液「咀嚼」，喝一杯就夠了。

　　一旦你接收到食慾的訊息，就喝上面的飲品，同時搭配超綠食物配方，
如身體生態公司出產的活力超綠。

　　三十至四十五分鐘內就可以再喝用水稀釋的蔬菜綠拿鐵（參見第十三章
的食譜），別忘了，吞下去之前先用唾液「咀嚼」一下。

　　接下來至少要間隔一小時，才可以吃中餐。

　　如果還想喝東西，那就持續喝檸檬水，直到午飯前十分鐘，再來服用消
化酵素。

▌午餐

　　大約早上十一點鐘時吃，或者餓了再吃（下面的建議是針對帶午餐去工
作的人，公司剛好也有加熱的器具）。

　　午餐應該是每天份量最大的一餐，主要是吃穀物和蔬菜。如果真的要吃
肉類來補充體力，那就盡量少吃一點，下面的菜單只是個參考，你大可發揮
自己的創意。

1. 湯。
   綠色蔬菜和生蔬沙拉，搭配少量的人體平衡飲食沙拉醬（或者是無油
   沙拉醬）。
   茶。

2. 穀物餐（催芽的穀類最為理想）。
   生蔬和／或綠蔬沙拉，搭配少量人體平衡飲食沙拉醬（或者是無油沙
   拉醬）。
   發酵蔬菜。
   紫錐花茶，添加甜菊（飯後啜飲）。

3. 種子泥蔬菜卷（利用食物調理機，混合浸泡催芽的葵花籽或南瓜籽，
   還有蔬菜及歐芹、蒔蘿等香草，一些卵磷脂粉和凱爾特海鹽，然後再
   用蘿蔓或萵苣包起來吃，也可以加一點芥末和發酵蔬菜）。
   溫檸檬水（午餐後慢慢啜飲）。

消化酵素（應該要含鹽酸，幫助消化蛋白質）。

4. 蛋（半熟蛋或水波蛋，所以蛋黃還是軟的，只吃蛋黃，不吃蛋白）。

蒸蔬菜。

發酵蔬菜或沙拉加無油沙拉醬。

茶添加甜菊，或者喝檸檬水。

跟上述一樣的消化酵素（如果沒有吃生發酵蔬菜的話）。

5. 有調味的烤馬鈴薯（上面放發酵蔬菜，取代奶油或酥油）。

荒布燉胡蘿蔔和洋蔥（前一晚的剩菜）。

綠蔬沙拉。

茶。

▌晚餐

中餐和晚餐之間可以喝藥草茶，如蒲公英、紫錐花、迷迭香和百里香。

至少要在睡前四至五小時吃晚餐。

這一餐應該要快點消化完畢，所以千萬不要飲食過量，最理想的是全鹼飲食。

不要吃穀物和動物性蛋白質，因為會花更久的時間來消化。盡量以生食為主。

喝湯吃沙拉（或者吃澱粉類蔬菜，如烤栗子南瓜、烤紅皮馬鈴薯，或是整根的玉米），也可以搭配生蔬、清蒸蔬菜、清蒸海菜和發酵蔬菜一起吃。記得，要多咀嚼。

為了幫助消化，吃大量你喜愛的發酵蔬菜或服用酵素，吃飯時或飯後慢慢啜飲蘋果醋水。

連續幾週時間在睡前服用富含脂酶和胰臟酵素的消化酵素。

一般的健康食品店就有販售專門淨化和強化肝臟的香草和複方香草，請按照食品標示服用。

請注意：這個飲食計畫並沒有提到益生菌，因為佩西喜歡每個月自己做

大量的發酵蔬菜，而且她當時也沒有預算購買益生菌。如果你不做也不吃發酵蔬菜，每天早上務必要服用益生菌[20]。益生菌可以跟我們建議的早餐一起吃，但最好還是趁空腹時服用。

不可或缺的自我肯定

請唸出以下文字（默念或大聲念出來），確認你對肝臟有正面意念：
我為自己的肝臟爭取淨化和重獲健康的權利。

---

20 好菌和肝功能關係密切。體內生態不健全，通常跟肝病有關，包括糖尿病和肝硬化。我們強烈建議多吃富含益生菌的發酵食物，有助於淨化和強化肝臟。

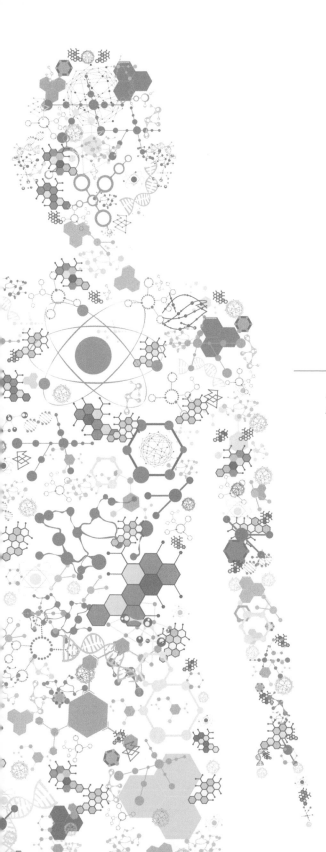

第 5 單元

創造光明健康的未來

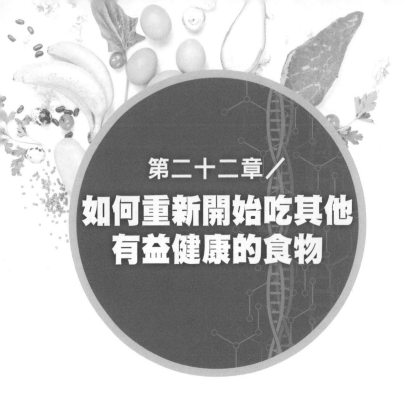

第二十二章／
如何重新開始吃其他
有益健康的食物

假設你認真照著人體平衡飲食實行三至四個月，念珠菌症的症狀完全消失了。你覺得身體和心情都好極了，對於人生有了全新的看法，相信那些伴隨症狀而來的痛苦和苦難都已不在。然後，你開始想嘗試嚴格版人體平衡飲食以外的食物……

我們說的不是回去吃蛋糕、餅乾、酒等可能餵養念珠菌的食物。拜託，千萬不要回去吃這些食物！甜味蔬菜、加甜菊的茶、人體平衡飲食用甜菊和羅漢果糖製作的甜點，都可以滿足你想吃甜食的慾望。

雖然你的症狀消失了，但全身性念珠菌感染隨時可能會再回來。念珠菌是永遠在你體內的生物，只要環境對了，就很容易再度變成病原。然而，你仍然可以嘗試其他有益健康的食物，只要搭配得宜，還是可以享受更多元的食物。

記得這個最重要的原則：**一次只嘗試一種新食物**。少量嘗試，再搭配人體平衡飲食中你可以消化的食物，注意有沒有馬上出現症狀（如頭痛、腸胃不適或長皮疹），或是隔天或隔幾天後出現症狀。如果沒有任何反應，幾天後（至少要過四天）再試試看，如果還是沒有症狀出現，你就可以定期輪流吃這種食物了。

你的血型通常會決定你可以吃的食物，所以開始嘗試新的食物時，記得參考血型飲食法（參見第二十五章），列出你喜歡吃也可以消化的個人食物清單。每個人療癒的速度不同，壓力、運動和睡眠的多寡等因素，都會決定我們能不能開始吃新的食物。

建議你要下定決心，「永遠」遵守人體平衡飲食的原則，包括食物搭配原則、八十／二十原則，來維持最佳的健康狀態。

先嘗試什麼新食物呢？

等到體內生態恢復正常，就可以開始增加飲食中的水果攝取量了，但仍然要吃低糖的水果。如果你本來只吃檸檬和萊姆，以及石榴汁和黑醋栗汁，現在還可以嘗試一些葡萄柚和奇異果。這些都是酸味的水果，念珠菌無法從中吸收大量的糖分。

記得水果要單獨吃，最好是早晨空腹的時候。夏季最適合增加水果的攝取量，因為水果有冷卻和補水的效果，剛好可以抗衡炎熱的天氣。其他建議可吃的低糖的酸味水果有藍莓、櫻桃、覆盆子、草莓和黑莓。

柳橙就太甜了，不建議 O 型、A 型和 AB 型的人吃，柳橙榨汁會馬上變成酸性，這就是為什麼我們建議不要買外面的柳橙汁。當你發現自己吃葡萄柚、奇異果和一些漿果都沒有問題後，下一個最好試試看酸的青蘋果，然而，即使是酸的蘋果，對許多人來說仍可能太甜，所以不妨吃顆青蘋果配一杯你最愛的益生液。益生液裡面的微生物，會趁青蘋果通過消化道的時候，消耗掉青蘋果內含的糖分。

有一個重點最應該謹記在心：不要吃太多水果。水果很美味，想吃水果是很自然的，但大家最常犯的錯誤，就是吃太多。你想要吃水果的話，只吃一點點就好。再重申一次，水果最好跟某些發酵食物（奶克菲爾、青椰子克菲爾、克菲爾起司或發酵蔬菜）一起吃，這樣發酵食物裡面的微生物會吸收水果的糖分，你也可以享受水果的美味。

水果確實是有益健康的食物,但前提是要有健全的體內生態,以免你受到果糖的傷害。

酸味水果及飲食要點

西印度櫻桃／羅甘莓(loganberry)／酸的蘋果／柳橙／蔓越莓／酸的桃子／醋栗／鳳梨／鵝莓(gooseberry)／酸的梅子／葡萄柚／石榴／酸的葡萄／草莓／金棗／橘柚(tangelo)／檸檬／橘子／萊姆／番茄

水果要單獨吃,或者搭配蛋白脂肪一起吃,例如堅果、種子、青椰子果肉和奶克菲爾。

番茄也是屬於酸的水果。把番茄納入飲食的最佳時機是夏天,番茄在夏天正好是當季水果,肥美多汁。生吃番茄時,可以搭配新鮮綠蔬,或者如同其他酸的水果,跟蛋白脂肪(如堅果、種子、酪梨、奶克菲爾和優格)一起吃。番茄煮熟會產鹼,A 型和 B 型的人吃了會產生危險的凝集素,而 O 型和 AB 型的人吃番茄似乎比較好消化。

開始吃穀類

希望你會愛上人體平衡飲食的四種類穀物,讓它們成為你飲食中的主要穀物(B 型的人不應該吃蕎麥)。撇開其他不談,單純為了好玩和多樣性,你絕對會想吃更多妥善處理的穀類,況且穀物也是微生物在健全體內生態生存的主要糧食。

全穀物至少要浸泡八小時,才可以幫助消化。全穀物又比穀物磨成粉更有益健康,跟發酵食物一起吃(發酵蔬菜或青椰子克菲爾),對於消化大有幫助,想必你已經親自體驗過了。

不要吃小麥做的麵條,改吃藜麥、米、斯卑爾麥(spelt)和蕎麥(100%蕎麥麵)做的麵。米線加到沙拉和湯品中也很有趣。所有血型都適合吃米,

米蛋糕可以取代餅乾或麵包，但口感就是比較乾。為了幫助消化，不妨在米蛋糕配上你最愛的發酵蔬菜。

等到你可以開始吃米時，先從印度香米的白米開始吃，再慢慢嘗試印度香米的糙米（德克斯馬蒂大米〔Texmati〕或賈斯馬蒂大米〔Jasmati〕也可以），接著才是長米的糙米。短粒米的糙米之所以放在最後，是因為含糖量最高，最難消化。

記住了，我們建議永遠不要再吃小麥，我們相信你會開始喜歡其他很棒的穀物，第二十五章會介紹血型飲食法，不妨從中尋找最適合你的穀物。

開始吃豆類

豆類有一部分是蛋白質，又有一部分是澱粉，所以會傳送給消化系統模稜兩可的訊息。豆類絕對要泡過夜，藉以去除酵素抑制劑，然後跟一片昆布（海菜）和些許海鹽一起煮，這樣不僅可增添礦物質，也會偏向鹼性，更容易消化。

豆類要跟非澱粉類蔬菜一起吃。把豆類納入飲食有一個重點，那就是嘗試最適合你血型吃的豆類。先吃少量，也不要跟其他豆類混著吃，每次只嘗試一種。

豆類浸泡催芽四天左右，就會容易消化得多，再把催芽的豆類加入沙拉，或者混入鷹嘴豆泥等食物中一起吃。

其他可以嘗試的食物

當你確定念珠菌病症完全受到控制，就可以開始嘗試甜菜根、蒲芹蘿蔔、地瓜和山藥。這些都是甜分很高的蔬菜，應該跟非澱粉類綠蔬和海菜一起吃，尤其是海菜的鹽分，剛好可以平衡這些蔬菜的甜味。

酪梨、奶克菲爾、優格、堅果和種子皆屬於蛋白脂肪，如果你消化沒有問題，可以混著一起吃。你也可以用奶克菲爾、檸檬汁、凱爾特海鹽和香草製作美味的沙拉醬，這種素食沙拉醬十分營養，對多數人來說都很好消化。

記得參考血型飲食那一章（第二十五章），選擇嘗試對你最有益健康的堅果和種子。

當你重新開始吃香菇，我們建議選擇有療效的乾香菇（椎茸和舞菇），波特菇（Portobella mushrooms）煮熟吃最好消化。

最後提示

只要是糖，就連所謂有益健康的糖，如蜂蜜、糖蜜和麥芽，都不適合跟任何食物一起吃。如果要吃的話，請加到茶裡面，起床後馬上喝，大約半小時內就會消化完畢，你就可以吃其他食物了。

如果糖跟發酵食物一起吃（發酵蔬菜、青椰子克菲爾、青椰子克菲爾起司或奶克菲爾），你就會發現糖沒有那麼有害了，因為好菌會幫忙吃掉其中的一些糖分。

一點點天然糖分，就可以促進微生物生長，此稱為「益菌生」，古代治療師搞不好就是知道這個觀念，才會以水、蜂蜜和發酵蘋果醋做成民俗療法的飲品。

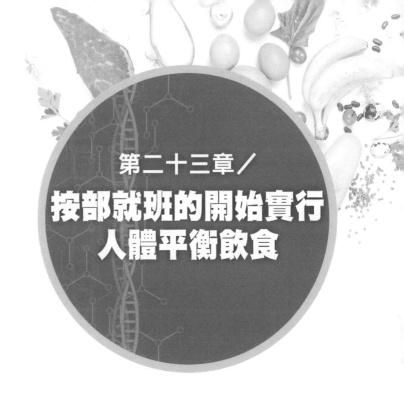

　　到了這個關頭，你可能覺得這本書的資訊多到爆炸，不知道該如何下手。你可以先檢視目前的健康狀況，找出你所期待的療癒步調，再從飲食或生活方式做一個改變，但如果你的身體和精神應付得來，多做幾個改變也無妨，反正就是順從自己的直覺，有些人稱為「內在指引」。從一個改變、幾個改變或很多改變開始，反正就是要開始行動了。

　　你開始實行人體平衡飲食之後，有三個非做不可的事情：

- 只吃人體平衡飲食可以吃的食物，餓死念珠菌，因為這些食物只會餵飽你。
- 開始淨化大腸。
- 以發酵食物滋養你的體內生態。

　　當你不吃各種形式的糖，不再餵養念珠菌，身體就會開始排出念珠菌壞死的毒素。你可能會覺得餓，因為念珠菌正在餓肚子——但是記住了，念珠菌一直都在利用你和你的食物維生。你只要照著人體平衡飲食的原則去做，只吃人體平衡飲食所列出的食物，想吃多少就吃多少。

　　你還有一個步驟非做不可，那就是打從心底痛下決心，去貫徹人體平衡飲食來療癒自己；這樣就算面對誘惑，也會有力量堅持下去。你可以通報親

朋好友，說你正在展開新的生活方式，請他們的幫忙，如此一來，不管你有
沒有貫徹實行，他們都會給你適當的回應。

公開正式宣告，絕對可以加強個人的決心。

下面從人體平衡飲食中摘錄了許多指導方針，彼此相輔相成。當你自行
宣告要踏上新的道路，貫徹人體平衡飲食後，一路上便會有順境，也會有逆
境，但一切的努力都會有回報的。

- 飲食以蔬菜和海菜為主，這些是最有營養的食物。貫徹八十／二十原
  則，蔬菜和海菜永遠要佔一餐的八成。
- 用甜菊滿足你對甜食的渴望，別忘了你可能要花四至五天，才能夠打
  破對糖和碳水化合物的癮頭。
- 只吃有機鮮榨的生油，別再攝取有毒的油脂。
- 吃各式各樣你可以消化的食物，確保你吸收各種所需的營養。
- 規劃餐點時，永遠要秉持擴張／收縮原則和酸／鹼原則，還有基於
  八十／二十原則來判斷該吃多少。
- 運動！
- 過著有益健康的生活：享受戶外活動，讓身體曬陽光，深呼吸放鬆，
  吸入更多的氧氣。
- 盡量排毒，相信排毒對於療癒是不可或缺的。排毒期間要多多休息，
  也要淨化大腸，直到排毒結束。
- 珍惜按部就班療癒的機會，你的成功會鼓勵其他人踏上相同的道路。
- **我們都是創造者，身為造物主的孩子，我們最大的責任就是讓自己快
  樂**，遠離那些有負面能量的人，創造更快樂的情感生活。為了釋放壓
  力，就要設定優先順序，還要懂得拒絕。對抗生活中的負面思考，唯
  有歡樂的能量可以帶來療癒，好好照顧自己，你本來就應該快樂！
- 讓自己更有精神——沒有精神就無法療癒。
- 改善消化功能——以發酵食物建立體內生態。
- 消除感染（真菌、病毒和細菌）。
- 淨化——藉以產生更多療癒的能量。

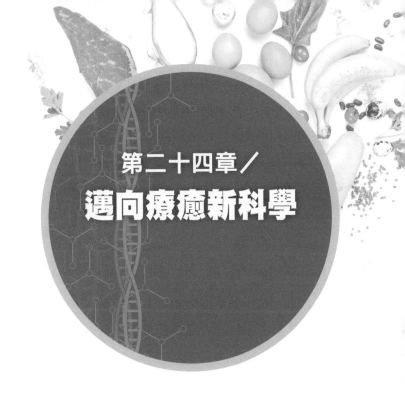

第二十四章／
邁向療癒新科學

你已大致讀完了人體平衡飲食，就要準備開始應用。試著把這本書再瀏覽一遍，換一支不同顏色的筆畫重點。我們希望你可以把書翻到爛，一再的重讀和實踐，在整本書上記下滿滿的筆記，搞到整本書髒兮兮的，就表示這本書值得一讀。

我們在食譜單元會公布更多的烹飪祕訣、菜單建議和購買清單，在進入那個部分之前，請先思考一些關於人、自然和療癒的觀念。

古代和現代的療癒觀

古代人憑直覺去體會內在秩序，以及宇宙臻於至善的本質。大自然不是我們要征服的敵人，而是我們的朋友，它提供了水和食物來滿足我們身體的需求，以美麗來滿足我們精神情感的需求。古代人生病的時候，知道怎麼用自然療法來療癒自己，也相信自然臻於至善的本質會幫助我們痊癒。

然而，現代人建立了科技物質世界，開始不相信自己的直覺，經常要改變或壓抑自然的力量，就連要達成值得讚揚的目標，把人從苦難和不幸中解

放出來，也要去改變和壓抑自然。我們明明想創造一個沒有疾病、貧窮、早夭或枉死的世界，卻經常做出違背本意的事情，硬是要違反萬物的自然變化。

舉例來說，我們越來越少採用自然療法，反而吃越來越多的人造藥物，而不再相信身體有能力自我排毒和療癒。年輕人剛投入醫療照護專業時，通常有回歸自然療法的滿腔熱情，但面對大財團和醫療產業過勞的苦苦相逼，只好中途放棄。

該是回歸正軌的時候了！我們必須再度接受自然之道，信任且滋養我們的內在自我，跟理智的自我取得更好的平衡，當然也會有令人期待的新機會，來創造心目中的美好世界。

新療癒科學應該是什麼樣子？

新療癒法首先要我們明白，我們都是有靈魂的個體，而非鐵打的身體，不可能任憑它故障磨損，或者遭到奇怪病毒和細菌攻擊。

苦難、痛苦和不幸，是每個人都要面對的功課和挑戰，這可以幫助我們成長，而且隨時會有指引和保護，讓我們更有機會變成神一般強大的存在，形成光明、可愛又正向的生命，並成為強大的創造者，創造我們自己的身體，還有我們所處的世界。

真正的療癒，承認有一股看不見的力量，這股偉大而仁慈的力量，就跟大自然同在，被我們稱為力量之神、造物者或萬物之源。念珠菌症、癌症、愛滋病等疾病的患者，通常會發現，**唯有開始滋養內在自我，跟這股造物力保持密切的連結，才有可能改善健康和痊癒。**

連結情感和療癒

新療癒法也認為，身體是健康還是失衡，確實受到了情緒的影響。除非

憤怒、傷害、失望和罪惡感等有毒的感受都「淨化了」，取而代之感恩和喜悅的感受，否則我們的身體不會恢復健康。負面情緒會壓抑免疫、內分泌和消化系統。

趁治療期間，把自己交給專業的治療師，按部就班清理負面情緒，雖然花時間，但可能很有用。不過，也有更快的方法，如果你放不下痛苦的經歷，那就從中找到靈魂必須記取的「教訓」，然後真心感謝有這個教訓；這麼做就是在放下了。

千萬不要壓抑痛苦，反之，要徹底感受它，直到它放過你。如果你讓自己深刻的感受它，它就會突然過去了。所有的療癒都脫離不了這個規則。

情緒清理也必須先歷經某個極端，再突然切換到另一個極端[21]。大哭一場，或者充分釋放怒氣，會讓人頓時覺得整個人都輕鬆了，再度恢復自由。負面情緒就像參照或警告，暗示我們偏離了目標，並沒有專心創造我們生在人世、本來應該過的豐富圓滿生活。

更新版的療癒法

我們變得太依賴藥物和毒品，來趕走我們的煩惱，就連倡導「自然食尚運動」的人，也太依賴維生素、抗生素補充品以及植物萃取物。目前發現人類營養所需的營養大約有六十種，就算你服用高單位綜合維生素／礦物質錠，內含大量的這些營養，你仍然無法維持健康，這是因為現代科學尚無法辨認，全天然食物所內含的元素（包括靈性本質）對於健康不可或缺。而我們因為傲慢，自以為能夠複製自然元素之間的微妙關係。

除非研究者和醫師等醫療專家想出更好的解決辦法，否則還是會迫使我們去服用抗生素等藥物。由此，人體平衡療法（體內生態療法）在這個時代

---

21 臉上長滿痘痘，便是排毒正在進行的最好例子。這些雜質本來藏在體內，後來被推到表面，持續膨脹到破裂，進而痊癒。就連情緒的雜質（憤怒和悲傷等），也脫不了這種療癒過程。

便顯得格外重要。當我們得知醫療領域和全人照護從業人員，對我們這套保健療癒方法的反應時，頗讓我們受寵若驚。我們感謝這些專業人士，願意鼓勵病患來學習這套更好的療癒法。

東方醫學主張，人只要吃對食物，就可以自我療癒。反觀西方醫學，一般醫學院畢業生，大約只花兩星期時間學習營養學，所以我們呼籲醫學院學生，應當融合當今和未來的超級科技，以及過去沿用至今的自然療法。所有投身醫療專業的年輕人都表明過自己有幫人治病的心，那我們就應該要提供他們真正符合自然法則的療癒科學，以免洩他們的氣。

為什麼要更加好好照顧身體？

為什麼我們會沉迷於那些口感好、卻害我們吃太飽或懶洋洋的食物，進而破壞我們的身體和免疫力，縮短我們的壽命呢？

我們都忘了自己真正的身分。我們忘了真實自我的尊嚴，忘了為什麼會存在這個世界上。上天創造我們是有目的的，不外乎是要建立光明而快樂的世界，所以就算物質層次高度演進，仍然受到精神智慧所主宰，充滿著音樂、藝術和科學，使人們免於貧窮、疾病和飢餓的痛苦。

我們一路朝著這個天堂邁進，但如果繼續為了滿足口腹之慾而吃，忽略我們被創造出來的目的，身體和心靈就會弱化，便無法找到與生俱來的快樂。所以，一旦我們發現內在的力量和榮耀，就能夠輕鬆擺脫負面情緒和不滿，從正面而利他的自我出發，來照顧讓美麗靈魂有棲身之處的身體。

你可以如何支持體內生態和地球生態呢？

- 鼓勵附近的超市販售有機或未精製產品，而非僅限於健康食品專賣店，呼籲販售不含抗生素等有害添加物的食品。

- 支持另類的自然食尚超級市場，販售健康食品、有機農產品、自製湯品和沙拉棒，並能附設熟食區。但光是這樣還不夠，你可以去跟熟食區經理提議，不要再使用精製的芥花籽油和蔬菜油，而改用非精製的椰子油，同時在他們的熟食添加亞麻仁籽油、橄欖油、月見草籽油等有機非精製的種子油。

- 光顧因應民眾訴求調整的超市，如支持當地的有機農，持續擴張有機農產品部門。

- 光顧有販售人體平衡飲食健康有機食物的餐廳，位於亞特蘭大的湯瑪斯頂級燒烤（R. Thomas&Son Deluxe Grill），逐漸成為品嚐人體平衡飲食的知名餐廳。老闆湯瑪斯以前是肯德基的總裁，他表示，看到大家對於菜單上人體平衡飲食的沙拉醬、發酵蔬菜等菜餚反應熱烈，實在感到很愉快。你不妨要求當地的餐廳提供人體平衡飲食，不然至少也要有更多元的健康輕食，內含更多的蔬菜。

- 要求當地的電影院販售健康的零食，如爆米花要撒上富含礦物質的海鹽，並以優質的椰子油製作而成。

- 鼓勵學校在食堂提供更健康的午餐，共同修改課程，以更有趣的方式講授更多營養學知識，讓學生學習如何讓食物有趣又健康，協助復興「家政實驗室」，秉持著飲食原則，教學生煮出美味的食譜。

- 購買可以拯救環境而非破壞環境的食物和農產品，一份肉類所消耗的珍貴能源和資源，遠超過一份魚類；穀物和蔬菜所消耗的能源和資源則又更少。

- 最好不要隨便吃藥，以免壓制自然的療癒排毒機制，破壞免疫系統。反之，我們要靠飲食、運動和正面的心態來維持健康，把預防和健康擺在第一位。

- 把堅信這種生活方式和這些觀點的人聚集起來，這樣可以支持你的目標達成，並加強你的決心。

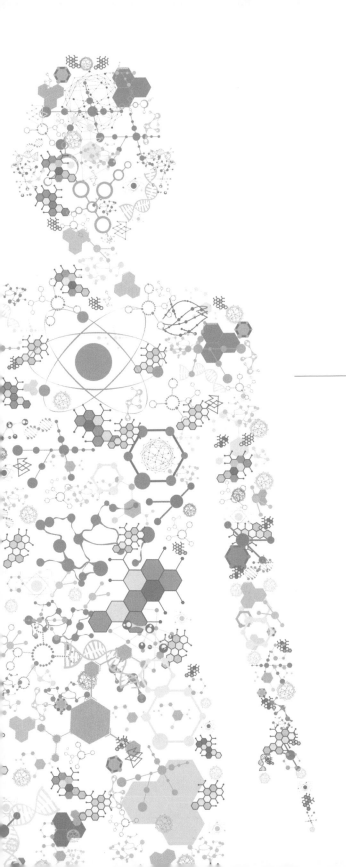

第 6 單元

血型

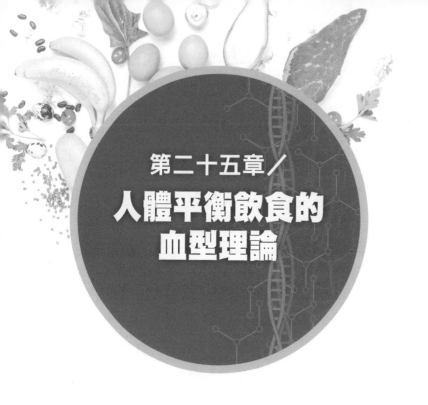

第二十五章／
人體平衡飲食的
血型理論

本書的初版（一九九四年）和後續幾版，都有一章專門介紹血型理論，說明每一個血型最適合吃的食物。一九九六年彼得‧戴德蒙博士（Peter D'Adamo）出版了《不同血型不同飲食》，書中有一些跟《90% 女人都會忽略的恐怖疾病》互相矛盾的地方，引發不少讀者的疑問，現在該是為大家解惑的時候了，同時從我們的經驗出發，提供給大家更多的洞見。

身體生態公司認為，血型理論提供了寶貴的線索，讓我們更加認識自己，但這個理論尚未成熟，還需要後續的關注和研究。我們在此提供個人的觀察，讓大家在知道自己的血型後，懂得去做進一步的研究，看看這些觀念能否套用在自己身上，如果可以，就放膽去做。

血型理論：一切的緣起

多年前，我（唐娜）遇見詹姆斯‧戴德蒙博士，這位自然醫學家在加拿大和紐約都有成功的事業，他的大作《某人的食物可能是另一人的毒藥》提供了寶貴的提示，讓我總算明白，為什麼每個人的需求和療癒速度不一樣。

我很快就愛上他的血型理論，相信血型會決定最適合我們的食物和生活方式。不同血型的人，對於食物中特定物質的反應不一，這個觀念再合理不過了，畢竟血液是身體獲得營養的基本來源。某個血型可能比其他血性更需要特定的營養（如特定的脂肪或礦物質），所以「一體適用的飲食」有點太簡化了。

後來詹姆斯的兒子彼得‧戴德蒙出版了暢銷書《不同血型不同飲食》，我很樂見有更多人可以認識戴德蒙的理論（從此以後，彼得針對這個主題寫了更多書）。

詹姆斯仔細觀察過病患，發現病患吃不同的食物會有特定的模式出現。而彼得採用更科學的方法，測試各種凝集素（lectins，一種食物中的蛋白質）的活動情況，研究它們是否跟個別血型相容，結果他發現吃了不適合自己血型的食物，內含跟體質不相容的凝集素，便可能會增胖、提早老化和罹患免疫疾病。我和琳達都認為，這一章的內容大多要歸功於彼得的研究。

這些年來我自己也有收集資訊，最後認為戴德蒙父子的發現相當正確，尤其是我們需要運動，以及特定種類和數量的蛋白質。然而，戴德蒙父子並沒有針對念珠菌症、酸性體質、真菌感染或任何重度免疫疾病患者，調整他們的飲食研究和建議，況且他們也不像人體平衡飲食，會利用血型飲食來建立健康的體內生態。

值得注意的是，日本有大量的研究探討個性和血型的關係，也有不少相關書籍出版。日本部分企業還會參考血型，來決定員工的雇用和升遷。

血型理論的原理

每當有外來入侵者進入血液，就會馬上產生抗體。如果入侵者是病毒、細菌、真菌或寄生蟲，抗體基本上會抓住入侵者，讓它們動彈不得，把它們「黏在一起」或聚集起來，就會更容易消滅。

彼得‧戴德蒙說過：「這就像把罪犯銬在一起，比起放任他們自由移動

更沒有危險，抗體把不速之客驅趕成群，以利辨識和處理。」雖然這種凝集現象是好的，但有時候也會有風險。

所有食物都含有一種蛋白質，稱為凝集素，它就是像膠水一樣的黏膩。聽彼得的解釋就會很清楚，他說，如果吃下肚的食物，內含不適合自己血型的凝集素，凝集素就會瞄準器官和身體系統（腎臟、肝臟、腦、胃等），錯誤地把附近的血紅素黏在一起，導致嚴重的健康問題。

舉例來說，跟自己血型不相容的「敵人」凝集素，在腸胃裡就會黏膩膩的，怎麼樣都完封不動，也不會被消化，然後就跟消化道的黏膜腸壁產生負面作用，導致腸漏症或腸子發炎。一旦這些「入侵者」凝集素不小心從腸子滲漏出來，進而被血液吸收，就可能待在身體的其他地方，把附近的細胞聚集起來，讓這些細胞變成摧毀的目標。

凝集作用可能還會造成許多問題，如食物過敏和肝硬化，也會妨礙血液流經腎臟，進而導致成人型糖尿病等血糖疾病，也可能讓人早衰和增胖。不適合自己血型的凝集素，也會導致白血球複製異常，白血球數量高就是生病的表徵。

神經細胞對於跟血型不相容的凝集素格外敏感。吃到錯誤的食物，可能會讓你緊張或焦慮。如果你罹患會影響神經的重症（如注意力缺失症／注意力不足過動症、自閉症、阿茲海默症、多發性硬化症或帕金森氏症），想要讓身體好起來，就要避免不適合自己血型的食物。

人體平衡飲食和《不同血型不同飲食》的重要分歧

我們很感謝戴德蒙父子所進行的研究，雖然關注了個別差異，但我們認為人體平衡飲食走在更前面，除了幫助大家認識自己，更能進一步照顧自己的身體。

人體平衡飲食和血型飲食之間有下列的差異：

● **發酵食物**：血型飲食並不重視發酵食物，但我們認為要建立並維持健

康的體內生態，就一定要吃發酵食物。發酵食物可以增加營養，有助
於消化一起吃下肚裡的食物，無論什麼血型都適合吃。療癒的過程需
要更多蛋白質，所以當你開始實行人體平衡飲食，就會開始多吃蛋白
質，而你如果想確定所有攝取的蛋白質都能好好地被消化，這時候吃
發酵蔬菜準沒錯。

● **蛋白質和素食**：血型飲食建議 O 型和 B 型該吃什麼蛋白質，卻不管吃
素的 O 型人和 B 型人。如果你是 O 型或 B 型人，或其他血型的素食
者，當你開始實行人體平衡飲食時，就要多攝取蛋白質，連非動物性
蛋白質也要跟發酵食物一起吃，這樣才能強化所吸收的蛋白質。

● **醃漬食物**：血型飲食建議部分血型不要吃醃漬食物，以免嚴重刺激胃
壁黏膜，事實確實如此，但我們建議任何血型都不要吃醃漬食物，醃
漬食物大多是用精製鹽和精製糖做的。我們只能說，醃漬食物和發酵
食物是兩個世界。

● **食物搭配**：血型飲食所設計的菜單，並不重視食物搭配原則。

● **蘋果醋**：彼得提醒任何血型都不要喝蘋果醋，但我們強烈反對，因為
這種發酵食物特別有療效，可以把體質轉為鹼性。

● **新食物**：血型飲食不包含人體平衡飲食的部分食物，如甜菊和海菜。

● **料理方式**：血型飲食對於不太推薦的食物，並不會教大家透過料理方
式，把部分食物變得可以吃，例如從血型來看，杏仁是「中性」的食
物，但只要照我們說的加以浸泡，就會更好消化，成為素食者更珍貴
的蛋白質來源。另外，彼得・戴德蒙建議 O 型和 A 型不要吃十字花科
的蔬菜，但人體平衡飲食認為只要發酵過，就可以放心享用。

● **念珠菌的食物**：血型飲食包含會餵養念珠菌的食物，如以西結麵包
（Ezekiel break）和埃森麵包（Essene bread）、水果、巧克力、糖蜜、
麥芽、蘋果醬、果醬、果凍、花生、咖啡、白酒等酒類。血型飲食把
上述食物推薦給部分血型食用，但人體平衡飲食認為，正在保健或療
癒的身體，都不應該吃這些食物。

● **豆漿、豆腐乳等大豆製品**：彼得說過，大豆對於 A 型和 B 型特別有

益，對於 O 型不好不壞，但血型飲食卻完全不管食物有沒有發酵過。大豆若沒有發酵，特別難以消化，還會產生酸性，迫使身體出動庫存的礦物質來中和酸性，以致身體流失礦物質。吃未發酵的大豆食物，必須比照蛋白質辦理，在同一餐攝取大量礦物質。人體平衡飲食的第二階段，可以吃發酵的大豆製品：味噌、天貝、納豆、低鈉不含小麥的日式壺底醬油。另外，人體平衡飲食並不建議 B 型吃大豆製品，因為我們經常聽到 B 型的人說，吃豆類不好消化。

- **營養補充品**：彼得建議服用各種維生素、礦物質和香草，來提升每種血型所適合的食物的效用。雖然營養補充品在短期內可能有用，但我們相信，只要重建體內生態，就可以從食物本身獲得這些維生素和礦物質。所以，讓你吃的食物發揮療效吧！

- **鈣質**：彼得建議 O 型（A 型某種程度也需要）從營養補充品而非乳製品來獲得鈣質。許多人都認為（包括彼得在內），不吃乳製品就會缺乏鈣質，但我們完全不認同，尤其當你認真建立健康的體內生態後，根本就不會缺鈣。為什麼呢？因為腸道中美妙的微生物，就能夠透過「生物蛻變」（biological transmutation）的機制，把某種礦物質轉化成另一種，例如把二氧化矽轉化成鈣質，因此吃富含二氧化矽的食物，如紅甜椒、秋葵或馬尾草（herb horsetail），都可以提供身體鈣質。有一顆乾淨強壯的肝臟，又可以讓參與這個神奇過程的微生物如虎添翼；有益的微生物和酵母菌當然也會維持肝臟的乾淨和健康。還有其他鈣質來源，如深綠色的葉菜類（羽衣甘藍、蕪菁葉、甘藍葉菜）、杏仁、海菜和青椰子克菲爾。

- **乳製品、過敏和食物不耐症**：彼得特別去區分什麼是食物過敏（免疫系統對特定食物的反應），什麼是食物不耐症或敏感症（消化系統對特定食物的反應）。乳製品便是一例，很多人自認為有乳糖不耐症，但他們其實只是欠缺熱愛乳製品的細菌，來幫助他們消化乳製品。依照人體平衡飲食，熱愛乳製品的細菌（如嗜酸乳酸桿菌、比菲德氏菌、保加利亞乳酸桿菌、乳桿菌和酵母菌）在我們體內可是擔綱要

角，可以幫助我們消化乳製品。儘管如此，人體平衡飲食還是建議只可以吃奶克非爾，而血型飲食則是針對各個血型，列出適合的乳製品攝取量。

- **小麥**：小麥和人體平衡飲食不准吃的穀物，都內含稱為麩質的凝集素。彼得‧戴德蒙指出，小麥會刺激 O 型的小腸壁黏膜，但 A 型可以吃少量的小麥。不過，我們要提醒大家，無論哪一種血型，麩質都要跟發酵食物一起吃，否則會引發腸道嚴重發炎。我們建議飲用發酵食品，如 Grainfiled 出產的 BE Wholegrain Liquid，來恢復自己對所有穀物的消化能力。

- **椰子油**：彼得在書中建議大家，「永遠要記得確認食品標示，以免誤食椰子油，椰子油含有大量飽和脂肪，營養價值不高」。大家普遍認為，椰子油會提升體內的膽固醇，但現在最新的研究顯示，膽固醇之所以飆高到不健康的程度，都是因為缺乏魚類（如鮭魚和鯖魚）和亞麻仁籽油的 Omega-3 脂肪酸所致。關於這個遭到誤解的重要主題，有一本很棒的讀物，就是《認識你的脂肪》，作者為人類生物化學和脂類專家瑪麗‧埃尼（Mary G. Enig）博士。

- **其他油類**：血型飲食並沒有提到人體平衡飲食所納入的油，如南瓜籽油、月見草籽油和琉璃苣籽油。血型飲食也不區分有機非精製油（我們強烈推薦）和精製油。要小心，大家千萬不要吃漂白、除臭或精製過的油啊！

- **水果和蔬菜**：血型飲食列出各種血型適合吃的水果和蔬菜。你可能想參考彼得的書，確認自己適合吃哪些蔬果，但我們發現，人體平衡飲食所建議的蔬果，其實適合所有血型的人吃，尤其是最有益健康的蔬菜和海菜。在這裡特別提醒一下，彼得說只有 O 型和 AB 型可以消化番茄，但其實番茄並不適合在人體平衡飲食的第一階段吃，如果 O 型和 AB 型打算在後期開始吃番茄，也要記得吃當季的生番茄。

接下來，我們要來介紹每個主要血型，更詳細的說明為了健康起見，什麼食物可以吃，什麼食物要避免。

　　我們建議你把整個章節都讀過一遍，就連跟你血型無關的內容也要看，畢竟跟你住在一起的人，可能跟你是不同血型。此外，手邊有這些資訊可以備不時之需，你會發現，這是一種有趣的角度，讓你重新來看待食物和健康。

O 型

　　戴德蒙父子指出，O 型人的免疫力很強，也有發育良好的體魄，O 型因為先天條件而精力旺盛，比其他血型更有機會快點治好念珠菌症，通常喜歡獨處，也容易成為領導人，有專注力和直覺力，生性獨立又有冒險精神。

　　O 型的血流緩慢，如果想要健康和好心情，就要多做高強度運動。O 型人每天激烈運動一小時左右，就會感覺神清氣爽，不運動的話，就會憂鬱或消沉。

▌O 型可以吃的食物

動物性蛋白質

　　每天都要吃。你可以選擇各式各樣優質的魚類，如鮭魚、大比目魚、鮪魚、沙丁魚、劍旗魚、鯷魚、笛鯛和鱒魚；或者自由放養的雞蛋。O 型人吃牛肉、羊肉和水牛肉也很好。O 型人健康的話，通常會製造足夠的胃酸，來消化這些肉類，否則任何肉類消化不良都沒有好處。

　　O 型人會發現，肉類煮半熟以及壽司級生魚最好消化。彼得發現，有非洲血統的 O 型人，吃野味以及比較不肥的牛肉，會比吃雞肉和羊肉更好。我們也同意，因為我們發現非裔美國人不太能夠消化動物性飽和脂肪，卻容易消化椰子油和棕櫚油的植物性飽和脂肪。

　　肉類大約只維持在每一餐的兩成左右，大約在早上十一點至下午二點吃蛋白質較好，而且蛋白質要跟大量非澱粉類蔬菜一起吃，絕對也要吃發酵蔬菜，這樣才能好好消化肉類。

穀物

血型飲食叫 O 型的人不要吃小麥、玉米和燕麥。我們已經解釋過，為什麼每個人都不可以吃小麥，但你只要看一看食品標示，就會發現加工食品中大多有小麥和玉米，這再度證明人體平衡飲食是對的，自己在家做的健康食物，對你來說絕對比較健康。

玉米片和墨西哥薄餅等食物，會用到稱為硬粒玉米的穀物，硬粒玉米也會在熱油中製成爆米花。藍玉米通常最好消化，但如果你嘗試之後消化不良，那就放棄吧。

我們也發現夏天盛產的黃玉米，不僅是貨真價實的蔬菜，也不會對 O 型造成問題，不管你有沒有念珠菌症。至於燕麥，本來就不在人體平衡飲食之列，但四大類穀物（蕎麥、莧籽、藜麥和小米）對 O 型人很好。

脂肪和油

彼得·戴德蒙指出，O 型似乎比其他血型更需要有益健康的脂肪。我們發現 O 型人少不了生奶油、椰子油、鱈魚肝油、亞麻仁籽油、南瓜籽油和初榨橄欖油，把這些油混在一起，就是美味的沙拉醬。沒錯，就連檸檬風味的鱈魚肝油也沒問題，再結合蘋果醋、Herbamare 香草海鹽、凱爾特海鹽、香草或調味品（如大蒜粉和卡宴辣椒粉）就更棒了。

味噌

等你準備嘗試其他新食物時，不妨把未滅菌的味噌（以凱爾特海鹽製作的 Miso Master 味噌）加入發酵蔬菜或沙拉醬，可以攝取更多的蛋白質和礦物質，當然還能增添美味。

水果

人體平衡飲食的四大水果（檸檬、萊姆、蔓越莓和黑醋栗）對 O 型人很好，等到體內生態恢復健全，再吃新鮮的無花果和梅子會特別有療效。

■ O 型、甲狀腺和發酵蔬菜

戴德蒙父子指出，O 型的甲狀腺通常不太活躍。我們倒認為，這是現代

人的通病，不管哪個血型都一樣，都沒有好好滋養自己的身體。甲狀腺需要礦物質以及椰子油的中鏈脂肪酸，這就是我們為什麼會建議用非精製的椰子油料理食物，或者每天補充一些非精製的椰子油。富含礦物質的食物，如海菜（珊瑚草、海帶）和深綠色葉菜，也有助於甲狀腺維持健康。人體平衡飲食很有效，你只要刻意照著去做，同時服用甲狀腺藥物，再密切關注有沒有什麼跡象顯示你不再需要用藥。

彼得也提到，O 型人不應該吃十字花科的蔬菜，如高麗菜、球芽甘藍、白花椰和芥菜，以免壓制甲狀腺，但十字花科只要發酵過就沒有這個問題。事實上，這些食物對於 O 型人格外有價值，因為發酵食物富含維生素 K，這種維生素有助於血液凝結，O 型的血液特別缺乏幾種凝血因子，吃這些食物會有幫助。羽衣甘藍、甘藍葉菜、蘿蔓、綠花椰和菠菜也有大量維生素 K，可以跟高麗菜一起做成發酵蔬菜。我們常常這樣做，進而想出一些很棒的發酵蔬菜食譜。

發酵食物也會提供維生素 B_{12}，這是每個人都需要的維生素，對於吃素的 O 型人格外重要。

■ 吃素的 O 型人

如果你是吃素的 O 型人，剛開始療癒時，千萬要多吃蛋白質，試試看浸泡過的堅果和種子，再混合其他生蔬打成泥，這樣會更好消化。大膽享用蛋黃，做成半熟白煮蛋，或者用椰子油雙面煎過，跟深綠色葉菜類一起吃（煮熟的蛋白不建議吃，因為難以消化，我們都直接丟掉）。每天可以喝幾次身體生態公司出產的活力超綠。另一種絕佳的蛋白質來源，莫過於青椰子的生果肉，以克菲爾菌元發酵過的椰肉更好。

不少亞洲城市的超市、健康食品店和農夫市集都可以買到青椰子。雖然彼得・戴德蒙不建議 O 型吃椰子，但我們認為青椰子無妨，人體平衡飲食實行者吃了發酵的青椰子水和果肉都更健康了（參見第十四章）。

初期不要吃腰豆和扁豆，在人體平衡飲食的第一階段，還不可以吃煮熟

的豆類，一切要等到消化系統恢復穩定，才可以開始吃，而且要把豆類視同
為蛋白質，需跟非澱粉類蔬菜一起吃。

豆類催芽後會更好消化，也會更營養，所以豆類要浸泡過催芽，加入沙
拉，或者連同各種生蔬放入食物調理機打成豆泥，也可以把浸泡過催芽的豆
類，放入你最愛的非澱粉類蔬菜湯中。

▌克菲爾之於 O 型

我們不同於彼得‧戴德蒙直接反對 O 型人吃乳製品，反而發現 O 型人很
適合吃克菲爾。除了喝奶的嬰兒，所有人都不適合吃未發酵的乳製品，所以
我們只推薦吃奶克菲爾，但千萬要等到腸壁黏膜復原，症狀緩解或消失了再
吃，以免牛奶的蛋白質（酪蛋白）滲入血液，引發過敏反應。

由於體內生態尚未完全恢復健康，需要慢慢引進喜愛乳製品的細菌，讓
他們在體內建立成功的菌落，才能夠消化更多奶克菲爾。這是需要多費心的
緩慢過程，第一次自己做克菲爾時，用青椰子的椰子水製作，這樣就可以很
好地消化（參見第十四章），後來就會自然而然，慢慢可以消化奶克菲爾。

克菲爾對於 O 型人有一些實質的好處，彼得建議 O 型人從食物攝取大量
維生素 K，來加強血液的凝血作用，而克菲爾其實就有這個功效。實行人體
平衡飲食時，也可以從綠蔬和蛋黃攝取維生素 K。

彼得也建議 O 型人要補充鈣片或維生素 B，克菲爾其實也有大量的鈣質
和維生素 B。彼得曾經以高劑量的維生素 B（尤其是 B_{12}）和葉酸，成功的治
好 O 型人的憂鬱症、過動症、注意力不足過動症，而我們也有充分的證據顯
示，克菲爾有很好的鎮靜效果，可以治好憂鬱症和注意力不足過動症。

A 型

A 型人天性善於跟別人合作，大多聰明、敏感、熱情又機敏，卻會為了

以和為貴，壓抑自己焦慮的情緒，直到爆發為止。A 型人大多神經緊繃、缺乏耐心、無法好好睡覺。雖有領導才能，卻可能不選擇擔綱領導者，因為對於他們繃緊的神經來說，這種職務的壓力太大了。

　　A 型人需要有鎮靜效果的運動，來放鬆他們的神經能量，如瑜伽、太極、高爾夫和散步，以及在迷你彈跳床上做輕微的彈跳運動。衣服、居家和辦公室採用淺色系和不鮮明的色彩，可以跟 A 型人的生活方式互補。泡熱水澡和淋浴也有紓壓效果，蒸汽浴、水療或桑拿可能會太耗費體力。

▌A 型可以吃的食物

　　大致來說，A 型一出生就胃酸不足，不太會消化肉類蛋白質或脂肪，因此戴德蒙父子認為，A 型不要吃動物性蛋白質，飲食要以素食為主。他們建議 A 型飲食要有大量的鹼性蔬果，以免助長酸性體質。

　　A 型人開始實行人體平衡飲食後，大多告訴我們身體變得更強壯，因為他們只攝取一些動物性蛋白質，尤其是冷水性魚類，如鮭魚、鮪魚、沙丁魚和鯖魚，還有半熟的蛋黃。如果你是 A 型，我們強烈建議蛋白質要跟大量發酵蔬菜一起吃，而且要服用消化酵素（參見第十二章「給素食者的特別提醒」）。要記住人體平衡飲食的八十／二十原則，盡量少吃蛋白質，主要以蔬菜和海菜為主。

▌A 型的素食蛋白質來源

　　人體在療癒的時候，特別需要大量優質的蛋白質，但就連最有幫助的蛋白質，如果沒有好好消化，也會在腸道產生毒性。人體平衡飲食有很多好消化的素食蛋白質，像活力超綠內含的海藻，就是很棒的非動物性蛋白質；就連人體平衡飲食建議的四大類穀類也富含蛋白質。種子和堅果浸泡過後，也是不錯的蛋白質來源，但有時還是會難以消化，尤其是胃酸不足的時候（可搭配服用內含鹽酸和胃蛋白酶的消化酵素）。

等到消化功能好轉，你會想嘗試經妥善料理的豆類和豆科食物，甚至大豆製品，只是就像我們之前所說的，大豆務必發酵過再吃。

堅果和種子

彼得・戴德蒙發現花生對 A 型特別有益，但我們完全不認同，也知道念珠菌症患者不能吃花生。花生通常會長黴菌，況且花生醬等堅果和種子所作成的醬，通常也太油，如果消化功能不佳就會難以消化，但南瓜籽很適合 A 型人吃，杏仁、葵花籽和核桃也適合打成泥吃。別忘了，堅果和種子至少要浸泡八小時才可以吃。

堅果和種子都是相當濃縮的食物，一次只能吃少量，而且要記得吃蔬菜平衡一下，尤其是深綠色葉菜類，如羽衣甘藍和甘藍葉菜。為了方便消化，我們最喜歡的堅果料理方式，正是跟生蔬（大蒜、胡蘿蔔、西洋芹、櫛瓜、羽衣甘藍、秋葵和紅甜椒）一起打成泥，然後加一點凱爾特海鹽調味，甚至可以用柔軟的甘藍葉菜和蘿蔓葉捲起來，這可是最棒的自帶午餐呢！

脂肪和油

彼得說 A 型人只需要極少的脂肪，我們也同意，但再次強調，要吃優質的生脂肪。

▌克菲爾之於 A 型

彼得說，A 型要特別小心乳製品，因為 A 型血液會針對全脂鮮奶的主要糖分（D- 半乳糖胺）製造抗體，進而抗拒全脂鮮奶製品。我們也發現 A 型難以消化乳製品和肉類的飽和脂肪，所以 A 型人應該喝低脂奶或無脂奶做成的克菲爾，一次只喝少量。還好乳製品經過發酵後，D- 半乳糖胺大多會被微生物吃掉。羊奶可能也不適合 A 型人喝，因為羊奶固有的脂肪無法被去除，且無法製作成低脂羊奶。

彼得建議，A 型人只能喝少量的發酵乳，我們則建議 A 型人每天早上試喝大約半杯克菲爾（但只有腸黏膜不再滲漏時才能少量飲用），有的人可能只想每週喝幾次。

克菲爾也可以用豆漿做，但我們並不建議，因為市面上的豆漿大多內含精製油和各種糖分，不妨在添加人體平衡飲食的克菲爾菌元時，順便加一小撮嗜酸乳酸桿菌粉，不只為菌元增添另一種有益的細菌，也會讓最後的豆漿克菲爾更美味。

不要喝加糖的克菲爾或優格，豆製品內含的糖分，會造成不舒服的脹氣和腹脹。克菲爾裡面的微生物喜愛乳製品，我（唐娜）覺得牠們在豆漿裡無法蓬勃生長。我也懷疑這些脆弱的細菌能否在豆漿中充分發酵，希望未來的研究可以解答這個問題。

A 型人喝少量羊奶做的克菲爾可能比較好，更好的是喝青椰子克菲爾。這時候就要基於個人獨特性的原則，你要找到適合自己的吃法。

生乳

如果你住在加州或買得到生乳的地方，你會發現生乳比較容易消化。把富含微生物的克菲爾菌元放入生乳中，生乳的細菌和酵母菌就會醒過來，馬上準備好摧毀任何病原菌，然後開始消耗乳糖，讓生乳開始發酵，也會預先消化蛋白質和脂肪，提升奶克菲爾的營養價值。

如果我們想為自己和孩子拿回與生俱來的健康權利，就必須挺身而出，要求廠商提供生乳製品（參見 www.realmilk.com）。

B 型

「平衡」最能夠貼切描述 B 型人。B 型人有 A 型人的創意和敏感，但也有 O 型人的大膽無畏。B 型人有同理心，很容易理解別人的想法，但往往不願意挑戰或對抗不同的看法。B 型人就像變色龍一樣，懂得變通，也是很棒的朋友。

B 型人有健全的免疫系統，更有機會抵抗現在西方人常見的疾病（如癌症和心臟病），但 B 型容易感染緩慢生長的病毒和神經疾病，如狼瘡、多發

性硬化症和慢性疲勞，也容易有低血糖和血糖問題，尤其是吃了不適合自己的食物。

彼得·戴德蒙提醒各位家長，B 型小孩對於疫苗可能有嚴重的神經反應，為 B 型小孩打疫苗，務必先確定他很健康。

▋ B 型可以吃的食物

動物性蛋白質

B 型不可以吃豬肉和雞肉，因為這些食物會產生可怕的凝集素，攻擊 B 型的血液，但如果真的很愛吃家禽類，那就吃雉雞或火雞。放養的羔羊肉可以每週吃幾次，野味、羊肉、鹿肉和兔肉也很適合 B 型吃，但現在很難吃到這些了。

B 型偶爾也可以吃牛肉，但我們不建議 B 型吃動物的肝臟，除非是放養的動物，否則肝臟會累積大量的毒素。

人體平衡飲食首選的動物蛋白質，永遠是來自大海，不妨鎖定 B 型可以吃的各式豐富海鮮，如鮭魚、鮪魚、大比目魚、鱈魚和沙丁魚，都能提供不可或缺的脂肪酸，白鮭也是很棒的選擇，但不要吃有殼的海鮮，如螃蟹、龍蝦、蝦子和淡菜。

穀物

B 型不像其他血型有那麼多穀物可以選擇。在人體平衡飲食的第一階段，B 型只可以吃其中兩種：小米和藜麥。如果把小米和藜麥一起煮（各半杯，放三杯水），你會覺得這是以前沒吃過的全新穀物。至於人體平衡飲食的其餘兩種穀物——蕎麥和莧籽，就不建議 B 型食用，也不要吃玉米、小麥和黑麥。

雖然我們這樣說，但是記住了，穀物只要有浸泡催芽就可以吃，像彼得就認為，發芽小麥麵包極為有益，如以西結麵包和埃森麵包。這顯然又證明了，食物料理方式影響很大，光是浸泡催芽，就可以把有害的食物變成極為有益，但發芽小麥麵包還是太甜了，當然不列入人體平衡飲食。請不要吃！

第六單元／
血型

那其他熱門的穀類呢？例如米、燕麥和斯卑爾特小麥。請等到你的消化系統更健全了，就可以先慢慢嘗試米，再過一個月左右，就可以依自己喜好試試看燕麥和斯卑爾特麥，記得煮之前要先浸泡，也可以催芽後生吃。

油、脂肪和種子

你現在應該很清楚了，人體平衡飲食強烈鼓勵大家使用有機非精製油，血型飲食也建議大家吃安全的油，不吃不安全的油，卻沒有區分經過漂白、除臭和精製的油，以及鮮榨的生油（後者仍保留珍貴的營養）。劣質油顯然對每個人都不好，有機非精製油就完全不同了，可以幫助肝臟代謝。

彼得只建議 B 型吃沙拉用橄欖油或亞麻仁籽油，煮菜用酥油，但我們發現，人體平衡飲食所建議的油，B 型都適合吃。

雖然彼得沒有提到南瓜籽油，但他建議 B 型不要吃南瓜籽，所以 B 型人可能會避免吃南瓜籽油，但這裡再次重申，只要是有機非精製油，我們發現 B 型人似乎都吃得慣。芥菜籽油、玉米油、棉花籽油、花生油、紅花籽油、芝麻油和葵花籽油，都被戴德蒙父子「拒絕過」，但別忘了剛開始實行人體平衡飲食，是可以吃杏仁、葵花籽和南瓜籽的。彼得認為杏仁對 B 型有益，但不建議吃葵花籽。

雖然初榨橄欖油可以保護心臟，卻無法提供其他重要的脂肪酸，如 γ-次亞麻油酸和 Omega-3、Omega-6 和 Omega-9。既然 B 型不能吃太多堅果和種子，到底該如何攝取至關重要的 Omega-3 脂肪酸呢？那就吃前面提到的魚，那些魚類也內含營養的 Omega-3 魚油，每週吃幾次鮭魚，而且不妨把亞麻仁籽油加入沙拉醬中。

椰子

血型飲食不准 B 型吃椰子，但我們發現 B 型很適合吃青椰子果肉，把這青椰子果肉跟水打成泥，再加入發酵菌元，在室溫下靜置二十四小時，就會變成滑順又美味的食物了，可以直接吃原味或添加其他香精。

青椰子不只是絕佳的素食蛋白質來源，也包含兩種特殊的脂肪酸：月桂酸和辛酸。這些蛋白質／脂肪對於有免疫疾病的人格外重要。一旦血液有這些營養，就會幫我們抵禦病毒、真菌和細菌。

228

椰子油也是這兩種脂肪酸的絕佳來源，這也是我們喜歡用椰子油煮菜的原因之一。

水果

B 型可以放心享用人體平衡飲食列出的各種水果，其中四大水果（檸檬、萊姆、蔓越莓和黑醋栗）可以馬上吃，等到進入人體平衡飲食第二階段時，就可以開始吃具酸味的水果（葡萄柚、鳳梨、奇異果和草莓）了。

▌B 型可以吃素嗎？

當然可以！ B 型最好每個禮拜多吃幾餐素食，雖然 B 型需要相當多蛋白質，但克菲爾、雞蛋和海藻都是素食的蛋白質來源。B 型不可以吃雞肉，但雞蛋無妨。

B 型比其他血型更適合吃乳製品，但乳製品太濃縮了，也會讓身體脫水，所以要適量飲用。乳製品的品質很重要，吃發酵過的有機乳製品，可以降低乳糖，所以就喝克菲爾吧。等到人體平衡飲食的第二階段，你可能就會想把生乳起司加入沙拉一起吃。

一旦消化道變得更健全，就可以開始吃豆類，記得要視同為動物性蛋白質，跟非澱粉類蔬菜、海菜和／或發酵蔬菜一起吃。最適合 B 型吃的豆類有腰豆、皇帝豆和白腰豆。不要吃扁豆、鷹嘴豆、斑豆、紅豆和米豆。

這些年來，我們聽到不少 B 型人反應，吃大豆或大豆製品會消化不良，大豆似乎會刺激他們還算健全的消化系統。另一方面，彼得的研究顯示，大豆食物對於 B 型「不好不壞」，如果想在人體平衡飲食的第二階段吃大豆，便只能吃發酵過的。

▌日本的血型

很有趣的是，日本人以 A 型和 B 型為主，飲食中有大量的大豆、紅豆和蕎麥麵。A 型日本人顯然適合吃這類食物，但 B 型就沒那麼幸運了，A 型吃

大豆食品，如味噌、壺底醬油、納豆和豆腐會很健康，吃紅豆和蕎麥麵也很好。但對 B 型有益的發酵乳製品，直到最近才開始在日本流行，即使你沒有住在日本的打算，這一點資訊或許可以幫助你在日式餐廳用餐。

AB 型

如果你這輩子還沒有交過 AB 型的朋友，那就去交一個吧！他們非常有魅力，所以大受歡迎。彼得・戴德蒙說過，AB 型「天性超凡又有點瘋狂，勇於接受生命各個層面，不太在乎後果」，他們也不為小事擔心，可惜我們不太容易交到 AB 型的朋友，因為全球只有 2%-5% 的人是 AB 型。

AB 型人面對壓力的方式就跟 A 型一樣差，不妨照著我們對 A 型的建議，多做一些溫和舒緩的運動。AB 型人務必要把壓力維持在低點，否則免疫力會太差，就無法對抗感染了。彼得說：「面對幾乎所有的病毒和疾病，免疫系統是你最佳的盟友。」把壓力控制在最低，就是把免疫大門鎖好。彼得說，壓力也可能導致心臟病和癌症。不過，AB 型人通常比 A 型人更強壯，也更有活力。

▋ AB 型可以吃的食物

AB 型對食物的需求，結合了 A 型和 B 型，所以複雜了一點。如果你是 AB 型，就要仔細研究 A 型和 B 型的食物清單，看看哪些適合你。AB 型人的胃酸少（這個像 A 型人），又容易低血糖（這個像 B 型人）。

動物性蛋白質

動物性蛋白質對於 AB 型來說要審慎面對，依照 AB 型的基因組合，其實適合吃動物性蛋白質，但因為像 A 型一樣胃酸不足，所以無法好好消化動物性蛋白質。

人體平衡飲食為 AB 型巧妙解決了這個問題，那就是蛋白質要跟發酵蔬

菜一起吃。喝一小杯青椰子水做的克菲爾，對於消化會大有幫助，不然也可以服用消化酵素。

AB 型每週可以吃好幾餐素食，最好也吃一些動物性蛋白質。很奇怪的是，AB 型在這方面跟 B 型一樣，吃野生的羔羊肉、羊肉、兔肉和火雞反而比較好。另一方面，AB 型也像 A 型，吃牛肉和豬肉會消化不良。禽類方面 AB 型偏向 B 型，不可以吃雞肉。火雞和雉雞是 AB 型唯一可以吃的家禽類，其他鳥類，如美國春雞、鴨肉、鵝肉、鷓鴣和鵪鶉，AB 型都不可以吃。

血型飲食告誡 A 型不要吃羔羊肉，但這一點 AB 型偏向 B 型，反而可以從羔羊肉獲取極為有益的蛋白質。

AB 適合吃很多種海鮮，包括鮭魚、鮪魚、劍旗魚、沙丁魚、花枝、鱈魚、紅笛鯛（red snapper）和鱒魚，但不太會處理龍利魚（sole）、大比目魚、鯤魚、海鱸魚、螃蟹、龍蝦、蝦、章魚、煙燻鮭魚的凝集素，所以要避免食用。

雞蛋對於 AB 型來說是絕佳的食物，雖然大家認為雞蛋會導致膽固醇過高，彼得也發現 AB 型容易有心臟疾病，但蛋黃其實富含卵磷脂。雞蛋跟椰子油同病相憐，向來受到出自善意的營養專家所毀謗，但事實跟大家所知道的剛好相反，蛋黃其實比蛋白更營養。至於許多標榜「心臟健康」的餐廳所販售的蛋白歐姆蛋，反而讓人很難消化，別忘了食物沒有好好消化，可是會變成另一種毒素。

穀物

小米對於 AB 型極為有益，AB 型也可以安心享用莧籽做的穀物餐，我們食譜中的美墨小米莧籽焗烤，會在你們家掀起熱潮。

不過，AB 型不要吃蕎麥、蕎麥泥和蕎麥麵，以及用硬粒玉米和玉米粉做的藍色玉米片。等到進入人體平衡飲食的第二階段，AB 型就可以再嘗試米飯、燕麥、斯卑爾特麥和黑麥。

堅果和種子

彼得提倡 AB 型要吃少量的堅果和種子，尤其是核桃和杏仁，但不要吃葵花籽和南瓜籽，除非像我們人體平衡飲食建議的有浸泡過。

脂肪和油

　　對於 AB 型來說，橄欖油和亞麻仁籽油無疑都可以做成很棒的沙拉醬。彼得建議 AB 型要用酥油來煮菜，我們之前說過，血型飲食並沒有去區分精製油和現榨生油，但根據我們的觀察，本書所建議的非精製油，AB 型都很適合吃。椰子油也很適合烹調。炒菜的時候，把酥油和椰子油混合使用，會創造出可口的新風味。

　　全脂的牛奶、酸奶油和奶油，由於含有動物性的飽和脂肪和乳脂肪，AB 型要小心食用。

　　彼得・戴德蒙發現，AB 特別容易有膽囊的問題，顯然只能夠少量使用人體平衡飲食所建議的優質油品。戴德蒙叫 AB 型不要吃南瓜籽，但我們發現 AB 型很適合吃南瓜籽油，至於要不要吃，決定權在你自己。我們也發現 AB 型可以吃少量的乳脂肪，尤其是發酵過的，再重申一次，品質是關鍵。

　　我們會採用有機奶油，放入發酵菌元，自己做真正的酸奶油（歐洲稱為法式酸奶油），如果利用電動打蛋器，把這種酸奶油打個五分鐘左右，就會變成發酵奶油。加州人可以買到有機生奶油，請放心使用這種老派純正的生奶油，發酵過對身體更好。

▌克菲爾之於 AB 型

　　AB 型還好跟 B 型一樣，有能力好好消化乳製品，尤其是發酵過的乳製品。等到你可以喝克菲爾，克菲爾就會是有營養、對身體很有益處、又容易消化的食物，但是 AB 型吃乳製品最好要適量，因為 AB 型就跟 A 型一樣，身體容易產生黏液，最好是喝低脂或無脂的克菲爾。

結論

　　如果你的飲食方式沒有馬上依照這些建議調整過來也不要灰心，記住按

部就班的原則，你已經踏在越來越健康的道路上，任何旅程都需要時間，途中有很多東西要去經歷和學習，希望你會覺得這趟旅程很好玩，有時候可能會有挑戰，但永遠不乏樂趣。

不要忘記人體平衡飲食的任何原則，照著做，會讓你常保健康，尤其是記住獨特性原則。**宇宙中只有一個你，適合別人的，不一定適合你。**你的需求會持續改變，但總是可以找到各種資訊來源，如不斷改良的血型理論，問題是，你要先認識自己，找到最適合自己的療癒途徑。

相信你的直覺吧！我們聽很多人說過，身體生態公司的保健治療法「感覺不錯」。當你專心讓自己的身心靈變得更健康，你就會依照自己的需求想出解決辦法。

健全的免疫系統是一切的基礎，免疫系統又有高達 80% 集中在腸道，可見身心健康都取決於腸道了。體內生態是我們與生俱來的禮物，這個看不見的世界存在著有益的生物，牠們會服務你，常保你的快樂和健康。在你的體內世界，你就是「主宰」。記得，要有仁心、專心和愛，你就會學習到健康長壽的關鍵奧祕。

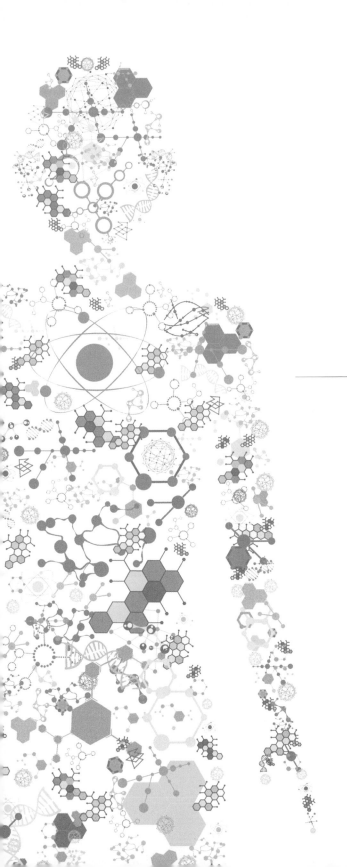

第 **7** 單元

特殊食物、食譜
和菜單建議

唐娜·蓋茲/海蒂·沃爾

導論

你已經學過人體平衡飲食的基本原則，也想過如何應用到自己的生活，現在準備好要嘗試一些食譜了。你會在這個單元裡發現全新的食譜，有些食譜可能跟你最愛的菜餚有點不同，不過等你掌握這些原則後，船到橋頭就會自然直。

我們在人體平衡飲食中會介紹新的食物，包括一些穀物和海菜，希望你會喜歡嘗試這些新食物。一開始可能會有點資訊爆炸，這是人之常情，但不久你就會跟上速度，感覺會好很多。

海蒂的故事

我是吃典型的美國料理長大的孩子。青少年時期，我老是吃肉、罐頭和冷凍食物、糖和大量垃圾食物；到了二十歲，我發現自己對糖上癮，就對自己發誓說要做點什麼。然後，我開始服用大量維生素，飲用提神飲料，不再吃糖。我確實感覺比較好，但好景不常……。

我研究營養學，試過各種飲食法，開始吃素，不吃乳製品和起司，也嘗試過生機飲食。儘管如此，我還是經常受病毒感染、喉嚨痛、產生過多黏液和鼻涕，還會便祕。

有幾年的時間，我拚命的研究和實踐大自然長壽飲食法，我當時相信，那就是解決之道，但事實並非如此。我的嘴巴爆發真菌感染，消化功能又差，慢性便祕還持續著，一直都有口臭問題。

　　我試過針灸，也諮詢過最高層次的大自然長壽飲食法，他們要我完全不吃鹽、油、水果和許多蔬菜，還嚴格限制我的魚類攝取量。我為了健康孤注一擲，所有這些步驟我都做了。當時我還懷孕，皮膚變黃，無精打采，我總是覺得虛弱疲憊，便祕更加惡化，每餐飯後都消化不良，但仍然相信糙米、豆類和綠蔬可以拯救我，只要我吃得夠多。

　　後來我遇見唐娜，我馬上開始實行人體平衡飲食。然後，我的消化功能突然改善了，令人難為情的嘴巴真菌感染也開始痊癒，我的精神變好了，真沒想到神經系統會受到念珠菌症如此大的影響。我的心情也更加平靜，以前會讓我備感壓力的事情，如做菜端到桌上等小事，也開始變成一件快樂的事；以前搭車去市中心也讓我壓力很大，很考驗我的耐性，現在突然變得沒什麼了。我也開始享受吃東西的樂趣。

　　現在我會依照人體平衡飲食的指導，為家人準備每一餐，也會針對個別需求做合理的調整，我們都從人體平衡飲食獲益良多。我喜愛烹飪和開發新食譜，我為這本書貢獻的食譜，將為你們的餐點增添多樣性，同時恢復你的體內平衡。

　　人體平衡飲食幫助了我，這些食譜是我對它的感恩回報，祝大家胃口大開、健康久久！

海蒂・沃爾

全部一起試：
如何讓人體平衡飲食適合你？

沒錯，真的有很多資訊要吸收，有很多事情要做，才能夠把人體平衡飲食內化到你的生活中。

記得按部就班的原則，你不用第一天就做完所有事情。你開始採取行動之前，這本書至少要重看一遍，並撥出規劃和組織的時間。

大家之所以會覺得人體平衡飲食的資訊多到爆炸，最大的原因，就是沒有做好準備和規劃。發揮你閱讀這本書所獲得的熱情，把人體平衡飲食內化到日常生活中吧！下面是我們的建議，請一步一步來。

▌第一步：檢視你現有的食材

拿著紙和筆站在廚房，評估你有哪些食材。你手邊有哪些主食？你需要什麼？

人體平衡飲食的主食有：那四種類穀物、洋蔥、大蒜、紅皮馬鈴薯、食用油、香料、蘋果醋、茶等，所以先捨棄人體平衡飲食沒有列出來的食物吧。

▌第二步：改造你的廚房，讓它成為你的小幫手

去整理廚房，把你最常使用的東西，放在最接近你工作區的地方，如把洋蔥、大蒜和最愛用的刀子，放在你的切菜板旁邊。如果有部分家人不實行人體平衡飲食，他們的食物放到櫥櫃時，就必須另外擺放，以免引誘你去吃，也方便每個人找得到想吃的東西。

你的冰箱可能也想要分區，如一層放剩菜，一層放新鮮食物。再不然，就是以早、午、晚餐區分，或者區分不同天或不同家人的食物。

▌第三步：開始條列清單

接下來，開始規劃購物清單。請重讀第十二章，確認人體平衡飲食可以吃哪些食物，特別注意你本來就愛吃的食物，以及方便你調整的家庭食譜。舉例來說，你可能經常煮烤鮭魚排，蒸綠花椰加上蒜頭和檸檬，做綠蔬沙拉佐胡蘿蔔絲和甜洋蔥。那就製作人體平衡飲食的沙拉醬吧，一下子就能完成你第一道人體平衡飲食餐了。

▌第四步：自己設計美味的菜單，或者挑一些我們的菜單

至少設計三天的菜單，你去採買的時候，可能會考慮當下有什麼新鮮的食材，再來修改菜單。例如，你本來要煮球芽甘藍，但到了超市才發現不新鮮，那就要懂得變通，去看看四季豆或綠花椰菜。試著每週去採買新鮮食物二至三次。

有些人喜歡一次設計七至十天的餐點，然後再輪替這些菜單和食譜。重複操作你喜愛的菜單是有好處的，經過反覆的演練，你會變得很有效率，也可以精進自己的調味，節省大量的時間，如星期一晚上固定煮咖哩胡蘿蔔湯、小米玉米焗烤和半熟沙拉，週六早餐可能是荒布洋蔥歐姆蛋佐蒸蘆筍。

不妨把你規劃的菜單貼在冰箱上作為參考，順便可以提醒你要乖乖實行人體平衡飲食。

規劃菜單的好處

規劃菜單對於堅持人體平衡飲食大有幫助。如果把幾天或一整週的菜單

寫好，購物會更省時，做菜會更有效率。你會知道冰箱有什麼食材，也知道做一頓飯會用到什麼。

舉例來說，你在等早餐的菜炒熟時，就可以趁機為下一餐清洗萵苣並加以瀝乾，把洗好的萵苣放在乾淨的塑膠盆裡，等到你中午要做沙拉時，萵苣乾淨又清脆，你等於提早了一步。

規劃菜單還有另一個好處，那就是不容易因為放縱自己而偏離人體平衡飲食。既然規劃好了，就照著做吧！

你甚至可以把零食也規劃進去，這樣你突然很餓的時候，就可以抓一把切好的胡蘿蔔棒，或者從櫥櫃拿出藍色玉米片。試著把藍色玉米片沾生的發酵蔬菜吃，就是一道很棒的點心。

做一大鍋蔬菜湯冰在冰箱，餓的時候就可以喝。如果蔬菜湯只用非澱粉類蔬菜，如蒔蘿花椰菜濃湯或水芥菜湯，一個小時內可以放心吃穀物或動物性蛋白質。

如果規劃好菜單準備要自己煮，也不太容易外食，否則外食很難（但並非不可能）妥善搭配食物，畢竟周圍的客人都是想吃什麼就吃什麼，不必在乎健康，大多數餐廳也沒有供應你在家吃的療癒食物。

人體平衡飲食的藝術

起初規劃人體平衡飲食時，應該會覺得陌生，就像嘗試新東西一樣，彷彿站在山腳下遙望山頂，但不要灰心，不久你就會慢慢習慣人體平衡飲食的一切。

身兼藝術家和廚師，自己創作餐點，到了某個階段，你甚至不用坐下來規劃每一餐，你可能只要去店裡，大肆採購新鮮蔬菜備用，回到家就可以變出各式菜餚了。

就算你煮的新食譜嚐起來不對味，那就多試幾次，可能要摸索幾次，才會找到你想要的感覺。不妨多嘗試香草和香料，自己開發食譜。

把飲食原則謹記在心

你自創菜單時，記得要運用擴張／收縮、酸／鹼、食物搭配和八十／二十原則。你的目標就是要平衡你所吃的食物，來創造你的體內平衡，你不會吃過度讓身體擴張或收縮的食物，你希望有八成是產鹼食物，只有兩成是產酸食物。

當你開始實行人體平衡飲食，你可能需要多一點蛋白質食物，來殺死更多的念珠菌。你可能比較接納熟食，但還是要盡量吃一些生食，如沙拉或蔬菜盤，每天至少一次。

你會很了解自己的身體，知道如何滿足身體的需求，讓自己心情好。如果你吃了讓身體極度收縮的食物，如鹹味的肉類，全身開始覺得不對勁或疼痛，不妨吃偏向鹼性和讓身體擴張的食物（沙拉淋上蘋果醋沙拉醬），好讓身體恢復平衡。

如果要吃零食，那就問自己是否跟前一餐相容，畢竟前一餐吃的食物可能還在胃部消化。

規劃菜單還有幾件事要考慮，如身體是否處於排毒期？如果是的話，那就吃輕食，規劃納入好消化的食物，如蒸胡蘿蔔就比生吃好消化，湯也比沙拉好消化，濃湯又是其中最好消化的。

此外，你也要注意季節。若是炎熱的季節，吃比較清淡和清涼的食物；遇到寒冷的天氣，身體便需要比較重口味和溫暖的食物。舉例來說，夏日冷湯、生沙拉和水果，都有冷卻的效果；熱湯和粥則有暖身效果。

便祕就不要吃讓身體收縮的食物，如肉和蛋，反而要吃讓身體擴張的食物，如沙拉和生的發酵蔬菜，還有喝檸檬汁和水。

試著吃穀物配蔬菜，因為蔬菜有很多纖維。你也可以在食物上撒亞麻仁籽，吃海菜也可以幫助排便。

女性還要考慮自己每個月的經期，從排卵開始到經期結束，都要盡量吃低鹽的食物，因為這有助於完成身體排毒，促進子宮內膜剝落和流血，吃太多鹽則會有所妨礙。經期結束之後，就可以多攝取一點鹽分。

多一點樂趣，少一點壓力

回歸烹飪的藝術和創意吧，盡情變化你料理的顏色和質地。如果你要煮小米和白花椰菜，不妨在盤子裡放點清蒸綠蔬和胡蘿蔔絲，或者撒點紅辣椒粉，整盤菜看起來會更鮮艷。如果你要煮深綠色的海菜，那就用檸檬片或小黃瓜片，或者雕花的蘿蔔嬰做裝飾。

至於料理的質地，滑順的馬鈴薯泥就要搭配爽脆的沙拉，濃湯就要搭配脆口的烘焙藍色玉米片。

食物端上桌也要賞心悅目。不妨先把穀物裝在小模型裡，倒扣在盤子上，或者把穀物堆在盤子中央，在周圍或上面擺一些歐芹的小枝。湯品就撒一些蒔蘿，魚類就擺上檸檬片或歐芹。

你可能是老饕美食家，喜歡窩在廚房；也可能是職業婦女，蠟燭多頭燒。無論如何，你都可以依照自己的需求，把你目前為止對烹飪和食物的認識加以調整，進而符合人體平衡飲食的標準。

你唯一要改變的只有食物本身，等到你實行人體平衡飲食一段時間，你就不會覺得有什麼大改變。你可以透過料理和飲食方式，來展現你的內在自我，以及你以人體平衡飲食恢復免疫力後，所重新找回的活力。

用料理來療癒

人體平衡飲食的食物會增強免疫力，滋養身心，但料理的時候也要秉持療癒的心意。

廚師的頻率總是會注入到烹調的食物中，這也難怪宗教領袖都會挑選道行較高的追隨者，來為他們烹調食物，他們知道唯有身心剛好平衡的人，才能夠煮出充滿和諧正面能量的餐點。

料理也是對吃的人表達愛意。無論是為自己或所愛的人做菜，務必要懷著療癒的心意，心情維持平靜，同時感謝食物所帶來的益處。

我們希望你會持續學習食物能量學，以及食物對你身體的影響。例如，甜的蔬菜（如洋蔥、胡蘿蔔、印度南瓜）會滋養胃部、胰臟和消化器官，這些剛好是念珠菌症患者特別虛弱的器官。

不要用精製油脂來做菜，因為你的器官受到念珠菌和毒素的危害後，已經無法處理精製油脂了，如果經常有脹氣和腹脹現象，都表示肝臟無法處理任何脂肪，不妨暫時先使用無油的沙拉醬緩解一下，直到你可以消化我們所建議的非精製必需脂肪酸。

多服用富含脂酶的酵素，不要飲食過量，不要太晚吃東西，多吃可以刺激膽汁分泌的草藥，這些都是你專心療癒肝臟時可以採取的絕佳行動。

如果有血糖問題，包括低血糖和糖尿病，也表示身體無法好好吸收精製脂肪和蛋白質。

我們曾經提過，你用鹽的數量和品質也很重要。如果有黑眼圈或想吃甜食，或者孩子動不動就哭鬧，都可能表示鹽分攝取過多了。

至於早餐

你早上起床時，身體經過一整夜睡眠，體質偏向酸性。正常的話，你會想吃鹼性食物來恢復體內平衡，讓身體從整晚排毒和淨化的階段恢復過來。

如果習慣吃穀物類的早餐，記得要吃小米或莧籽等類穀物，還要配大量的水，以及一些剩下的或現切的蔬菜。這有另一個好處，就是為身體提供更多水分，畢竟你整夜都沒喝水了。

如果你有壓力鍋，把一杯預先浸泡過的小米，加七杯水一起煮，加點海鹽和蔬菜（如胡蘿蔔、洋蔥或昨夜剩下的海菜），最後再放一條海菜昆布，用壓力鍋大約煮個三十分鐘，這種「粥」很適合緩解便祕。

蔬菜湯也是絕佳的早餐，如果事先做好，不僅方便食用，也可以為身體添加水分，提供開啟一天所需要的珍貴營養。

如果你早餐想吃甜的，不妨試試看用藜麥片加香草精、肉桂和甜菊一起

煮，等到藜麥甜粥冷卻，再加入亞麻仁籽油或一小匙自製椰子油。你也可以吃膨化小米片，搭配人體平衡飲食的「嗜酸乳酸桿菌奶」（參見食譜），以及青椰子水做成的克菲爾，青椰子克菲爾可是富含礦物質和維生素。

等到你可以消化硬粒玉米，試著把洋蔥和新鮮玉米，還有白色粗粒玉米粉一起煮。

這種混合穀物和蔬菜的料理，可以前一晚事先煮好，倒入烤盤，讓它冷卻一整晚，早上再切成方塊，用少許椰子油或酥油煎一煎，就是一道「穀物煎餅」了，可以搭配最愛的蒸蔬菜和茶一起吃。

早餐也可以吃蛋，只是要記得要搭配可讓身體擴張和鹼性的食物一起吃，來維持身體的平衡，如蔬菜、海菜和生的發酵蔬菜。喝一杯熱檸檬水，也可以幫助消化。

許多人早餐也會吃魚或肉，前提是要搭配清蒸蔬菜或發酵蔬菜，這樣就會是理想的早餐，不妨趁你吃魚或肉之前，提早半小時喝一杯不含糖只加甜菊的蔓越莓汁或黑醋栗汁，身體才不會過度收縮。當然，這種難消化的早餐，在寒冷的冬天聽起來是最有吸引力的。

早餐至少要配四分之一杯發酵蔬菜，這些富含酵素的蔬菜總是可以幫助消化動物性蛋白質食物和穀物餐。可以說，幾乎沒有什麼藥物可以取代發酵蔬菜的好菌。

等到身體生態完全恢復了，你才可以開始吃水果。如果你連續三個月都沒有症狀，可以試試看葡萄柚或奇異果，記得要在早晨空腹的時候吃。早餐吃葡萄柚或奇異果，至少要間隔三十分鐘才可以吃別的食物。

如果你白天的工作很耗體力，早餐只吃水果所提供的能量並無法支撐你到中午，我們之前提過的肉類搭配蔬菜才有辦法，但如果你是坐辦公桌的，就可以早餐只吃水果，空檔再吃個點心，然後就撐到中午。

克菲爾是完美的早餐食物，如果你的身體可以消化，你會發現克菲爾是絕佳的高蛋白早餐，也有助於重建健康的體內生態。克菲爾快速又方便，也是攝取 Omega-3、Omega-6 和 γ - 次亞麻油酸（月見草籽和琉璃苣籽）油脂的絕佳管道。

午餐和晚餐

午餐和晚餐有無限可能的組合。下面的菜單建議，只是指導你該如何開始，當你越來越順手，可以開發自己的美味食譜和菜單，歡迎把你的點子和建議寄給我們，我們很樂意刊登在我們的新聞通訊或網站上。讀者落實人體平衡飲食的原則，總會有令人意想不到的創意和智慧。

圖表八
人體平衡飲食的菜單建議

一週的日期	名字			
	早餐	午餐	晚餐	點心
星期一	烤蛋 荒布、洋蔥和胡蘿蔔 綠蔬 生的發酵蔬菜 洋甘菊茶加甜菊	水芥菜湯 夏日咖哩玉米沙拉 茶	綠花椰菜佐新鮮大茴香湯 美墨穀物焗烤（融合莧籽、小米） 沙拉搭配人體平衡飲食的沙拉醬 茶加甜菊	茶加甜菊 人體平衡飲食的餅乾 爆米花配胡蘿蔔棒
星期二	蕎麥糊加甜菊 或者 鹹味蕎麥糊配炒蔬菜 健胃助消化茶	蒔蘿白花椰菜濃湯 鮭魚排 四季豆炒大蒜 生的發酵蔬菜 茶	烤馬鈴薯加上胡蘿蔔、白花椰菜和龍蒿 芥末醬和生的發酵蔬菜 半熟沙拉 茶加甜菊	西洋芹棒和泡過的杏仁
星期三	蔓越莓汁（30分鐘後再吃其他食物） 膨化小米片和人體平衡飲食的「嗜酸乳酸桿菌奶」	洋蔥、椎茸和紅甜椒炒蛋 蘆筍 生的發酵蔬菜 茶加甜菊	Bill and Mike's 比利時鬆餅搭配薑汁胡蘿蔔醬 沙拉搭配義式沙拉醬 生的發酵蔬菜 茶	人體平衡飲食的香草布丁
星期四	胡蘿蔔洋蔥小米粥 生的發酵蔬菜 紫錐花茶加甜菊	烤蛋 胡蘿蔔沙拉 蒸羽衣甘藍和白蘿蔔 生的發酵蔬菜 茶	胡蘿蔔白花椰菜龍蒿湯 藜麥沙拉，以萵苣葉為基底 生的發酵蔬菜	西洋芹棒和浸泡過的杏仁
星期五	非澱粉類蔬菜濃湯 烤雞或烤魚 熱水泡檸檬塊	馬鈴薯玉米濃湯搭配鹹餅乾或藍色玉米片 沙拉搭配人體平衡飲食的沙拉醬 茶	素蕎麥「肉餅」搭配薑汁胡蘿蔔醬 綜合炒蔬菜 沙拉搭配人體平衡飲食的沙拉醬	蔬菜沙拉搭配杏仁美乃滋沾醬

一週的日期	名字			
	早餐	午餐	晚餐	點心
星期六	蔬菜歐姆蛋 蒸綠花椰菜 生的發酵蔬菜 薑茶加甜菊	特殊沙拉盤：玉米沙拉、高麗菜沙拉、生的發酵蔬菜、萵苣葉為基底 茶	小米馬鈴薯泥搭配人體平衡飲食的肉汁醬 綠花椰菜的花球 甜胡蘿蔔吉利丁沙拉 茶	生的發酵蔬菜搭配藍色玉米片
星期日	穀物餡餅，搭配洋蔥和新鮮玉米 蒸綠蔬 保哥果茶加甜菊	烤劍旗魚排 甜胡蘿蔔葡吉利丁沙拉 球芽甘藍 生的發酵蔬菜 茶	迷迭香烤馬鈴薯 甘藍葉菜 整根玉米 荒布、洋蔥和胡蘿蔔 生的發酵蔬菜	西洋芹棒和泡過的杏仁

上述菜單只是舉例，讓你明白什麼是平衡的人體平衡飲食。如果要這樣準備這樣的餐點，你可能要在廚房待一整天，或者請個廚師來做菜，但只要你累積更多經驗並悉心規劃，你也會開發出自己的省時菜單。

簡單版人體平衡飲食

起床後：喝兩杯 250 毫升的水（同時補充營養品）

清晨早餐：

- 開啟全新一天的腎上腺滋補飲：250 毫升青椰子克菲爾，混合 30 毫升很酸的果汁濃縮液（黑醋栗汁、石榴汁或蔓越莓汁），酌量添加甜菊
- 補充體力的綠飲品：一匙活力超綠，加 250 毫升的水、茶或青椰子克菲爾。或者換成一匙 ImmunoPro 或身體生態公司的 RenewPro，酌量添加甜菊。

早午餐：（早午餐就是等到你感覺餓，或者想吃固態食物的時候再吃）
除非你從事勞力工作，或者早上醒來食慾旺盛，否則就等你有食慾時再來吃早午餐。

- 穀物類「早午餐」：把類穀物洗乾淨，浸泡一整晚，準備含水量高的早餐，如類穀物湯或類穀物粥，再搭配蔬菜食用，酌量添加鹽和香草，跟發酵蔬菜一起吃，或喝杯 Grainfields 的 BE Wholegrain Liquid 果汁，可以幫助消化。

  如果穀物不好消化：服用身體生態公司的 ASSIST 消化酵素。開始每天喝一杯 Grainfields 的 BE Wholegrain Liquid，內有喜愛穀物的細菌，確保可以好好消化穀物。

- 動物性蛋白質類「早午餐」：動物性蛋白質最好是在早上十一點至下午二點時吃，半熟的最容易消化，搭配非澱粉類的生蔬或清蒸蔬菜食用，跟海菜一起吃也很好，發酵蔬菜也是非吃不可！雞蛋也很棒，但不要煮得太熟。一顆全蛋加兩顆蛋黃，用奶油炒過，加點 Herbamare 調味料；或者跟預先煮好的蔬菜和海菜做成歐姆蛋；或者用椰子油兩面微煎雞蛋（主要是吃蛋黃，不吃蛋白）。

- 人體平衡飲食的第二階段：發酵大豆（有些食物在第一階段也可以吃）

- 味噌湯：採用昆布條和／或柴魚片做成的高湯，這可是冬天的首選，可以加海帶芽等海菜和非澱粉類蔬菜，本身就是很豐盛的餐點了。

- 納豆：從亞洲商店購買沒有添加味精的納豆，加入發酵蔬菜、洋蔥末、山葵、無麩質日式壺底油和生蛋等食材後，在碗中攪打五十次。這是無數日本人心目中的美食。

如果動物性蛋白質對你來說不好消化：建議服用 ASSIST 消化酵素（身體生態公司出產），內含鹽酸、胃蛋白酶和胰臟酵素。或者飲用發酵食物，如吃飯搭配發酵蔬菜和／或喝青椰子克菲爾，有助於消化所有蛋白質。

● 第二階段人體平衡飲食：奶克菲爾

奶克菲爾果昔類「早午餐」。如果你可以消化乳製品，發酵奶克菲爾就是理想的蛋白質來源，為我們提升活力和腦力，對於憂鬱症也有幫助，克菲爾的意思是「心情好」，但是要等到黏膜壁和「腸道發炎」治好了再吃，讓喜愛乳製品的細菌有時間進駐。

120 ～ 180 毫升克菲爾可以添加下列食材：

● 60 毫升白開水和一小匙亞麻仁籽纖維。

● 任何有機油，包括南瓜籽油、亞麻仁籽油或椰子油；亞麻仁籽纖維粉、生蛋黃、甜菜根汁粉、發酵的甜菜根、種子或堅果、香草精、甜菊。

● 果汁濃縮液：蔓越莓汁、石榴汁、黑醋栗汁、鳳梨汁，或者新鮮的草莓和藍莓，或者藍莓濃縮液。

● 新鮮生的乳清：也可以作為果昔的基底，格外適合有酪蛋白過敏症的人。

如果乳製品對你來說不好消化：

建議服用身體生態公司的 ASSIST Dairy & Protein Enzymes，富含乳清蛋白、鈣質和磷，有助於生成強健的骨骼和牙齒。

午餐的選擇：

類穀物（先浸泡）跟菜（蔬菜或海菜，生熟皆可）一起吃；湯；蛋白質、菜和蛋一起吃；蒸蔬菜或大盤沙拉；非精製油做的沙拉醬。

● 人體平衡飲食第二階段：

豆類浸泡過催芽（最好煮過），跟蔬菜和沙拉一起吃。

晚餐的選擇：

吃素是最理想的，對肝臟最好，也可以維持荷爾蒙平衡，確保晚上有良好的睡眠品質。舉例來說，將人體平衡飲食建議的類穀物（藜麥、蕎麥、莧籽、小米）浸泡過；以蔬菜和類穀物煮的湯；炒類穀物和蔬菜；類穀物沙拉；生沙拉；蒸蔬菜；發酵蔬菜和青椰子克菲爾。

湯品

　　說到「湯」，大多數人會想到一碗熱騰騰的食物，美味又營養；不然就是回想起那迷人的香氣，把記憶拉回母親的廚房；再不然就是回憶起一碗夏日冷湯，如何讓浮躁的心鎮定下來……。人體平衡飲食的湯不輸你的這些回憶，不僅簡單好做，好消化，也很有療效。

　　我們向來是在午餐或晚餐喝湯，但我們也建議你在早餐喝湯，因為湯有大量的水分，也是產鹼食物，對於身體嚴重脫水的早晨是很理想的食物。早餐的湯品可以隨意煮成清湯或濃湯，可能是簡單的蔬菜湯，也可能是有蔬菜塊甚至穀物的豐盛湯品。

　　湯品能讓大忙人輕鬆搞定飯菜。拿出你沒在用的慢燉鍋，趁你去工作或做雜事的時候煮個湯。不妨一次煮多一點，放在冰箱幾天，這樣隨時都有全方位的健康餐可以吃，讓自己方便取得健康的食物，就會更容易堅持人體平衡飲食，而不會隨便放縱自己。

　　如果你不喜歡做菜，或不太會做菜，也不用怕煮湯出錯。你可以依個人偏好的口味調味，也可以把剩菜加進去。這是你發揮創意和大膽嘗試的機會，幾乎不可能犯錯！小孩（通常很挑嘴）似乎也愛喝湯。

　　試試看我（海蒂）所謂的「冰箱清空」湯，看看冰箱裡有沒有快要壞掉、又不會馬上用到的蔬菜或剩菜，以這些食材自創一鍋湯。不然，就用洋蔥皮、胡蘿蔔皮、西洋芹葉子、綠花椰菜梗、高麗菜心和新鮮香草等本來會丟掉的東西，煮成一鍋湯。事實上，蔬菜皮含有充足的營養，但必須是有機的才行，因為農藥和毒素會累積在外皮上，或者根和葉之間的部位，胡蘿蔔就是如此。

不確定怎麼善用對身體有益的海菜嗎？煮湯時，放幾條七、八公分長的昆布條，等到湯煮好，就把昆布撈起來切片。

如果你的消化道特別虛弱，我們強烈建議你煮濃湯，比較好消化。你可以使用手持攪拌器，直接在鍋子裡打成濃湯，為自己節省清潔的時間。

我們的湯品大多很美味，冷熱皆宜，不妨依照季節變換。我們的濃湯不用奶油或任何乳製品，如蒔蘿白花椰菜濃湯，只要直接打成泥，喝起來便十分濃郁滑順。

至於蔬菜湯（澱粉類或非澱粉類蔬菜），你可以放一點奶油或酥油，或者最好是椰子油。一開始先加熱椰子油，然後加入調味料，把洋蔥和蔬菜炒個幾分鐘，再加水或高湯，尤其是爆香洋蔥，會讓湯品更加美味，但如果你沒有時間，只要把所有食材都放入鍋裡，就可以直接開始煮了。

你應該在煮湯的最後十至二十分鐘，或者打成泥之後加點鹽，但如果希望蔬菜不要燉得太爛，就在一開始先加鹽。鹽分適量，可以襯托食材的風味就好，以免喝起來「太鹹」。

傳統湯品食譜大多可以依照人體平衡飲食的原則調整，放手去做吧，享受其中的樂趣！

對於一些特別美味的湯品，或者為了節省時間，不妨以「大蒜油」取代食譜裡的大蒜和油。

我們以整顆有機大蒜和初榨橄欖油製作大蒜油，裝在玻璃罐放入冰箱保存，可以用來爆香湯品的洋蔥和紅蔥頭。這麼做，似乎可以達成廚師製作素食湯品時，所努力追求的肉類高湯「口感」，只可惜這些廚師往往選擇內含壞菌或水解植物性蛋白質的高湯，水解植物性蛋白質是一種自然生成的味精，也是未發酵大豆產品都有的成分。

怎麼做大蒜油呢？先剝兩顆蒜球（而非蒜瓣），放入攪拌器打碎，但不用太碎，攪拌時慢慢加入橄欖油，再倒入玻璃罐，有需要再放冰箱。

如果你有 Cusinart Quick Prep 之類的手持攪拌器，做起來會更容易。只要把大蒜放在廣口的玻璃罐中打碎，再趁攪拌時慢慢加入橄欖油即可。

大蒜是強大的抗真菌食物，也很適合抵抗寄生蟲、念珠菌和病原菌。這

種烹調祕訣不只適合煮湯，大蒜油也可以取代人體平衡飲食食譜裡的大蒜和油（或奶油）。

非澱粉類蔬菜湯

可以跟任何食物一起吃！

 胡蘿蔔白花椰龍蒿湯

這是我們最受歡迎的湯品之一，可以滿足你最挑嘴的賓客，也可以跟動物性蛋白質和穀物主食一起吃，不妨多做一點，可以吃好幾餐，反正家人很快就會喝完的。

材料

1 大匙有機非精製椰子油、酥油和奶油

1 顆白花椰菜，切碎

大約 4 杯切碎的胡蘿蔔丁

1 顆大洋蔥，切碎

3 大匙新鮮龍蒿，切碎，或者 1 大匙乾燥龍蒿（或酌量）

可蓋過食材的水

海鹽或 Herbamare 調味料（適量就好，以帶出食材本身的美味）

作法

1. 在湯鍋加熱椰子油、酥油或奶油。若是使用乾燥龍蒿，此時加入。

2. 加入洋蔥，炒到半透明。

3. 加入胡蘿蔔、白花椰菜和水。若是使用新鮮龍蒿，在這個時候加入。

4. 燉煮到軟爛（大約 25 分鐘）。

5. 倒入攪拌器打成泥。

6. 再倒回湯鍋，加鹽或 Herbamare 調味料。

7. 燉煮 10 分鐘就可以上桌。

這是很一道優雅的湯品，很適合跟動物性蛋白質一起吃，如烤鮭魚排。大家都會愛上的！

蒔蘿白花椰濃湯

材 料

1 大匙有機非精製椰子油、酥油或奶油

1 大顆洋蔥，切碎

4 ～ 6 瓣大蒜，切碎（酌量使用）

1 大顆白花椰菜（或 2 小顆），切塊

把白花椰菜的花和梗分開

6 大匙新鮮蒔蘿或 2 大匙乾燥蒔蘿

4 ～ 6 杯水

酌量海鹽或 Herbamare 調味料

作 法

1. 在湯鍋熱椰子油、酥油或奶油，若使用乾燥蒔蘿，在這時候加入。

2. 加入洋蔥，炒到半透明。

3. 加入大蒜，炒個幾分鐘，小心不要炒得太過頭。

4. 加入花椰菜（若使用新鮮蒔蘿，就在此時加入），水要蓋過食材。

5. 燉煮到軟。

6. 倒入在攪拌機打成泥，再倒回湯鍋繼續煮。

7. 加入大約 4 杯水，或想要的濃稠度（大家通常會喜歡濃稠一點）。

8. 酌量加入海鹽或 Herbamare 調味料，還有花椰菜的花。

9. 把花椰菜的花煮軟，略加調味，就可以上桌了。

變 化

1. 加入 1 小匙 Nile Spice Foods 的 Desert Spice。

2. 打成泥之後，加入切碎的椎茸，再煮個 10 分鐘以上。

水芥菜湯

又是一道優雅的湯品，水芥菜對肝臟格外有療效，也適合在晚餐招待客人，可以跟動物性蛋白質一起吃，跟澱粉類蔬菜或類穀類一起吃也很美味。

材料

1 顆大洋蔥，切碎

1 大匙有機非精製椰子油、酥油或奶油

5 大瓣（或更多）大蒜，切碎

1 杯西洋芹葉子

6 杯水

酌量海鹽和 Herbamare 調味料

1 把水芥菜，洗淨，去除粗梗，切碎

作法

1. 湯鍋放入椰子油、酥油或奶油，以極小火爆香洋蔥，直到半透明。

2. 加入大蒜和西洋芹葉子慢炒（大約 5 分鐘以上）。

3. 加入水、海鹽和 Herbamare 調味料，持續燉煮 10 分鐘。

4. 燉煮的材料用攪拌機打個幾分鐘，直到非常滑順。

5. 倒回湯鍋，調味。

6. 把水芥菜放入湯裡。

7. 煮滾，關火，蓋上鍋蓋幾分鐘，就可以上桌了。

澱粉類蔬菜湯

 ## 泰瑞莎的正宗秘魯藜麥湯

這種湯本身就是一頓飯，有非常好的療癒功效，非常容易消化。 配上生

的綠葉沙拉或一些發酵蔬菜，可以達到更好的平衡。

材料

1～2匙有機未精製的椰子油、酥油或奶油

2個大洋蔥，切碎

2把大韭菜，洗淨，切碎

2根芹菜，切碎

3根胡蘿蔔，切成約4公分的長條

5瓣大蒜，切碎

1根大紅辣椒，切碎（可有可無）

1杯豌豆

2個大紅皮馬鈴薯，切塊

$\frac{1}{2}$個中等胡桃南瓜，去除外皮和種子，切塊，同馬鈴薯一般大

$\frac{1}{2}$個小白菜，大致切碎

1大束香菜，切碎

1杯新鮮歐芹，切碎

1茶匙小茴香（可有可無）

1杯藜麥

8杯水

海鹽或 Herbamare 調味料

作法

1. 將大蒜、洋蔥、韭菜和芹菜放入椰子油、酥油或奶油中炒煮幾分鐘。

2. 加入其他材料，燉煮至軟爛。

3. 在最後10分鐘烹飪時，加入海鹽調味。

 ## 馬鈴薯／玉米濃湯

材料

1～2大匙有機非精製椰子油、酥油或奶油

1 顆洋蔥，切丁

1 小匙百里香

2 片月桂葉

4 ～ 6 瓣大蒜

4 顆中型紅皮馬鈴薯，切丁

4 杯玉米

6 杯水

1 大匙海鹽

1 把韭蔥，洗過，對半切，再切絲

3 根西洋芹，切丁

$\frac{1}{4}$ 小匙胡椒

作法

1. 用椰子油、酥油或奶油，爆香洋蔥、百里香、月桂葉和大蒜，直到洋蔥呈現半透明狀。

2. 加入馬鈴薯、2 杯玉米、水和海鹽。

3. 把馬鈴薯燉煮到軟（大約 20 分鐘）。

4. 撈起月桂葉和 $\frac{1}{4}$ 杯湯。打成泥，再倒回鍋中。

5. 加入剩下的玉米、韭蔥、西洋芹和胡椒。

6. 調整調味。

7. 把蔬菜燉煮到軟即可（約 10 ～ 15 分鐘）。

田園時蔬湯

材料

1 ～ 2 大匙有機非精製椰子油、酥油或奶油

1 大顆洋蔥，切碎

3 瓣大蒜，切碎

4 ～ 5 根中型胡蘿蔔，切碎

3 顆中型紅皮馬鈴薯，切碎

1 顆中型大茴香球莖，有球莖和葉子（葉子可有可無）

1 顆綠花椰菜的菜梗，切碎

酌量海鹽或 Herbamare 調味料

酌量的薑和 / 或咖哩調味料

作 法

1. 在湯鍋用椰子油、酥油或奶油爆香洋蔥。

2. 加入其他蔬菜，水要蓋過食材。

3. 等到蔬菜煮軟了，把所有食材打成泥，再倒回鍋中。

4. 加入更多水，達到想要的濃稠度，加入海鹽或 Herbamare 等調味料。

5. 燉煮 10 分鐘以上，就可以上桌。

動物性蛋白質濃湯

 鮮魚濃湯（2 人份）

注意：動物性蛋白質濃湯只可以跟非澱粉類的蔬菜、海菜和生蔬沙拉一起吃。這是屬於高鈣的湯品。

材 料

1 大匙有機非精製椰子油、酥油或奶油

$\frac{1}{2}$ 杯韭蔥或洋蔥，切末

1 瓣大蒜，切末

$\frac{1}{2}$ 杯胡蘿蔔，切細絲

$\frac{1}{2}$ 杯西洋芹，切細絲

2 杯蔬菜高湯

$\frac{1}{4}$ 杯歐芹，切碎

$\frac{1}{2}$ 片月桂葉

1 整個丁香

一些黃色西洋芹的頂葉，切碎

$\frac{3}{4}$ 杯白肉魚（比目魚、海鱸魚等），切丁

$\frac{1}{8}$ 小匙海帶口味調味粉

$\frac{1}{8}$ 小匙海鹽或酌量

2 大匙歐芹或蝦夷蔥，切末

作法

1. 用椰子油、酥油或奶油，小火爆香韭蔥（或洋蔥）和大蒜。

2. 加入胡蘿蔔和西洋芹，再繼續拌炒幾分鐘。

3. 加入高湯，蓋上鍋蓋，把蔬菜燉煮到有點軟，大約 5 分鐘。

4. 加入歐芹、月桂葉、丁香、西洋芹頂葉和魚。

5. 燉煮 3 分鐘以上。

6. 加入海帶和海鹽，撈起月桂葉。

7. 撒上歐芹或蝦夷蔥碎片，就可以上桌了。

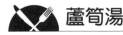 蘆筍湯

這道湯品冷熱都非常好吃，但畢竟是雞湯，所以只可以跟非澱粉類蔬菜一起吃。

材料

1 ～ 2 大匙有機非精製椰子油、酥油或奶油

3 ～ 4 大顆的黃色洋蔥，切碎

5 罐雞湯

1.6 公斤新鮮蘆筍，頂芽切掉（一旁備用），梗切成 2.5 公分小段（切掉比較粗的末端）

酌量海鹽

酌量胡椒

作法

1. 加入椰子油、酥油或奶油，把洋蔥炒軟，呈現金黃色。

2. 加熱雞湯，加入炒過的洋蔥和蘆筍梗。

3. 開小火，把蘆筍煮軟。

4. 煮的時候加入海鹽和胡椒。

5. 取出蘆筍打成泥，再倒回湯鍋加熱，加入蘆筍頂芽。

6. 煮 10 分鐘以上（趁頂芽不會太爛之前離火）。

7. 想喝冷湯就放冰箱冷藏。

類穀物

當你開始嘗試人體平衡飲食的四大穀物，將為你開啟全新的穀物料理世界，這四大類穀物分別是小米、藜麥、蕎麥和莧籽。你可能習慣吃大量的小麥、米、麵包和麥片，但只要你敞開心胸嘗試我們的食譜，你對這些「常見」麵包和穀物的慾望便會降低。

試著每天至少有一餐吃這些穀物（當然要跟蔬菜一起吃！），這些穀物浸泡過後，跟香草、蔬菜和調味料一起煮，會更美味，更有療效。

穀物烹煮前，務必先浸泡八至二十四小時，這樣會更容易消化，千萬要洗乾淨，藜麥有一層會苦的外殼，小米通常會有很多「灰塵」和浮渣，買一個比較細的濾網（尤其是要濾莧籽和藜麥），烹煮之前要用流動的水清洗幾分鐘，穀物可以存放在冰箱，以免長蟲。

基本上，水跟藜麥及蕎麥的比例是二比一，但也可以依照口味、食譜和料理方式（如用壓力鍋）做調整。水跟莧籽、小米的比例最好是三比一。開始煮的時候，可以在鍋子裡加海鹽，煮蕎麥更要如此，因為蕎麥是產酸食物，加鹽可以中和它的酸性。小米烹煮前先烘焙過，可以帶出特別可口的堅果味。烘焙小米時，把浸泡洗過的小米倒入乾燥的鍋子，轉到很小的火，拌炒到小米乾燥為止，你就會聞到小米的堅果味，而且這樣炒，小米也不會變褐色。

除了這個章節的食譜，我們再建議你其他幾個簡單的料理方式：

用蕎麥或藜麥片煮甜粥，可以加甜菊、肉桂、香草和酥油；煮鹹粥的話，可以加入小片的紫菜。琳達用珊瑚藻煮莧籽，再加點酥油和一小撮胡椒。海蒂把藜麥或莧籽跟胡蘿蔔、豌豆和洋蔥一起煮。這些穀物跟紅皮馬鈴

薯都很配,也可以跟洋蔥、豌豆、歐芹和蒔蘿一起煮。蕎麥也適合搭配玉米、高麗菜、洋蔥和有機香草綜合調味料。

　　至於夏日的午餐,不妨把事先煮好的小米或藜麥,加入鮮蔬沙拉或煮熟的蔬菜盤中,直接以室溫食用。你也可以自己做幾種醬料,如咖哩白花椰菜醬或薑汁胡蘿蔔醬,舀幾匙淋在類穀物上。

　　好好享用吧!

 ## 莧籽的基本食譜(用壓力鍋煮)

材 料（煮成兩杯）

1 杯莧籽

2 杯水

$\frac{1}{4}$ 小匙海鹽或酌量

1 大匙有機非精製椰子油、酥油或奶油（可有可無）

作 法

1. 把莧籽、水和鹽放入壓力鍋。

2. 調整火力,讓壓力鍋保持高壓,連續煮 6 分鐘。

3. 以快洩閥釋放壓力。

4. 打開蓋子,朝自己的反方向傾斜,排出多餘的蒸汽。

5. 充分攪拌,依自己喜好加入椰子油、酥油或奶油。如果覺得太稀,那就用小火再煮個 30 秒,持續攪拌至濃稠。

 ## 海蒂的洋蔥餡餅

餅皮部分

材 料

2 杯莧菜麵粉

1 茶匙海鹽

4～5 大匙奶油或有機未精製的椰子油

約 $\frac{1}{2}$ 杯水

作法

1. 在碗或食品加工機中放入麵粉、海鹽、奶油或椰子油。

2. 將奶油加入麵糰中攪拌直至變乾脆,再逐漸加水直至麵糰形成球狀。

3. 從碗或處理器中取出,並使之略形成扁球狀。

4. 放在蠟紙上,在麵糰球周圍撒上麵粉,然後麵糰上面再覆蓋一張蠟紙,以便於擀壓滾動。

5. 將麵皮轉移到圓形披薩盤中。

6. 壓邊。

醬料部分

材料

4～6 個大洋蔥,切成 $\frac{1}{2}$ 圓形切成薄片

4 瓣大蒜,切碎

1 大匙混合香草,奧勒岡葉、歐芹、迷迭香、羅勒和芹菜種子

$\frac{1}{2}$ 茶匙羅勒

1 大匙有機未精製的椰子油、奶油或酥油

1 杯水

$1\frac{1}{2}$～2 茶匙海鹽

$\frac{1}{2}$ 杯莧菜

少許紅辣椒片

$\frac{1}{2}$ 紅辣椒,切碎

2～3 支大蔥,切成薄片

1 大匙羅勒或香菜等新鮮香草,切碎（可有可無）

作法

1. 將洋蔥、大蒜、香草和胡椒片放入椰子油、奶油或酥油中。

2. 火量轉小,蓋上蓋子,煮至洋蔥變軟,大約 15 分鐘。

3. 加水、海鹽和莧菜。

4. 煮沸，轉小火燜煮，蓋上蓋子煮約 20 分鐘。

5. 取下蓋子，收乾多餘的液體。

6. 在烹飪的最後 2 ～ 3 分鐘內加入紅甜椒、大蔥和新鮮香草。

餡 餅 製 作（4 份）

1. 將烤箱預熱至 400 度。

2. 先烤餅皮外殼 10 分鐘。

3. 加上醬汁。

4. 如果需要，撒上 Herbamare 調味料、大蒜粉和 / 或胡椒片。

5. 烤約 20 分鐘。

 ## 藜麥的基本食譜

材 料

1 杯藜麥（需先用濾網清洗藜麥幾分鐘）

2 杯水

1 小撮海鹽

作 法

1. 平底鍋倒入藜麥，加水、加鹽，開大火煮沸。

2. 加入藜麥，轉小火，蓋上鍋蓋，煮到水收乾，藜麥呈現半透明，外殼裂開（約 15 ～ 25 分鐘）即可。

變 化

如果要帶出濃郁的堅果香，藜麥加水前，先在煎鍋中烘焙一下，可以加點有機非精製的油，持續拌炒。

 ## 咖哩藜麥

材 料

1 ～ 2 大匙有機非精製椰子油或酥油

1 大匙咖哩粉

1 小匙海鹽或 Herbamare 調味料

2 杯煮熟的藜麥

2 顆中型鴨蔥，切丁

2 杯煮熟的蔬菜（豌豆、玉米、馬鈴薯、紅甜椒、高麗菜、夏南瓜等）。

作 法

1. 在炒鍋或煎鍋融化酥油或加熱椰子油。

2. 加入咖哩粉和海鹽或 Herbamare 調味料。

3. 爆香洋蔥幾分鐘，直到半透明。

4. 加入其他煮熟的蔬菜，炒個幾分鐘。

5. 加入藜麥，再調整調味。

 ## 蕎麥基本食譜

材 料

1 杯蕎麥（需先用濾網浸泡並清洗蕎麥）

2 杯水

1 小匙海鹽或酌量

作 法

1. 在湯鍋加入水和鹽，大火煮滾。

2. 加入蕎麥，轉小火，蓋上鍋蓋，燉煮到水分收乾（大約 15 分鐘）。

變 化

為了逼出濃厚的堅果味，蕎麥加水前，可先用煎鍋烘烤過（要加有機非精製的椰子油、酥油或奶油，不加油也可以），記得要不斷攪拌。

 ## 煎蕎麥餅

這道菜搭配蒜味四季豆和胡蘿蔔沙拉，就是豐盛的一餐。

材 料

2～3 大匙有機非精製椰子油、酥油或奶油

1 大顆洋蔥，切末

2 根西洋芹，切末

2 瓣大蒜，切末

$\frac{1}{2}$ 杯歐芹，切末

1 根胡蘿蔔，磨碎

2 杯烘烤過的蕎麥碎粒

3 杯蔬菜高湯或水

1 小匙 Herbamare 調味料

$\frac{1}{2}$ 小匙海鹽

1 大匙咖哩調味料或你喜愛的綜合香草調味料

$\frac{1}{2}$ 杯葛鬱金粉

1 杯小米粉、藜麥粉或莧籽粉

作 法

1. 以 1 大匙椰子油、酥油或奶油爆香洋蔥，直到些微金黃。
2. 加入西洋芹、大蒜、歐芹、胡蘿蔔和高湯或水。蓋上鍋蓋煮 5 分鐘。
3. 加入蕎麥、Herbamare 調味料、海鹽、咖哩調味粉和葛鬱金粉。
4. 蓋上鍋蓋，小火煮個 10 分鐘。
5. 關火，蓋上鍋蓋，靠餘溫悶個 10 分鐘。
6. 加麵粉，攪拌均勻，放在一旁冷卻。
7. 冷卻後，做成一塊塊小餅。
8. 開始煎蕎麥餅，加點椰子油、酥油或奶油，以免黏鍋。
9. 起鍋後，用紙巾吸油，就可以上桌了。

 素食蕎麥餅

這道食譜很適合跟綠蔬一起吃。

材料

1 杯蕎麥，加 3 杯水和 $\frac{3}{4}$ 小匙海鹽，煮 45 分鐘

1～2 大匙有機非精製椰子油、酥油或奶油

1 顆中型洋蔥，切末

4 瓣大蒜，切末

4 根西洋芹，切碎

1 顆紅甜椒，去籽和切丁（可有可無）

1 大匙（或酌量）綜合辣椒粉

酌量海鹽和黑胡椒

2 根新鮮玉米，去掉玉米芯

2 杯新鮮菠菜、高麗菜或羽衣甘藍，切碎

1 杯荸薺，瀝乾並切碎（可有可無）

1 把蔥，切碎

作法

1. 在大煎鍋中加熱椰子油、酥油或奶油。

2. 把洋蔥、大蒜、西洋芹和紅甜椒炒軟。

3. 加入綜合辣椒粉、海鹽和黑胡椒。

4. 加入玉米、綠蔬和荸薺炒軟。

5. 加入煮熟的蕎麥，一起拌炒。

6. 嚐嚐看，調整味道。

7. 拌入蔥末。

8. 把攪拌好的材料倒入上油的烤盤。

9. 以攝氏 200 度烘烤 45～60 分鐘。

10.沾醬食用，如薑汁胡蘿蔔醬或人體平衡飲食的肉醬。

變化

1. 如果不想把攪拌好的材料倒入烤盤，不妨挖出 4 顆紅甜椒的籽和膜，或者去除 4 顆洋蔥的芯，把攪拌好的材料當成內餡，填入甜椒或洋蔥裡，以攝氏 170 度烘烤 30 分鐘。

2. 如果不想把拌好的材料倒入烤盤，不妨就當成內餡放在蒸熟的高麗菜葉子上，包成高麗菜捲，以攝氏 170 度烘烤 30 分鐘。

 ## 小米基礎食譜

材料
1 杯小米（需先清洗，並且瀝乾）

3 杯水

1 小匙或酌量海鹽

作法
1. 水加海鹽煮滾（為了把小米煮得蓬鬆，煮滾水之後再放小米。如果把小米放入冷水煮，就會比較黏稠）。
2. 加入小米，蓋上鍋蓋，轉小火，燉煮 25 ～ 30 分鐘。
3. 如果想要更蓬鬆一點，繼續蓋著悶 5 ～ 10 分鐘。

變化
先用煎鍋烘烤小米，直到散發出堅果香，風味更佳。

 ## 小米「馬鈴薯泥」

材料
1 大匙有機非精製的椰子油、酥油或奶油

1 小顆洋蔥，切碎

1 杯小米（洗過）

$\frac{1}{2}$ 顆白花椰菜，切碎

$2\frac{3}{4}$ 杯水

$\frac{1}{4}$ 小匙海鹽

作法
1. 在壓力鍋中以椰子油、酥油和奶油爆香洋蔥。

2. 加入小米，稍微炒過。

3. 加入白花椰菜，炒過。

4. 加入水和海鹽。

5. 加壓，轉小火，煮 25 分鐘。

變化

趁拌炒白花椰菜的時候，加入 1 根切碎的胡蘿蔔。

 ## 小米甜蔬

這道食譜有甜蔬（洋蔥、胡蘿蔔、胡桃南瓜），可以強化脾臟／胰臟和胃。剛開始實行人體平衡飲食的前兩三個月，由於加胡桃南瓜可能會太甜，反而會餵養念珠菌，所以就不要放胡桃南瓜，洋蔥和胡蘿蔔則不會有問題。這道菜跟發酵蔬菜一起吃會更好，裡面的微生物會吸收胡桃南瓜的糖分。

材料

2 杯小米，洗過，用煎鍋烘乾

2 顆中型洋蔥，切末

3 根胡蘿蔔，切丁

1 顆小胡桃南瓜，去皮切丁

1 小匙海鹽

5 $\frac{1}{2}$ 杯水

1 大匙有機非精製的椰子油、酥油或奶油

幾撮香草，如百里香、迷迭香、鼠尾草和香芹籽（可有可無）

作法

1. 把小米和蔬菜放入壓力鍋（這道菜也可以用一般的鍋子煮，只要把水量增為 6 杯，步驟一樣）。

2. 水加鹽溶解，慢慢從邊緣倒入水。

3. 蓋鍋蓋，加壓，以小火煮 30 分鐘。

4. 降壓打開鍋蓋。

5. 拌入椰子油、酥油或奶油，還有香草。

6. 攪拌均勻，就可以上桌了。

變 化

1. 如果想要更滑順濃稠，可以在小米和蔬菜中加點椰子油、酥油或奶油，一起放入攪拌機打成泥。

2. 加入約 7.6 公分的昆布條，跟小米和蔬菜一起在壓力鍋中燉煮，吃起來比較不會甜，還可以增加礦物質。

 美墨穀物焗烤

材 料

1 大匙有機非精製的椰子油、酥油或奶油

$1\frac{1}{2}$ 杯小米，洗過並瀝乾

$\frac{1}{2}$ 杯莧籽，以超細濾網洗過並瀝乾

1 大匙海鹽

6 杯水

8 根玉米的玉米粒，或者 450 克冷凍玉米

1 顆大洋蔥，切末

1 顆大紅甜椒，切丁

1 根小辣的綠辣椒，切丁（可有可無）

1 小匙 Herbamare 調味料

$1\frac{3}{4}$ 小匙 Frontier 香草墨西哥調味料（無鹽）

$\frac{1}{2}$ 小匙孜然粉

作 法

1. 洋蔥、綠辣椒、墨西哥調味料和孜然粉一起放入大湯鍋，加入海鹽以及椰子油、酥油或奶油爆香，直到洋蔥呈現半透明。

2. 加入小米、莧籽、玉米和水。

3. 把水煮滾，蓋上鍋蓋，轉小火，燉煮 30 分鐘。

4. 拌入紅甜椒和 Herbamare 調味料，依照自己的口味調味。

5. 倒入 23 公分 ×33 公分抹油的烤盤，依自己喜好放點奶油或酥油。

6. 以攝氏 170 度烘烤 30 分鐘。

變化

以 1 大匙 Frontier 義大利香草調味料取代墨西哥香草調味料，再把蔬菜換成櫛瓜、椎茸和紅甜椒丁。

如果想帶出更美味的玉米香，不妨取下新鮮玉米的玉米粒，把玉米粒和玉米芯連同 7 杯水，燉煮 20 分鐘就是「高湯」了，打成泥再過濾。這份食譜需要 6 杯這種玉米高湯。

 ## 比爾和麥克的美味鬆餅

鬆餅就如同其他麵食，都是大家偶爾會吃的餐點，不管是在哪一餐吃，都可以搭配蔬菜湯食用，我們甚至會用鬆餅做三明治，裡面夾著人體平衡飲食的美乃滋，還有各式各樣的烘烤蔬菜。這些鬆餅也可以冷凍起來，或者放在冰箱冷藏數天。

不妨一次製作四塊 9 吋（約 23 公分）見方的大鬆餅，可以分成數小塊，放入烤麵包機中加熱。

材料

2 杯麵粉（2 杯莧籽粉，或 1 杯莧籽粉加 1 杯小米粉，又或其他穀物粉）

$\frac{1}{2}$ 小匙海鹽

$\frac{1}{4}$ 杯融化的奶油（½ 條）

2 小匙泡打粉（不含鋁）

2 顆蛋（蛋白和蛋黃分開放）

1 ～ $1\frac{1}{3}$ 杯水（取決於你所使用的麵粉）

作法

1. 預熱鬆餅機，加熱設定為適中或深色（可以做一點實驗，再決定什麼是最好的）。

2. 把麵粉、海鹽和泡打粉倒入攪拌盆。

3. 將這些乾燥的食材用攪拌器充分拌勻。

4. 再拿出一個攪拌盆，倒入混合好的麵粉、蛋黃、水和融化的奶油，攪拌均勻。

5. 把液體的材料倒入乾燥的材料，拌成滑順的麵糊（你可能要多加一點水，達到該有的濃稠度，正確的麵糊會很容易倒入鬆餅機，流到每一個角落，所以不可以太濃稠）。

6. 拿出另一個碗，把蛋白打到濕性發泡，堅挺又不會乾。

7. 小心把蛋白霜拌入麵糊（要拌勻，但不可以拌太多次）。

8. 用玻璃或塑膠的量杯（不要鋁製的，以免破壞麵糊），大約把一杯的麵糊均勻倒入鬆餅機的各個角落（一杯剛好適合 9 吋見方的鬆餅機），不要倒太多，以免麵糊溢出。

9. 鬆餅應該烤 10 ～ 14 分鐘，如果不確定熟了沒，那就等到鬆餅機停止冒蒸氣，再打開確認，記得要烤到酥脆焦黃。

10.把鬆餅放在網架上冷卻後，即可上桌。

醬料

前面的湯品都可以取代醬料，尤其是滑順的濃湯，如蒔蘿白花椰濃湯。
蒔蘿白花椰濃湯加入椎茸，味道會更加豐富，嚐起來很像市售的蘑菇濃湯，
可以作為任何菜餚的基底，甚至改造古老的家傳料理。

當你製作胡蘿蔔白花椰龍蒿湯，攪拌完成後，先舀幾杯湯起來，加入
1 大匙（或更多的）顆粒芥末醬（蘋果醋製成），就是美味的新醬料了。我
（海蒂）會蒸大量的蔬菜（洋蔥、西洋芹、胡蘿蔔、馬鈴薯和綠花椰菜），
倒入烤盤，淋上這個龍蒿芥末胡蘿蔔醬，放入烤箱烤 30 分鐘，相當美味。

 ## 人體平衡飲食的肉汁醬

這個美味的醬汁食譜，如果加點炒過的洋蔥和椎茸會更添風味。

材料

2 大匙有機非精製的椰子油、奶油或酥油

$2\frac{1}{2}$ ～ 3 大匙莧籽麵粉

2 杯蔬菜高湯或水

$\frac{1}{4}$ 小匙新鮮蒜末

1 小匙 Spice Hunter 的任何調味料，如 Herbes de Provence 或 Deliciously
Dill

酌量海鹽，Trocomare 或 Herbamare 的調味料

作法

1. 把融化的酥油、奶油或椰子油，連同莧籽麵粉加入煎鍋拌炒成麵糊。

2. 慢慢加入蔬菜高湯或水，持續攪拌。

3. 加入蒜末和調味料，調整味道。

變 化

先在煎鍋爆香洋蔥和椎茸，撈起洋蔥和椎茸後，再用同一個鍋子煮肉汁醬，等到肉汁醬要上桌前，再加入爆香過的洋蔥和椎茸。

 咖哩白花椰菜醬

材 料

1～2大匙有機非精製的椰子油、酥油或奶油

1大顆洋蔥，切碎

2瓣大蒜，切末

$1\frac{1}{2}$小匙薑，磨碎

1大匙或酌量咖哩粉

$\frac{1}{4}$小匙卡宴辣椒粉

1顆白花椰菜，切碎

1杯水

酌量海鹽，Herbamare 或 Trocomare 調味料

酌量檸檬汁

作 法

1. 用椰子油、酥油或奶油爆香洋蔥、大蒜、薑、咖哩粉和卡宴辣椒粉。

2. 加入白花椰菜和水。

3. 直接燉煮或用壓力鍋煮軟。

4. 加入海鹽和檸檬汁調味即可。

 薑汁胡蘿蔔醬

很適合淋在穀物上，四人份。

材料

1 大匙有機非精製的椰子油、酥油或奶油

20 ～ 25 根小胡蘿蔔（或 15 根大胡蘿蔔），切碎

2 顆大洋蔥，切丁

3 瓣大蒜，切末

$2\frac{1}{2}$ 根西洋芹，切碎

1 顆小紅甜椒，切碎

水或高湯，蓋過食材的量

$2\frac{1}{2}$ 小匙海鹽或 Herbamare 調味料

1 大匙義大利調味料

2 小匙大蒜粉

酌量薑汁 *

作法

1. 用椰子油、酥油或奶油爆香胡蘿蔔和洋蔥。

2. 加入西洋芹和紅甜椒，持續拌炒到軟。

3. 加入水和海鹽。

4. 用壓力鍋煮 15 分鐘，或者用一般的鍋子燉軟。

5. 打成泥。

6. 加入調味料、薑汁和足夠的水，調整醬汁的濃稠度。

7. 攪拌並燉煮 10 ～ 15 分鐘。

8. 調整味道即可上桌。

變化

爆香胡蘿蔔時，不妨加入一小撮孜然粉、胡荽籽或小荳蔻。

* 薑汁的製作方法：把薑磨碎，拿一些在手上，把薑汁擠到小量杯中。

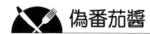 偽番茄醬

這道食譜添加甜菜根，只是為了上色，不會有什麼問題。這是為了番茄

醬愛好者而加入的食譜，上桌前加上蘋果醋，會更加貼近番茄醬的酸味，適合淋在小米餅或蕎麥餅上吃。

材料

3 大匙有機非精製的椰子油、酥油或奶油

4 杯紅洋蔥丁

3 大匙大蒜，切末

3 大匙披薩調味料

1 根中型櫛瓜，切丁

2 顆胡桃南瓜

3 杯甜菜根高湯 *

2 大匙海鹽

6 杯水

1 杯蘋果醋

作法

1. 用椰子油、酥油或奶油，把洋蔥和大蒜炒到金黃。

2. 加入披薩調味料和櫛瓜，持續拌炒。

3. 離火。

4. 把烤箱預熱至攝氏 170 度。

5. 在胡桃南瓜上戳洞，以免烤到爆開。

6. 把胡桃南瓜烤軟，大約要 1.5 ～ 2 小時。

7. 烤軟後，對切冷卻。

8. 挖出胡桃南瓜的籽，秤 7 杯的瓜肉，加入到洋蔥和櫛瓜之中。

9. 加水，並提高溫度。

10.加入甜菜根的高湯，持續燉煮成滑順的糊狀。

11.依自己喜歡的稠度和口味，加水和鹽。

12.冷卻到室溫後，加入蘋果醋拌勻即可。

* 甜菜根高湯的製作方法：用兩杯水燉煮 1 ～ 2 片甜菜根 30 分鐘。

香甜檸檬奶油醬

適合淋在蔬菜盤上。

材料（大約 2 杯量）

$\frac{1}{2}$ 杯奶油（1 條）或酥油

1 大匙有機非精製椰子油

2 顆中型洋蔥，切末；或者 2 把小蔥，切細絲

$\frac{1}{3}$ 杯現榨檸檬汁

$\frac{1}{2}$ 一小匙乾燥龍蒿，或 1 大匙撕碎的新鮮龍蒿

$\frac{1}{2}$ 一小匙乾燥羅勒，或 1 大匙撕碎的新鮮羅勒

作法

1. 用小煎鍋加熱奶油、酥油或椰子油。

2. 加洋蔥拌炒到軟。

3. 加入剩下的食材，燉煮 10 分鐘。

4. 離火上桌。

變化

以 $\frac{1}{2}$ 一小匙乾燥蒔蘿，或 1 大匙撕碎的新鮮蒔蘿，取代龍蒿和羅勒

沙拉和沙拉醬

　　沙拉是特別的食物，人體平衡飲食的沙拉更是如此。沙拉本身就可以當成一餐；沙拉可以用生的食材，也可以用煮熟放涼的食材；沙拉方便製作，很輕鬆就能滿足食物搭配原則；沙拉也是健康飲食很重要的一環……。

　　如果你剛開始實行人體平衡飲食，生食可能會難以消化，但生食富含酵素、維生素和礦物質，所以當你有能力消化的時候，每天至少要有一餐吃妥善準備的沙拉。如果想幫助消化，不妨用半熟蔬菜和無油沙拉醬做沙拉。

　　炎熱的夏日，爽脆清涼的沙拉是完美的一餐或點心。無論春夏秋冬，沙拉都方便你帶去公司當午餐，甚至可以把沙拉醬分開裝，等要吃時再淋上。如果因為吃太鹹或壓力大，導致身體過度收縮，那就吃會讓身體擴張的沙拉平衡一下。如果體質過酸，吃鹼性的沙拉會有幫助。

　　你需要一些做沙拉的靈感嗎？參考我們的食譜，再看看那麼多種類的生菜、蔬菜、海菜和發酵蔬菜。顏色越豐富越好，不妨放綠花椰菜、蘆筍、豌豆、胡桃南瓜、紅甜椒或洋蔥、清涼的小黃瓜或豆薯。你也可以用人體平衡飲食的四大類穀物和馬鈴薯做沙拉，或者用切碎的鮭魚、鮪魚、雞肉或火雞肉做成蛋白質沙拉，又或者在蔬食沙拉中拌入一些泡過的杏仁、葵花籽或南瓜籽，增加咀嚼的口感。

　　請別忘了十分特別的海菜！吃剩的羊栖菜拌洋蔥和胡蘿蔔（參見第302頁開始的海菜食譜），拌入萵苣和紫菊苣，再淋上人體平衡飲食的沙拉醬，就很美味了。再不然，荒布泡水十分鐘，瀝乾並切碎，加入綠蔬沙拉。海帶芽放入小黃瓜沙拉，跟著紅甜椒丁和紅洋蔥一起吃也很可口。把海苔片切成小條或小片，撒在任何沙拉上，可以增添顏色和風味。

　　生的發酵蔬菜可以為任何沙拉增色和增添趣味，甚至可以加到我們食譜的沙拉醬和美乃滋中。

有機非精製油類的重要性

　　我們往往認為健康食品店所販售的「冷壓」油有益健康，但我（唐娜）開始跟酵素治療師合作後，看他們測試尿液樣本，卻發現人們根本無法消化這些脂肪，於是我去深入研究找答案，這才發現，我們主要的消化器官肝臟，只接受非精製油。肝臟天生就不應該處理現代人吃了好幾代的人造精製油，這些油就算是在健康食品店購買，就算有標示「冷壓」，仍然是被漂白、除臭和精製過，缺乏必需脂肪酸、色澤和風味，唯有有機的非精製油，才能提供你必需脂肪酸。

　　你可能注意到了，當你吃了油，你可能會有腹脹和脹氣情況，那就盡量不吃油，等到你的體內生態健全了再吃（請參見我們食譜的無油沙拉醬）。人體消化油脂時，少不了有益的微生物，所以當你開始飲用發酵食物或發酵飲，這個問題就可能會完全消失。

　　脂肪是在小腸消化，如果你開始服用胰臟酵素，想必會發現油脂比以前更好消化了，我們的目標是協助你建立欣欣向榮的體內生態，這樣才能夠享用健康所需的油脂。

　　有機非精製的種子油，不只是生的，還是冷壓的，更經過特別小心的處理，把亞麻仁籽、南瓜籽、月見草籽、琉璃苣籽、油菜花籽、葵花籽或紅花籽等有機種子輕輕壓榨過，釋放出內部的油脂，不僅沒有接觸光或氧氣，也不使用防腐劑，裝在不透明的瓶子裡，還要印出賞味期限。這些有機非精製的油，比你從小吃的更強勁有味。大多數人知道非精製油的療效，而且最後都會愛上這些珍貴油脂豐富的風味，再也回不去精製的「塑化」油了。

　　亞麻仁籽油是攝取 omega-3 脂肪酸的絕佳來源。我們現代人通常很缺乏這種脂肪酸，Omega-3 很容易被高溫所破壞，所以人體平衡飲食不用來煮

菜。非精製油菜籽油也富含 Omega-3，但是人體平衡飲食並不採用，因為它的味道強烈微苦。現在隨處可見的油菜籽油，並沒有色澤或味道可言，你就應該知道，那都是精製油。

初榨橄欖油受到營養專家所推崇，很多人也說好消化。為什麼呢？因為這是非精製油。許多店鋪都有販售優質初榨的非精製橄欖油，雖然橄欖油只有極微量的必需脂肪酸，但內含可以常保心臟健康的成分，大可在人體平衡飲食中盡情使用。

有機未過濾的生蘋果醋

大多數人都很驚訝，實行人體平衡飲食竟然可以吃醋。當然可以，但只限在木桶中醞釀、未過濾的生蘋果醋。很多廠牌都有販售蘋果醋，你可以在健康食品店找到精選的蘋果醋。有些蘋果醋發酵時會以重亞硫酸處理，但法律並沒有強制廠商標示這種防腐劑。請尋找內含果膠、微量礦物質、益菌和酵素的蘋果醋。蘋果醋照到光，會產生自由基活動，破壞身體所需的養分，所以蘋果醋如果裝在透明玻璃瓶，便容易氧化，轉為棕色。

醋內含礦物質（尤其是鉀），可以恢復體內酸鹼平衡。醋有防腐功能，可以淨化消化道。醋的酸可以去除沉積在關節和血管的鈣質，卻不會讓骨骼或牙齒的鈣質低於正常值。未過濾的蘋果醋內含果膠，可以促進排便和維持腸道健康。醋裡面的鉀離子，可以調節生長，為細胞補充水分，平衡體內的鈉含量，讓神經系統正常運作。

無油沙拉醬可幫助消化

沒有健康的體內生態，通常無法好好消化油脂，況且有時候就是想配沙拉，但又不想吃油，或者不可以吃油。這些時刻包括：

1. 你剛實行人體平衡飲食，消化功能還不夠健全，尚無法消化油脂，但不久就可以輕鬆吸收優質油脂的所有養分了。

2. 你正在實行無油排毒療程，讓肝臟和膽囊有休息的機會。

這些情況都需要無油沙拉醬。你可能會看到店鋪中有販售這類沙拉醬，但可能不知道該怎麼做。我們會教你，只要用黃原膠（xanthan gum）這種纖維膠[22]。無論你喜愛什麼沙拉醬，都不要放油，而是加入等量的水，還有一點黃原膠來增加濃稠度，然後再添加各種香草和調味料。

等你熟悉黃原膠，你自己就可以發明沙拉醬了。我們的食譜只是要引導你去發揮創意罷了。

當你突然想吃蛋白質餐和沙拉，有了無油沙拉醬就會很方便，別忘了大量的油脂（美乃滋鮪魚沙拉）會抑制胃分泌鹽酸，但你又需要鹽酸和胃蛋白酶來消化蛋白質。

無油或低油沙拉醬做的鮪魚沙拉，可是很美味的。現在，你可以用我們的無油食譜，來創作蛋沙拉、鮪魚沙拉和雞肉沙拉等大作，或者製作杏仁醬、南瓜籽醬或葵花籽醬。

無油醬料以及頂級非精製油脂製成的醬料，將開始扮演關鍵的角色，來幫助你變得更健康。

當我們知道拒吃劣質油脂和壞膽固醇有多麼重要，從此以後，我們的疾病就會消失。

---

22 黃原膠是微生物十字花科黑腐病黃單胞菌（Xanthomonas campestris）純粹培養發酵而成，不只是 100% 純粹，也不含糖、鹽、澱粉、酵母菌、小麥、玉米、大豆或奶；就連最敏感的人似乎也可以吃。

沙拉和沙拉醬食譜

　　比起發酵蔬菜或蒸蔬菜，生蔬通常難以消化，等到體內生態恢復健全再吃會比較好。但生蔬菜富含必要的酵素，而且我們也發現，每天吃一次妥善準備的沙拉，可是人體平衡飲食的重要一環。

 ## 人體平衡飲食的沙拉

從下列挑選想吃的綠色蔬菜，變化出無限的美味沙拉組合：

甜菜根葉子	紅心藜
高麗菜	萵苣
菾蓬菜（chard）	歐芹
紫草（comfrey，又稱聚合草）	蘿蔔葉
蒲公英	菠菜
娃娃菜	蕪菁葉
菊苣	水芥菜
羽衣甘藍	

可以加的芽菜：

苜蓿芽	蘿蔔嬰
葵花苗	

梗和根：

綠花椰菜（蒸過）	胡蘿蔔（刨絲）
白花椰菜（蒸過）	西洋芹
玉米（燙過）	菊芋（刨絲）
豆薯	夏南瓜
櫛瓜	

特別營養的加料：

荒布（泡過或煮熟）	紅洋蔥
蔥	海帶芽（泡過）
海苔（切絲）	蝦夷蔥
羊栖菜（煮熟）	

種子和香草調味料：

羅勒	蒔蘿	紅椒粉
小豆蔻	大蒜粉	歐芹
藏茴香	山葵	罌粟籽
卡宴辣椒粉	馬鬱蘭	南瓜籽
西洋芹	肉豆蔻	鼠尾草
肉桂	洋蔥粉	百里香

 含蘋果醋的人體平衡飲食沙拉醬（1～2人份）

材料

2大匙初榨橄欖油

1大匙亞麻仁籽油，或者亞麻仁籽／月見草混合油

1大匙有機的生蘋果醋（加檸檬汁也很美味）

$\frac{1}{4}$～$\frac{1}{2}$小匙或酌量的凱爾特海鹽和／或 Herbamare 調味料

更好的選擇：

1～2小匙烘焙過的南瓜籽油，1小匙芥末，1大匙珊瑚草或大蒜珊瑚草調味料，少許自製美乃滋，少許卡宴辣椒粉，$\frac{1}{2}$小匙 EcoBloom（這是可幫助有益微生物生長的益菌生）。

作法

把所有材料放入木頭、玻璃或不銹鋼的沙拉碗中，用打蛋器快速打散所有食材，再放入你最愛的沙拉綠蔬，包括各種生菜和新鮮香草（羅勒、香菜和芝麻菜），充分攪拌，直到所有綠蔬都沾滿沙拉醬。調整味道，依喜好加點凱爾特海鹽或 Herbamare 調味料。

很棒的加料醋醬

沙拉醬可以再加入浸泡過切碎的荒布（海菜）、吃剩的清蒸蔬菜、泡過的堅果和種子，克菲爾起司（僅限進入人體平衡飲食第二階段的人）。克菲爾起司拌入人體平衡飲食沙拉醬很美味，可以跟任何生菜、發酵蔬菜和種子一起吃。一次不妨做多一點，可放在冰箱保存。

材 料

$\frac{2}{3}$ 杯有機非精製油（混合初榨橄欖油和亞麻仁籽油，或者混合亞麻仁籽油和月見草油）

$\frac{1}{3}$ 杯有機蘋果醋（或檸檬汁）

1 小匙或酌量凱爾特海鹽

（前面還有其他選擇）

作 法

如果想快點做好沙拉醬，那就把所有材料，放入有蓋的容器中，用力搖一搖。如果想要更滑順的口感，把蘋果醋和調味料放入攪拌機，以中速攪拌，慢慢倒入油，這樣會「乳化」或稠化沙拉醬，卻不會油水分離。如果還覺得不夠濃稠，加完油之後，再慢慢加入黃原膠攪拌。手持攪拌器也很好使用。

沙拉醬可以在冰箱保存 7 ～ 10 天。

半熟沙拉

材 料

各種生菜，撕成小塊

下列蔬菜切一切汆燙

綠花椰菜	白蘿蔔	四季豆
高麗菜	羽衣甘藍	夏南瓜
胡蘿蔔	豌豆	櫛瓜

玉米（去芯）	蘿蔔嬰	西洋芹
蔥	黃瓜	紅洋蔥

作法

1. 把各種蔬菜切成美麗的形狀（火柴棒、半月、花朵、星星），用切菜器也可以。

2. 用滾水汆燙一下，不要煮太久，轉為最亮麗的色澤就要撈出來（如綠花椰菜變成美麗的翠綠色時）。

3. 離火並放涼。

4. 在沙拉碗中放入生菜和汆燙放涼的蔬菜。

5. 用你喜歡的沙拉醬拌勻。

新鮮香草也很棒（切碎不用煮）：歐芹、蒔蘿、薄荷、羅勒、水芥菜、芝麻菜。

海菜也很棒：珊瑚草、海帶芽、荒布。泡到軟，瀝乾，擠掉多餘的水分，切碎。（海帶芽或荒布不用煮，但如果想吃熟的，可以煮15分鐘。）

浸泡催芽的杏仁和生葵花籽，可以增添口感，但如果沙拉裡面有澱粉類蔬菜，如紅皮馬鈴薯，就不要加堅果或種子。

穀物沙拉

別忘了剛實行人體平衡飲食時，只可以吃四種「穀物」（其實是類穀物），久而久之，你就可以繼續吃真正的穀物。

這道食譜適合小米、藜麥和蕎麥，或者這三種穀物的混合，等身體恢復平衡時，還可以搭配米、布格麥（bulgar）和大麥等。至於用莧籽，做穀物沙拉的話會太黏。

煮熟吃剩的穀物或類穀物，通常比現煮的更乾燥，可以輕易變身穀物沙拉。如果要用現煮穀物製作穀物沙拉，記得要等水滾了再放穀物。穀物煮熟後離火，靜置15分鐘以上乾燥，這樣會更蓬鬆。

　　把 2 ～ 4 杯煮熟的穀物（或綜合穀物），以及生蔬和汆燙過的蔬菜拌一拌，添加你喜愛的沙拉醬，撒一點調味料或海鹽，穀物沙拉就完成了！

　　蔬菜要切丁或切碎，海菜要泡過或煮過（參見第十二章），加了海菜，就是一道創意穀物沙拉。

蔬菜建議：

胡蘿蔔	蔥	夏南瓜
小黃瓜	蘿蔔嬰	四季豆
西洋芹	豌豆	綠花椰菜
紅洋蔥	玉米	海菜

 ## 藜麥沙拉

材 料

2 杯沒有煮過的藜麥（或小米）

$\frac{2}{3}$ 杯冷凍豌豆

$\frac{2}{3}$ 杯冷凍或新鮮玉米

$\frac{2}{3}$ 杯紅甜椒，切丁

1 把蔥或 1 顆紅洋蔥，切末（可有可無）

1 杯以上迷迭香醋醬

作 法

1. 把穀物煮熟，但仍稍微有彈性。

2. 胡蘿蔔、豌豆和玉米蒸 4 ～ 6 分鐘（要煮熟，但仍有硬度）。

3. 在大碗拌勻所有食材。

 ## 紅皮馬鈴薯創意沙拉（搭配紅洋蔥醬）

材 料（6 人份）

900 克小顆紅皮馬鈴薯，仔細刷洗過

酌量海鹽或 Herbamare 調味料

現磨黑胡椒

$\frac{3}{4}$ 杯自製美乃滋

$\frac{1}{2}$ 杯甜味紅洋蔥，切末

$\frac{1}{2}$ 杯蒔蘿、大茴香或歐芹，扁葉歐芹為佳，切末

新鮮蒔蘿或歐芹小支，做裝飾

作法

1. 馬鈴薯切小塊，煮軟。

2. 冷卻後，加入其他食材混合均勻。

3. 冷藏後再吃。

變化

加入水芥菜、芥末和 1～2 大匙有機生蘋果醋或香草，如咖哩粉、大蒜粉、義式調味料，拌入幾湯匙你喜愛的綜合發酵蔬菜，這道沙拉會更豐富，當然也會更好消化。

美乃滋可以換成人體平衡飲食的沙拉醬，會更加健康。

 夏日咖哩玉米沙拉

特殊節日可以吃。

材料

6～8 根新鮮玉米或 3 杯冷凍玉米

1 根小櫛瓜，切丁

1 顆大紅甜椒，切丁

1 把蔥，取蔥白和較嫩的蔥綠部分，切成 0.6 公分的蔥段

$\frac{1}{2}$ 杯義式歐芹，切碎

沙拉醬

$\frac{1}{4}$ 杯有機非精製的亞麻仁籽油或南瓜籽油

4 大匙有機生蘋果醋或檸檬汁

1 小匙咖哩粉

$\frac{1}{2}$ 小匙海鹽

1～2 瓣大蒜，切末

作 法

1. 玉米可以生吃，如果想吃熟的，可以快速汆燙後冷卻。

2. 把生玉米或燙熟冷卻後的玉米，與櫛瓜、紅甜椒、蔥和歐芹充分攪拌在一起。

3. 將油、蘋果醋（或檸檬汁）、咖哩粉、海鹽和大蒜混合拌勻，做成沙拉醬。

4. 拌勻蔬菜和沙拉醬，醃製 2～4 小時即可上菜。

變 化

加入 1～2 大匙自製美乃滋，醬料會更滑順。

 胡蘿蔔沙拉

這道沙拉很適合排除大腸的毒素。

材 料（1～2 人份）

2 大匙有機非精製椰子油

1 大匙有機非精製橄欖油

4～6 根大胡蘿蔔，削皮

作 法

用食物處理機刨絲胡蘿蔔，再跟兩種油拌勻。

 高麗菜沙拉

材 料（4 人份）

1 小顆白色高麗菜

2 杯開水

3 根胡蘿蔔，刨絲

酌量海鹽

有調味的美乃滋或人體平衡飲食的沙拉醬

作法

1. 高麗菜切塊，再用食物處理機切絲，或者自己切絲。

2. 把高麗菜絲和胡蘿蔔絲放入大碗，把白開水和鹽倒入碗中，逼出菜絲
多餘的水分，這樣會更好消化。多拌幾次，瀝乾水。

3. 拌入有調味的美乃滋，或是人體平衡飲食的沙拉醬。

變化

還可以加入其他食材，如蔥、紅甜椒、西洋芹、白蘿蔔絲或蘿蔔嬰、蒔
蘿、香芹籽或芹菜籽、葵花籽、歐芹末、蝦夷蔥、蒔蘿、小茴香或其他
新鮮香草。若想做成甜的高麗菜沙拉，那就加幾滴甜菊濃縮液。

蘆筍、四季豆和朝鮮薊沙拉

這種優雅的沙拉可以單獨使用，也可以作為鹼性食蔬的一部分。朝鮮薊
是一種澱粉類蔬菜，所以切記，不要將這種沙拉與動物性蛋白質一起食用。

材料（6 人份）

454 克煮熟的新鮮長梗蘆筍

227 克新鮮四季豆

6 個稍微烹煮過的新鮮朝鮮薊，或冷凍朝鮮薊心（參見下方的烹飪說明）

$\frac{1}{2}$ 胡瓜，去皮，切成薄片

1 個紅辣椒，切成細條

$\frac{1}{2}$ 個花椰菜，掰成小花，輕輕蒸熟或快速汆燙一下，再置於冷水下放涼

$\frac{1}{2}$ 杯有機未精製油

$\frac{1}{4}$ 杯有機蘋果醋鹽和胡椒調味料

1 平匙乾羅勒或調味料

1 個新鮮檸檬（如果有烹飪朝鮮薊）

作法

1. 將所有蔬菜一起放入沙拉碗中。

2. 在有螺旋蓋的罐子中，放入油、醋、鹽、胡椒和羅勒，充分搖勻。

3. 將混合物倒在蔬菜沙拉上，然後充分地拌勻。

4. 再從碗裡取出，放到襯有切成薄片的胡瓜的盤子上，並從盤子中心開始，旋繞地淋灑上沙拉醬料。沙拉頂部放上朝鮮薊。

朝鮮薊的料理：

1. 切斷底座，使其平齊，並將底葉折斷。從朝鮮薊的頂部往下約 2.5 公分的部分切除。

2. 用剪刀剪掉外圍的葉子，使之形成漂亮的圓形。

3. 用兩手拇指從中間撥開朝鮮薊，露出內部的絨毛部位。用茶匙刮掉所有的絨毛，然後將朝鮮薊推回原狀。用檸檬汁刷，以防止變色，然後在鹽水中煮沸 15 分鐘。使用前需瀝乾並冷卻。

 四季豆沙拉

材料

454 克四季豆

2 大匙有機非精製油

1 小匙有機生蘋果醋

1 小顆紅蔥頭或 3 ~ 4 根蔥，切末

1 小匙乾燥龍蒿、奧勒岡葉、蒔蘿或大蒜（可有可無）

1 根歐芹（小支）

酌量的鹽和胡椒

作法

1. 四季豆洗過切成 2.5 公分小段，接著汆燙或清蒸，瀝乾後，用冷水洗過，放涼。

2. 油、蘋果醋、鹽和胡椒放入沙拉碗拌勻，再加入紅蔥頭末或蔥末。

3. 加入放涼的四季豆，輕輕攪拌，放在冰箱入味 1 小時。

4. 上桌前再度攪拌，以歐芹裝飾。

無油沙拉醬

 ## 珍琳的義式沙拉醬

材料

$\frac{1}{2}$ 杯有機生蘋果醋

$\frac{1}{2}$ 杯現榨檸檬汁

$1\frac{1}{2}$ 杯水

2 大匙蒜末

2 大匙顆粒芥末醬（記得要加蘋果醋）

2 大匙新鮮歐芹末

2 小匙海鹽

$\frac{1}{8}$ 小匙胡椒

2 大匙紅辣椒，切末

奧勒岡葉、羅勒和百里香各 $\frac{1}{4}$ 小匙

1 小匙黃原膠（增稠劑）

作法

把所有食材混合，黃原膠除外（最後再加）；攪拌或搖晃均勻，在冰箱冷中藏一整晚即可。

 ## 檸檬迷迭香大蒜醬

材料

1 杯有機生蘋果醋

$1\frac{1}{2}$ 杯水

$\frac{1}{2}$ 杯現榨檸檬汁

2 大匙蒜末

$\frac{1}{2}$ 小匙胡椒

$\frac{1}{2}$ 小匙芹菜籽

6 大匙紅洋蔥丁

2 大匙紅辣椒丁

1 小匙蒔蘿草

2 大匙新鮮歐芹末

3 小匙海鹽

2 大匙乾燥迷迭香，搗碎；或 4 大匙新鮮迷迭香，搗碎

1 小匙黃原膠（增稠劑）

作 法

混合前十二種材料，最後再加黃原膠，攪拌或搖晃均勻，在冰箱冷藏一晚即可。

 ## 無油迷迭香醋醬

材 料

$\frac{1}{2}$ 杯有機生蘋果醋

$\frac{1}{2}$ 杯現榨檸檬汁

1 杯水

4 大匙芥末

1 小匙現磨胡椒

1 小匙迷迭香

$\frac{1}{2}$ 小匙海鹽

1 小匙黃原膠（增稠劑）

作 法

混合前七種材料，最後加入黃原膠，攪拌或搖晃均勻，在冰箱冷藏一晚
即可。這款醬汁適合拌馬鈴薯沙拉。

含有機非精製油的沙拉醬

 迷迭香醋醬

材 料

1 小匙迷迭香

$\frac{1}{4}$ 杯有機非精製油

$\frac{3}{4}$ 杯水

$\frac{1}{2}$ 杯有機生蘋果醋

$\frac{1}{2}$ 現榨檸檬汁

4 大匙芥末

1 小匙現磨胡椒

酌量海鹽

$\frac{1}{2}$ 小匙黃原膠（增稠劑）

作 法

1. 把前八種材料放入密封罐，均勻搖晃，最後再加入黃原膠搖一搖。

2. 冰涼後食用（可以保存一週）。

 豆瓣菜醬

材 料

2 大匙新鮮檸檬汁

1 大匙有機蘋果醋

$\frac{1}{2}$ 茶匙乾龍蒿

$\frac{1}{4}$ 杯有機未精製油

鹽和胡椒粉調味料

1 把豆瓣菜（watercress），切碎

作法

1. 將檸檬汁、醋、龍蒿、油、鹽和胡椒充分混合在一起。

2. 最後放入切碎的豆瓣菜一起攪拌。

 薄荷大蒜醬

材料

$\frac{1}{4}$ ～ $\frac{1}{3}$ 杯新鮮檸檬汁，酌量（先加少量）

$\frac{1}{2}$ 杯有機非精製油

1 ～ 2 瓣大蒜，切末（或酌量）

1 大匙新鮮薄荷葉，切末

作法

1. 把檸檬汁、薄荷和大蒜放入攪拌機。

2. 慢慢地加油攪拌，進行乳化作用即可。

 義式醬

材料（約 1$\frac{1}{4}$ 杯）

1 杯有機非精製油

$\frac{1}{2}$ 杯有機生蘋果醋

1 小匙或酌量海鹽

$\frac{1}{8}$ 小匙白胡椒

$\frac{1}{2}$ 小匙乾燥芥末

2 小匙義式綜合調味料

1 瓣大蒜，切末

作法

1. 把所有材料放入密封罐，鎖緊蓋子，用力搖一搖。

2. 調整味道。

3. 完全冰涼。

變化

以現榨檸檬汁取代蘋果醋。

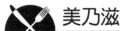 美乃滋

材料

2 顆蛋黃（放養雞的雞蛋）

1 大匙有機生蘋果醋

1 大匙現榨檸檬汁

$\frac{1}{2}$ 小匙芥末

$\frac{1}{8}$ 小匙卡宴辣椒粉

2 小匙或酌量海鹽

1 杯橄欖油，或者 $\frac{1}{2}$ 杯橄欖油加上 $\frac{1}{2}$ 杯非精製葵花籽油

作法

1. 把蛋黃、蘋果醋、檸檬汁、芥末、卡宴辣椒粉、海鹽和 $\frac{1}{4}$ 杯油倒入食物調理機，攪拌 30 分鐘。

2. 食物調理機轉低速運轉，移除送料管的蓋子，慢慢倒入剩下的油，增加稠度。

3. 刮到有旋轉蓋的玻璃罐中，可以冷藏 7 ～ 14 天。

變化

1. 加入大蒜粉，少量白胡椒，$\frac{1}{4}$ 小匙芥末粉，還有香草（細葉香芹、龍蒿、蒔蘿、奧勒岡葉、羅勒、孜然、胡荽籽、咖哩、紅椒粉）。

2. 卡宴辣椒粉與／和萊姆汁可以為美乃滋增添風味，適合做蔬菜肉凍的淋醬，或者拌入清蒸冷卻的蔬菜沙拉中，內有胡蘿蔔、綠花椰菜、白花椰菜、白蘿蔔、大頭菜、西洋芹根等。

3. 如果希望美乃滋有甜味，可以加幾滴甜菊濃縮液。

4. 蘋果醋可以換成 2 小匙檸檬皮屑、2 小匙現榨檸檬汁，和 1 小匙新鮮芥末。

 ## 杏仁美乃滋

這個食譜改編自瑪麗蓮・戴蒙（Marilyn Diamond）的大作《美國素食食譜大全》，她可是健康生活（Fit for Life）運動的發起人之一。瑪麗蓮用杏仁美乃滋代替含蛋美乃滋，但我們覺得可以當成派對食物的沾醬，或者搭配生蔬一起吃，就是一道健康零食。

材料（$1\frac{1}{2}$～2 杯）

$\frac{1}{2}$ 杯生杏仁

$\frac{1}{2}$～$\frac{3}{4}$ 杯水

$\frac{1}{4}$ 小匙大蒜粉

$\frac{3}{4}$ 小匙海鹽

1 杯有機非精製油（亞麻仁籽油或南瓜籽油）

3 大匙檸檬汁

$\frac{1}{2}$ 小匙有機生蘋果醋

作法

1. 用滾水蓋過杏仁，稍微冷卻一下，剝除外皮，把其他食材也準備好。

2. 把杏仁放入果汁機或食物處理機研磨。加入一半的水，還有大蒜粉和調味料，充分攪拌，然後加入剩下的水，變成滑順的乳霜狀。

3. 食物調理機轉成低速運轉，移除送料管的蓋子，慢慢倒入剩下的油，增加稠度。

4. 食物調理機繼續運轉，加入檸檬汁和蘋果醋，低速攪拌 1 分鐘以上，

　　打到自己想要的濃稠度。

5. 刮到有旋轉蓋的玻璃罐中，可以冷藏 10 ～ 14 天。

注意：如果油脂難以消化，就不要加油，直接把水量增加。

關於海菜

　　聽到我們說海菜，你可能會想：「啊，海草嘛！」你也可能心想：「人體平衡飲食所說的我都會照做，但我不吃海菜。」好了，我們現在要使出渾身解數，鼓勵你吃這種營養滿分的天賜美食，至少每天要吃一到兩次。想想看自己目前的健康狀態，雖然你有心恢復體內生態，卻生活在日益充滿毒素的環境，而海菜是你這輩子最該嘗試的健康食物之一。

　　海菜本來就可以控制病原菌、真菌和病毒的生長，所以對於恢復體內生態不可或缺。

　　體內生態失衡或免疫系統出問題，就會造成礦物質嚴重不足，加上我們大多數時間所吃的食物，都是在缺乏礦物質的土壤中生長。而海菜富含現今飲食所缺乏的礦物質和微量元素，況且海菜的成分又方便身體利用，好消化又好吸收，也是恢復和維持體內酸鹼平衡的關鍵。

　　身體生態失衡的話，胃部會缺乏消化蛋白質所需的鹽酸和酵素，但為了吸收礦物質，身體必須好好吸收蛋白質才行，否則就算吃的食物有充足的礦物質，身體仍會礦物質不足。礦物質對我們就像氧氣一樣重要，礦物質失衡，就可能會導致情緒波動和肌肉癱瘓。

　　海菜可以加強神經和免疫系統。如果你對於環境會敏感或過敏，吃海菜也可以排出放射性物質、致癌物和環境污染物。如果你不吃乳製品，也可以吃海菜來獲得鈣質，還有大量的葉綠素。

　　海菜包括海藻類或單細胞生物，有紅色、藍色、綠色和黑色，只有在乾淨的海水才會蓬勃生長，就如同一般蔬菜，會在一年特定的時間點收割；然後放在太陽下乾燥，包裝後儲存起來。海菜會在岩石等海洋表面生長。

其他好處

亞洲人和島嶼居民數千年來都在吃海菜，稱之為「美容食物」，因為可以防止老化，保持髮色和唇色。亞洲女性亮麗有光澤的長髮，通常就是吃富含海菜的飲食，例如黑色的羊栖菜和荒布。日本生產海菜的地區，六十幾歲的女性，通常看起來只有三十幾歲。

美洲原住民據說都會去海岸邊採集這些珍貴的食物，帶著輕盈的戰利品為自己加菜。加拿大海洋各省也很愛吃珊瑚草，超市會把它和蔬果擺在一起販售。至於寒天之類的海菜，經常作為加工食品的穩定劑，只是我們不會知道，因為法律並沒有規定要標示這種食品添加物。

大自然長壽飲食法的實行者很熟悉海菜，也深知海菜有絕佳的再生能力。多虧大自然長壽飲食法領導人多年的努力，海菜終於在美國普及，也有許多美味創意的食譜。

這個部分只納入三款食譜，但如果覺得還不夠，我們建議你去上大自然長壽飲食法的課程，或者參考大自然長壽飲食法的書籍。這些食譜大多會用到醬油或壺底醬油，你只要用鹽取代就可以了。味醂是一種甘甜的酒，通常用來平衡鹹味，不可以使用。氣味比較強勁的海菜，如羊栖菜和荒布，我們建議開小火長時間燉煮，用大量的洋蔥和胡蘿蔔來增添甜味，不僅更加美味，也更有療效。

海菜對農夫來說，也是有機堆肥的重要來源。有一項有趣的研究指出，愛爾蘭人只是以海菜施肥，竟成功的把充滿岩石的貧瘠海崖，變成肥沃的土壤。如果你想體會海菜的厲害，不妨在盆栽裡加一點海菜，再觀察植物的生長狀況。

海菜和甲狀腺

如果身體生態失衡，甲狀腺便不會正常運作。甲狀腺出問題，可是會導

致過胖、過瘦、高血壓、脹氣，以及嚴重的便祕、疲勞、緊張、憂鬱、頭痛和肩頸痠痛。海菜對於甲狀腺則有療效和調節效果。

甲狀腺會影響肝臟、膽囊、胰臟、膽管和大腸，所以甲狀腺功能不佳，消化能力也會不好。我們說過，大腸排毒是恢復健康的不二法門，而海菜富含天然礦物鹽，具有「整」腸效果。便祕通常是大腸、肝臟和腎上腺都有問題所致。海菜可以提供這些器官所需的礦物質，讓它們正常運作。

甲狀腺會影響你的感官神經。每天吃海菜，不到兩三個禮拜，你就會發現身心都會平靜下來。另外，海菜也可以消除緊張，幫助你面對壓力，讓身體儲存能量。

甲狀腺會影響卵巢、攝護腺和幽門的健康。如果你深受消化不良所苦，更要多吃海菜。幽門是位於胃部底端的門閥，必須在正確的時間開關，讓食物進入小腸，幽門出問題是常見的事情，而海菜是絕佳的療藥。

使用海菜的簡單方法

吃富含蛋白質的食物，可以確保好好吸收海菜料理的珍貴礦物質。人體平衡飲食穀物的蛋白質含量高，但海菜更勝一籌，其本身所內含的蛋白質和氨基酸（蛋白質的基本成分）超過豆類，又可以跟穀物、澱粉和動物性蛋白質一起吃。

▋珊瑚草

可以直接撕開包裝就吃，就像吃零食一樣。一九九〇年代初期，旅館會把珊瑚草當成招待客人的零食，因為珊瑚草是鹹的，顧客吃了會渴，進而刺激旅館的飲料營收，只是旅館並不知道，珊瑚草也可以平衡酒和啤酒對身體的影響，補充從身體流失的礦物質。

珊瑚草富含鐵質，隨身攜帶，需要補充體力或腦力時就可以吃一些，這

也是人體平衡飲食沙拉醬重要的材料。我（唐娜）會用洋蔥絲爆香，再加入珊瑚草、一點水和鹽；蓋上鍋蓋，大約燉煮二十分鐘，就是簡單又美味的蔬菜料理，可以搭配吃剩的穀物食用。小孩子通常也很喜歡珊瑚草。

▍海苔

這也是大受小孩子歡迎，適合隨身攜帶的零食。用海苔包人體平衡飲食熱騰騰的穀物，或者包肉捲起來，就是很方便的「三明治」。日本料理餐廳會用海苔做壽司。試著把海苔過個爐火，烘烤一下，色澤由黑轉綠時，便可弄碎或切成條狀，可以作為湯、穀物餐或沙拉的裝飾。

▍昆布

用活泉水浸泡一整晚，就是充滿礦物質的高湯，不妨用這種充滿療效的高湯，來煮湯或燉煮穀物。

昆布條放在烤箱低溫乾燥，就會像培根一樣酥脆，是一道很棒的點心。

▍寒天

會用來製作美味的蔬菜肉凍、布丁和吉利丁甜點。這本書也會提供好幾道食譜，如香草布丁、胡蘿蔔「吉利丁」甜沙拉（參見甜菊食譜）、胡桃南瓜凍等。

寒天比動物性的吉利丁更好，可以潤滑消化道，還有輕微的通便效果。洋菜粉很容易處理，依照經驗法則，食譜的每一杯液體，都可以加滿滿一湯匙洋菜粉。至於鹹味的蔬菜肉凍，就是將魚湯調味，加入切丁的非澱粉類蔬菜，冷卻結凍後，即可食用。

做寒天料理很好玩。如果你覺得蔬菜肉凍的調味不夠，或者沒有好好結凍，就重新倒入鍋子融化，多加一點洋菜粉，就會再度結凍。記得洋菜粉只

能加入冷水中，不可以加入熱水裡，大約用低溫燉煮二十至三十分鐘，放在室溫下就會開始結凍，若放冰箱冷藏，會更快變硬。

▋荒布

切成細絲，會有酥脆的口感，還會有清甜的堅果香。大約要泡十五分鐘左右，不用煮過，直接切碎就可以拌入沙拉。

如果想要煮過，我們提供一道基本簡單的荒布食譜，運用大量的胡蘿蔔和洋蔥增加甜味。我們也會在吃剩的穀物中加入荒布、胡蘿蔔和洋蔥，做成煎餅，用非精製的油或酥油煎過，好吃極了！

▋羊栖菜

有些微的鹹味或「魚腥味」，泡過水後體積就會漲大成四倍，比其他海菜需要更充分的清洗，更長時間的浸泡，更久的燉煮時間，至少要煮四十五至六十分鐘才會煮軟。照著我們的食譜，跟洋蔥和胡蘿蔔一起煮，包準入口即化。

▋海帶芽

可以為湯和沙拉增添綠意和美味。把海帶芽泡軟，去除硬梗，切碎，加入你喜愛的湯或沙拉中。

我們用小黃瓜、海帶芽和紅椒做成的沙拉，就十分受到歡迎。

準備和保存海菜的祕訣

這些食物可以保存好幾年，一次大量購買可以省錢，然後存放在涼爽乾

燥的地方。不要用塑膠容器密封起來，否則一旦有濕氣跑進去，就會長霉。
烹煮之前，先確認海菜的皺摺中有沒有細小的貝殼或石頭，稍微清洗一下，
再開始浸泡或放進鍋裡煮。

　　雖然海菜生長在充滿鹽分的環境，但是吃起來並不鹹，就如同海魚並沒
有吸收海洋的鹽分，所以要加酌量的優質海鹽調味。

　　大多數泡過海菜的水（昆布和海帶芽除外），請不要拿來煮東西，但拿
來灌溉盆栽，花木會很開心唷。

海菜食譜

 ## 小黃瓜海帶芽甜椒沙拉

材料

15 克海帶芽

4 大根小黃瓜，削皮切細絲

2 小匙 Herbamare 調味料或海鹽

1 大顆紅甜椒，切丁

1 小顆紅洋蔥，切末

$\frac{1}{3}$ 杯有機生蘋果醋

2 大匙有機非精製油

1 小撮胡椒

作法

1. 海帶芽浸泡 15 分鐘，水要蓋過海帶芽。

2. 在小黃瓜上灑點 Herbamare 調味料或海鹽，靜置幾分鐘逼出水分。

3. 去除海帶芽的硬梗，倒掉泡過的水。

4. 切碎海帶芽，加入小黃瓜之中。

5. 把切丁的紅甜椒和紅洋蔥，加入小黃瓜和海帶芽之中。

6. 拌入蘋果醋、油和胡椒，攪拌均勻即可。

 ## 胡桃南瓜凍

材 料

3 杯水

5 ～ 6 大匙寒天粉

1 小顆洋蔥，切小塊

4 杯胡桃南瓜，切小丁

1 小匙 Herbamare 調味料或海鹽

$\frac{1}{2}$ 小匙蒔蘿草

作 法

1. 鍋子加冷水和寒天粉。

2. 煮滾，經常攪拌，讓寒天粉溶解。

3. 加入胡桃南瓜、洋蔥和 Herbamare 調味料，轉為中小火，燉煮軟爛。

4. 打成滑順的南瓜泥。

5. 加入蒔蘿草。

6. 把熱騰騰的南瓜泥，倒入抹過油的果凍模型中。

7. 放在冰箱冷藏，直到結凍。

8. 切塊，盛盤時以歐芹、紅辣椒絲和一團人體平衡飲食的美乃滋裝飾。美乃滋可以加一小撮咖哩粉或薑。迷迭香醋醬（參見沙拉醬食譜）也是很棒的淋醬，也可以撒上烘烤過的催芽杏仁。

變 化

1. 如果想加香料，可以加 1 小匙咖哩調味料。

2. 試著以胡蘿蔔、綠花椰菜或白花椰菜取代胡桃南瓜，再淋上自己喜愛的沙拉醬。

3. 若想吃甜的，就加 1 小匙不含酒精的奶油糖萃取物或甜菊濃縮液。

羊栖菜燉洋蔥胡蘿蔔

材 料
50 克乾燥羊栖菜

1 大顆洋蔥，切丁

2 大根胡蘿蔔，切丁

1 小匙有機非精製油

酌量海鹽

水，蓋過食材

作 法
1. 羊栖菜浸泡 15 分鐘。

2. 洋蔥用油爆香，加入胡蘿蔔拌炒。

3. 瀝乾羊栖菜，加入洋蔥和胡蘿蔔之中。

4. 加水蓋過食材，燉煮 45 ～ 60 分鐘，不時確認看看水有沒有收乾。

5. 最後 10 分鐘添加酌量的海鹽調味。

變 化
加入切丁的紅皮馬鈴薯和／或豌豆。

注意：我們最受歡迎的一道沙拉，就是把這個食譜放涼，拌入萵苣葉，
淋上人體平衡飲食的沙拉醬。

這道食譜也可以用荒布來替代羊栖菜。

關於甜菊

　　甜菊是很特別的甜味香草，屬於菊科（跟龍蒿和洋甘菊是近親，跟萵苣和朝鮮薊是遠親）。你大可安心食用，南美洲土著瓜拉尼人使用了數個世紀，當地有很多野生的甜菊。

　　天然甜菊植株比蔗糖甜了二百至三百倍，有很強烈的甘草味，四十多年前，日本人想尋找可以取代蔗糖的安全食品，遂研發出一項技術來萃取甜菊最甜的成分，亦即甜菊糖及甜葉菊苷 A，並去除大多數的甘草餘味。

　　一九九五年，我（唐娜）把這種白色的甜菊萃取粉末引進美國，後來研發甜菊濃縮液，更方便在家使用。我們大多數喜歡吃甜食的人，以及我們遇到的小朋友，都愛上了甜菊濃縮液的口味。至於喜歡真糖口味的人，可能要花點時間適應，但絕對值得你花時間學習一些簡單的食譜，以及享用甜菊的新方法。

　　甜菊幾乎沒有熱量，有在節食的人會很愛。甜菊也適合小孩吃，可以讓他們享受甜食，卻不用擔心糖的傷害，況且現在的孩子一出生就有酵母菌等壞菌感染，千萬不要吃任何形式的糖，媽媽多認識甜菊做的甜點或飲料，也有助於防止孩子蛀牙。甜菊也是補充能量的必吃食物，有能量才會痊癒。甜菊不像糖會導致血糖飆升，以免在能量飆升後感到疲憊，反而還需要另一種「補償」。更重要的是，甜菊不會成為念珠菌等微生物的食物。

　　甜菊有很多種形式，包括綠色的甜菊葉末和天然的棕綠色甜菊糖漿。這兩種都有強勁的甘草餘味。為了滿足對甜食的自然慾望，我們偏好使用方便的濃縮液，由白色的甜菊萃取粉末製成，這種萃取粉的甜葉菊苷 C 含量低，甜葉菊苷 A 含量高，這就是甜菊濃縮液如此美味，卻沒有甘草餘味的祕訣。

這種甜菊糖／甜葉菊苷 A 的混合物，不加熱也不含酒精，直接從甜菊植株萃取出來。

現在很多健康食品店都有販售甜菊，但你要知道，甜菊的濃度分成很多種，有些品牌可能會令你失望。

每片甜菊葉只有少量的甜葉菊苷 A，萃取起來很花功夫，卻有最美味的口感。如果你想做我們的食譜，卻買不到優質的甜菊，那就打電話聯絡我們，或請當地健康食品店代為訂購。

如果你已購買白色的甜菊萃取粉，我們想跟你分享一個重要的祕訣。由於甜菊粉的甜味很重，你會難以掌握用量，一不小心就會讓食物太甜，這就是我們建議你，一開始先使用濃縮液的原因，試試看一次使用幾滴，找到你個人喜歡的甜度。

甜菊粉則適合用來煮菜，或者一次烹調大量的食物。

甜菊跟水果和乳製品搭配特別美味，但就不太適合烘焙。甜菊加入茶、巧克力牛奶和椰肉都很棒，也適合為酸味的食物增添甜味，如青椰子克菲爾和奶克菲爾等益生飲料，也可以加入藜麥片煮成的藜麥粥，當成早餐吃。

蛋糕和馬芬等烘焙食物，如果只添加甜菊，膨脹的程度可能比不上添加糖、蜂蜜、果汁等熱門甜味劑，烤色可能也不深，所以要摸摸看確認熟度，不要單憑色澤判斷。如果是要烘焙，我們建議使用日本的羅漢果糖（www.bodyecology.com）。

甜菊加入無味的食物，怕味道會太重，要少放一點，但若是加入重口味的角豆或巧克力中，就可以放多一點。一些不清楚念珠菌症的作者，他們的甜菊食譜都會合併使用甜菊和其他甜味劑。

注意：《甜菊食譜：使用天然的無熱量甜味劑》一書有更多甜菊使用祕訣，這是我（唐娜）為了美國的普羅大眾而寫，想讓大家認識這種絕佳的代糖。內有一百多種採用甜菊的食譜，但我之前說過，其中很多食譜（如起司蛋糕）並不適合有嚴重免疫疾病的人食用，如念珠菌症或癌症患者。

請上我們的甜菊網站：stevia.net

甜菊食譜

 ## 人體平衡飲食的「嗜酸乳酸桿菌奶」

許多媽媽都發現，把這種「奶」裝在奶瓶讓小寶寶喝，反應很不錯，可以確保嬰兒攝取足夠的好菌，也可以滿足吃糖的慾望。

材 料

1 杯水

1 ～ 3 滴或酌量的甜菊濃縮液

1 大匙益生粉，如 Natren 牌子的 Life Start

1 小匙香草（不含酒精）

1 小匙大豆卵磷脂粉（可有可無）

作 法

用果汁機把所有材料打成泥，或者直接放進密封罐裡搖一搖。

乳製品可以跟酸的水果一起吃，所以喝完這種「奶」，再吃顆葡萄柚或喝杯檸檬水都沒關係。

 ## 薑汁汽水

糖漿濃縮液冷藏一整晚再使用，薑汁汽水的風味會最佳。

材 料

$3\frac{1}{2}$ 杯水

約 10 公分長的薑，削皮並切碎

2 大匙香草香精（不含酒精）

3 小匙檸檬香精（不含酒精）

25 滴或酌量的甜菊濃縮液

作 法（每人份 1 杯氣泡水）

1. 用水煮薑 10 分鐘。

2. 瀝掉薑，把薑汁倒入玻璃罐。

3. 加入香草香精、檸檬香精和甜菊調味。

4. 冷卻後，做為糖漿濃縮液放入冰箱冷藏。

5. 180 ～ 240 毫升氣泡水加入 1/8 ～ 1/4 杯糖漿濃縮液，就可以喝了。

 ## 香草布丁

材料

4 杯水

1 大匙寒天粉或 4 大匙滿滿的寒天片

2 大匙葛鬱金粉

$\frac{1}{2}$ 小匙海鹽

1 大匙大豆卵磷脂粉

2 大匙酥油

1 大匙甜菊使用溶液（1 小匙白色甜菊萃取粉，用 3 大匙的水溶解）

4 大匙香草精

3 小顆夏南瓜，去籽，切塊，煮熟，瀝乾並打成泥

作法

1. 寒天用 2 杯水溶解。

2. 葛鬱金粉用 2 大匙水溶解。

3. 混在一起，用小火煮到變稠。

4. 加入海鹽、卵磷脂、酥油、甜菊和剩下的水。

5. 燉煮 10 ～ 15 分鐘，倒入烤盤冷卻並結凍（置於室溫要數小時，冷藏
   會更快）。

6. 變硬之後，放入果汁機，攪拌至滑順。

7. 加入夏南瓜和香草，持續攪拌至滑順。

這個食譜不是很嚴格的人體平衡飲食，只是因應許多人的要求，提供小

孩可以吃的甜點料理,因為不加糖、小麥或精製油,所以比超市甚至健康食品店販售的餅乾更好。等到體內生態恢復了,消化功能運作正常,你就可以偶爾吃一下這種小零食了。

諾瑪的杏仁奶油餅乾

這道菜不含小麥,不含麩質。

材 料
1 條無鹽奶油,軟化

$\frac{3}{4}$ 茶匙白色甜菊粉

1 個大雞蛋

1 杯杏仁奶油

2 茶匙非酒精香草調味料

$\frac{1}{2}$ 茶匙海鹽

$\frac{1}{2}$ 茶匙小蘇打

$1\frac{1}{2}$ 杯米穀粉

肉桂／甜葉菊裝飾糖(以 1 茶匙肉桂粉與 $\frac{1}{8}$ 茶匙白色甜葉菊粉充分混合而成)

作 法
1. 將烤箱預熱至攝氏約 170 度。烘焙紙放在一邊備用。
2. 在一個中型碗中,用攪拌器攪打奶油,直至變得輕盈蓬鬆。
3. 加入甜葉菊和肉桂,攪打至柔順。
4. 將雞蛋、杏仁奶油、香草調味料、海鹽、小蘇打和米穀粉攪拌均勻。
5. 將麵糰做成餅乾大小放在烘焙紙上。麵糰應該要足夠厚,可利用湯匙塑形。
6. 利用叉子在餅乾背面以十字形圖案輕輕按壓。
7. 然後將肉桂／甜葉菊裝飾糖輕輕撒在每塊餅乾上。
8. 進烤箱烤 15 分鐘,或直到略微變成褐色即可。

胡蘿蔔「吉利丁」甜沙拉

這道食譜很適合一人帶一菜的活動，就算增加食材的數量，也不用增加甜菊的用量，但永遠都要酌量使用。

材料

$3\frac{1}{2}$ 杯水

3 根中型胡蘿蔔，切碎

3 根西洋芹，切碎

1 大匙寒天粉（或 4 大匙寒天片）

$\frac{1}{4}$ 小匙鹽

$\frac{1}{8}$ 小匙甜菊粉

$\frac{1}{2}$ 杯檸檬汁或萊姆汁（或兩者混合）

1 顆檸檬皮屑

作法

1. 在平底鍋用 2 杯冷水溶解寒天。

2. 加入檸檬皮和鹽。

3. 煮滾，繼續煮 5 分鐘。

4. 加入西洋芹，煮 1 分鐘以上。

5. 加入胡蘿蔔、甜菊和 $1\frac{1}{2}$ 杯水，繼續煮 3 分鐘以上，把胡蘿蔔煮到想要的軟度。

6. 混合均勻。

7. 倒入檸檬汁。

8. 混合完成後，倒入模型、碗或四方形烤盤。

9. 盛盤時，鋪上萵苣葉，擠一團美乃滋。

 ## 玉米酸辣醬

材料

1～2 個洋蔥，切碎

6 穗玉米，去除玉米芯

3 大匙有機未精製的油

$\frac{1}{2}$ 個紅椒，切塊

$\frac{1}{2}$ 個青椒，切塊

9 大匙有機蘋果醋

1 茶匙白色甜葉菊粉

2～3 瓣大蒜，切碎

2 大匙薑末

3 茶匙辣椒粉

$\frac{1}{8}$ 茶匙肉桂

$\frac{1}{8}$ 茶匙丁香粉

$\frac{1}{8}$ 茶匙肉荳蔻

$\frac{1}{4}$～$\frac{1}{2}$ 茶匙咖哩粉

1 大匙葛粉，溶於 2 大匙的水中

作法

1. 在煎鍋裡，用有機未精製的油炒洋蔥。

2. 添加除了葛粉水外的所有其他食材。

3. 燉煮 5～10 分鐘。

4. 加入溶於水的葛粉。

5. 攪拌均勻，再煮 3～5 分鐘，即可食用。

關於羅漢果糖

零熱量的甜味劑

面對現實吧！有時候就是想吃美味的甜食，但吃了又會有罪惡感……。

想吃甜食和飲料很正常，畢竟我們人生的第一樣食物，母乳，就是熱熱的、甜甜的，所以我們對於這種口味有著情感的連結。

克制甜食不是解決辦法！

但你也知道，精製白糖或玉米糖漿形同毒藥，就連龍舌蘭糖漿和蜂蜜等天然甜味劑，也會淪為念珠菌的糧食，導致血液變酸。這樣，該怎麼辦呢？

試試看羅漢果糖，這是最接近糖的天然甜味劑！

想像你為自己和家人製作的甜點，嚐起來就像用真正的糖做的。所以，我（唐娜）很興奮能夠引進這種絕佳的零熱量新甜味劑啊！

是要放棄甜菊嗎？

不可能！我們奮鬥了那麼久，才把甜菊引進美國市場。

雖然甜菊適合加入飲料和部分食譜，卻不適合傳統的烘焙食物。甜菊也不可以像糖一樣，撒在任何食物上，這時候就要靠羅漢果糖來補足了。

羅漢果糖不會餵養你體內有害的酵母菌（念珠菌）和細菌。糖尿病患者也可以安心食用！

羅漢果糖這種全天然的好糖有何優點：

- 零熱量
- 零升糖指數
- 零添加物
- 不影響血糖和胰島素釋出
- 一比一取代糖，方便測量和使用

可以說，羅漢果糖確實是新一代的健康甜味劑。

羅漢果糖是日本莎羅雅（saraya）公司所製造，這間公司已有十年的歷史，專門把最優質的天然食品引進日本。羅漢果糖在日本已有多年安全食用紀錄，更有九千多家醫院提供給病患食用。

日本厚生勞動省不只核准羅漢果在日本使用，還建議有體重下降、過胖和血糖問題（如糖尿病）的人食用。羅漢果糖在美國也被「公認安全食用」。

羅漢果糖是什麼做的？

羅漢果糖內含兩種天然物質，分別是從中國羅漢果萃取的超甜萃取物，以及經由發酵煉製的赤藻糖醇（erythritol）。

赤藻糖醇是天然糖醇，在葡萄、梨子、蘑菇、醬油、起司、白酒和啤酒中都可以找到，早在數千年前就是人類飲食的一部分了。

你可能熟悉其他糖醇，例如木糖醇（xylitol）、山梨糖醇（sorbitol）和麥芽糖醇（maltitol），即經常添加於無糖的糖果和口香糖中，但是赤藻糖醇不一樣，它比其他糖醇好得多，因為有發酵過。

沒錯，這是玉米糖分發酵後的產物，況且我們特別多花了一點錢，採購非基改玉米來煉製。

不少人都無法消化添加糖醇的食物，常見的症狀有腹瀉、脹氣和腹脹，但羅漢果糖就沒有這方面的問題，我們推測可能的原因是，羅漢果糖是經過發酵製成，但其他糖醇是透過氫化作用而成。

我們的標準很高，還特別要求莎羅雅公司為我們多做了一個步驟。大多

數的赤藻糖醇取自基改玉米的糖分，但我們要求莎羅雅輸入美國市場的羅漢
果糖，必須採用非基改玉米，成本比較高，但他們還是照辦了。

赤藻糖醇是：

● 專用非基改玉米發酵而成，所以是安全的。

● 天然低熱量，因為你的身體會排出約 90%。

留在你體內的其餘 10%，都會在大腸中變成無害的氣體，以及短鏈脂肪
酸（羅漢果糖並不會造成難為情的脹氣）。

赤藻糖醇是甜的，但如果只用它，並不會有類似糖的甜味，莎羅雅經過
兩年研發專利製程，才能夠把赤藻糖醇結合兼具甜味和療效的水果羅漢果，
創造出跟糖一模一樣的產品。

羅漢果是生長在中國廣西省的高山上。中國多年來都把羅漢果當成甜味
劑和天然藥物使用。把羅漢果曬乾，就會有類似太妃糖或焦糖的味道，加入
茶可以退燒、止咳和化痰，羅漢果茶也可以治療消化問題。

羅漢果在中國又稱「長生果」，大概是因為生長羅漢果的地方，當地居
民通常都可以活到一百歲的高齡！科學家有關羅漢果及其療效的研究很多，
發現這種罕見的水果，對於人體健康有驚人的效果。研究顯示，羅漢果甜苷
V（羅漢果萃取物所含的化合物）有以下這些特徵：

● 抗癌

● 調節血糖

● 可以預防和降低糖尿病的氧化壓力

● 防止蛀牙

● 抗發炎

● 抑制腫瘤生長

● 抗氧化

● 抗組織胺

你第一次嚐到羅漢果糖時，會發現羅漢果糖的味道類似楓糖漿，只不過
是結晶狀物，看起來像粗糖（Turbinado sugar）。你也有可能在健康食品店
看過這種粗粒的黑糖，但羅漢果糖很特別的是沒有熱量，也沒有健康風險。

羅漢果糖看起來、吃起來、烤起來或聞起來，真的都像糖。

羅漢果糖食譜

 ## 不含小麥和麩質的櫛瓜麵包

材料
2 杯無麩質烘焙粉（如 Pamela 品牌）

$\frac{1}{2}$ 杯羅漢果糖

2 杯櫛瓜切絲

$\frac{1}{3}$ 杯植物性起酥油

3 顆蛋

$1\frac{1}{4}$ 小匙肉桂

2 小匙香草

$\frac{1}{2}$ 小匙鹽

一小撮肉豆蔻

$\frac{1}{2}$ 小匙檸檬皮屑

$\frac{3}{4}$ 杯碎核桃（可有可無）

作法
1. 烤箱預熱到攝氏 170 度以上。9 吋 ×5 吋（23 公分 ×13 公分）烤具上油並撒上麵粉。

2. 拿一個大碗，混合烘焙粉、羅漢果糖、肉桂、鹽和肉豆蔻。再拿另一個碗，混合起酥油、香草、櫛瓜、蛋和檸檬皮屑。濕的材料倒入乾的材料，混入核桃，拌勻。

3. 烘烤 55 ～ 60 分鐘，或者烤到褐色，或者在中央插入牙籤，牙籤拿出來是乾淨的，就表示麵包已經烤熟了（有些烤箱可能要烤 1.5 小時）。

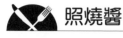 照燒醬

材料

$\frac{2}{3}$ 杯壺底醬油

4 小匙羅漢果糖

2 小匙香草

2 小匙薑

2 瓣大蒜

$\frac{1}{4}$ 小匙海鹽

$\frac{1}{4}$ 小匙黃原膠

作法

將所有材料混合拌勻即可。適合烤肉、醃肉，或塗在肉、禽和蔬菜上。

 蔥味沙拉醬

材料

1 杯初榨橄欖油

$\frac{1}{2}$ 杯羅漢果糖

$\frac{1}{4}$ 杯有機生蘋果醋

$\frac{1}{4}$ 小匙海鹽

1 把蔥（5 ～ 6 根）

作法

把所有材料放入果汁機，攪到滑順為止，可能會有點濃稠。

Smile **64**

Smile 64